节气养生药膳食谱

沈红艺　阮　洁　邱　勤／编著

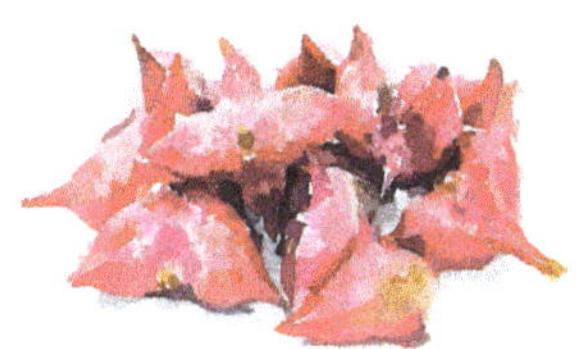

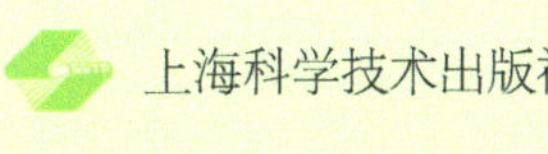

上海科学技术出版社

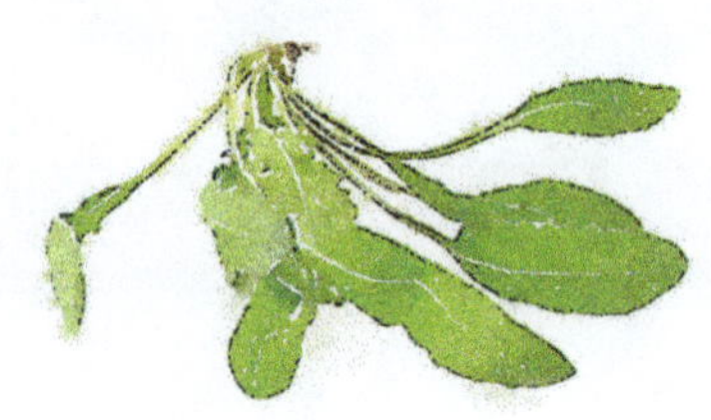

图书在版编目（CIP）数据

节气养生药膳食谱/沈红艺，阮洁，邱勤编著．—上海：上海
科学技术出版社，2018.2
ISBN 978-7-5478-1536-6

Ⅰ.①节…　Ⅱ.①沈…　②阮…　③邱…　Ⅲ.①二十四节气－关
系－养生（中医）②食物养生－食谱　Ⅳ.① R212　② R247.1
③ TS972.161

中国版本图书馆 CIP 数据核字（2018）第 010130 号

节气养生药膳食谱

编著　沈红艺　阮　洁　邱　勤

上海世纪出版（集团）有限公司
上 海 科 学 技 术 出 版 社　　出版、发行

（上海钦州南路 71 号　邮政编码 200235　www.sstp.cn）

字数 150 千字　　　　　印张 12.75
2018 年 2 月第 1 版　2018 年 2 月第 1 次印刷
ISBN 978-7-5478-1536-6/R·1552
定价：48.00 元

内容提要

本书以二十四节气为主轴，用通俗易懂的文字简要介绍节气的饮食养生特点和地方食俗，主要内容是原创的百余款节气养生大菜食谱和重大节气（含传统节日）家宴，并且附有热量和主要营养素的详细信息。为读者在不同季节时令里安排营养又美味的家宴饮食提供了非常有益的指导，可帮助读者轻松掌握均衡膳食的秘诀，养成健康的节气饮食习惯。

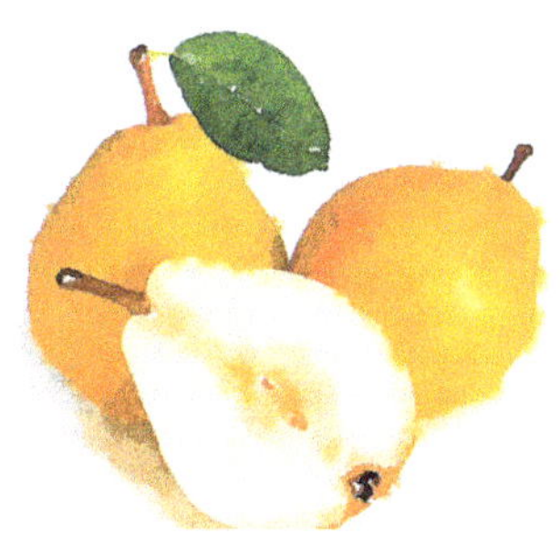

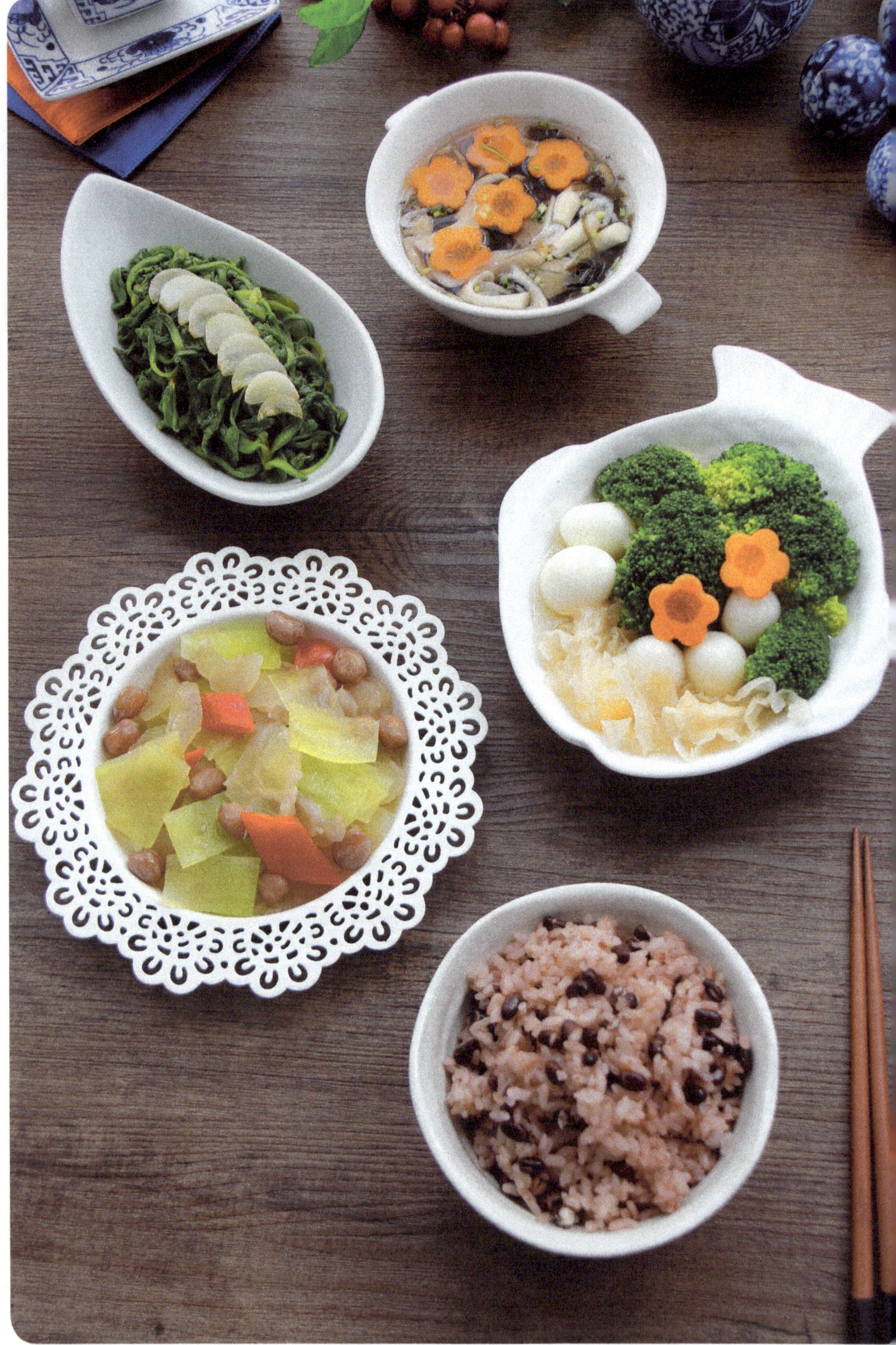

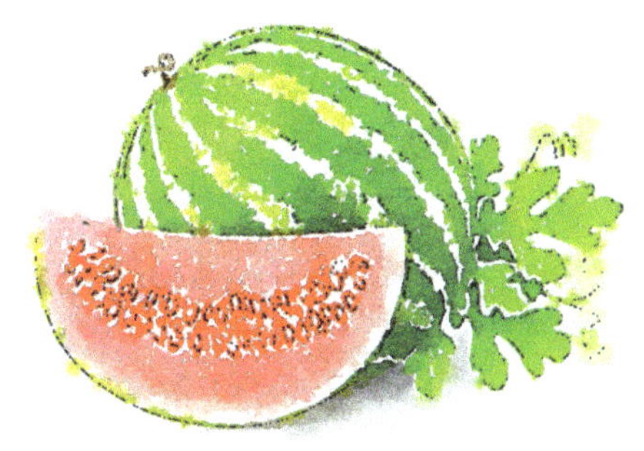

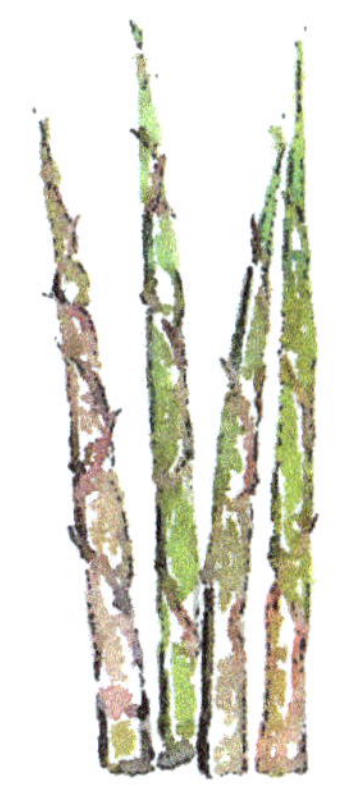

<h1 style="text-align:right">卷 首 语</h1>

在中医"治未病"理念的背景下，人们日常饮食习惯迫切需要专业引导。

基于为日常餐桌增添健康营养元素，帮助大众树立正确的食养观念，上海中医药大学与申养食坊共同组织营养学专家编著了《节气养生药膳食谱》一书，呈献给广大读者。

一年四季十二个月、二十四个节气。"择时而食""不时不食"，是一种尊崇自然、安于礼法的民俗传统；"饮食有节、因时而养、以食为养"更是一种健康饮食的智慧。

《节气养生药膳食谱》选择数百种食材，精心搭配出 150 多款菜肴，以节气养生菜为主，结合套菜方式呈现。研发团队和营养学专家对每一款养生菜的配比、烹饪手法、食用方法都进行了悉心研究，既保证菜肴的营养均衡，也充分体现食材的养生功效，同时菜品制作也会给您带来简单快乐的操作体验。

通俗易懂的文字、专业细致的分析以及令人赏心悦目的图片，希望给您带来全新的食养感受。

《节气养生药膳食谱》融文化性、知识性、科学性于一体，帮助读者轻松掌握节气食养方法，领略健康生活新方式，逐步将养生变成一种习惯。

从翻开这本书开始，我们将一起走进食养健康新生活……

2017 年 12 月

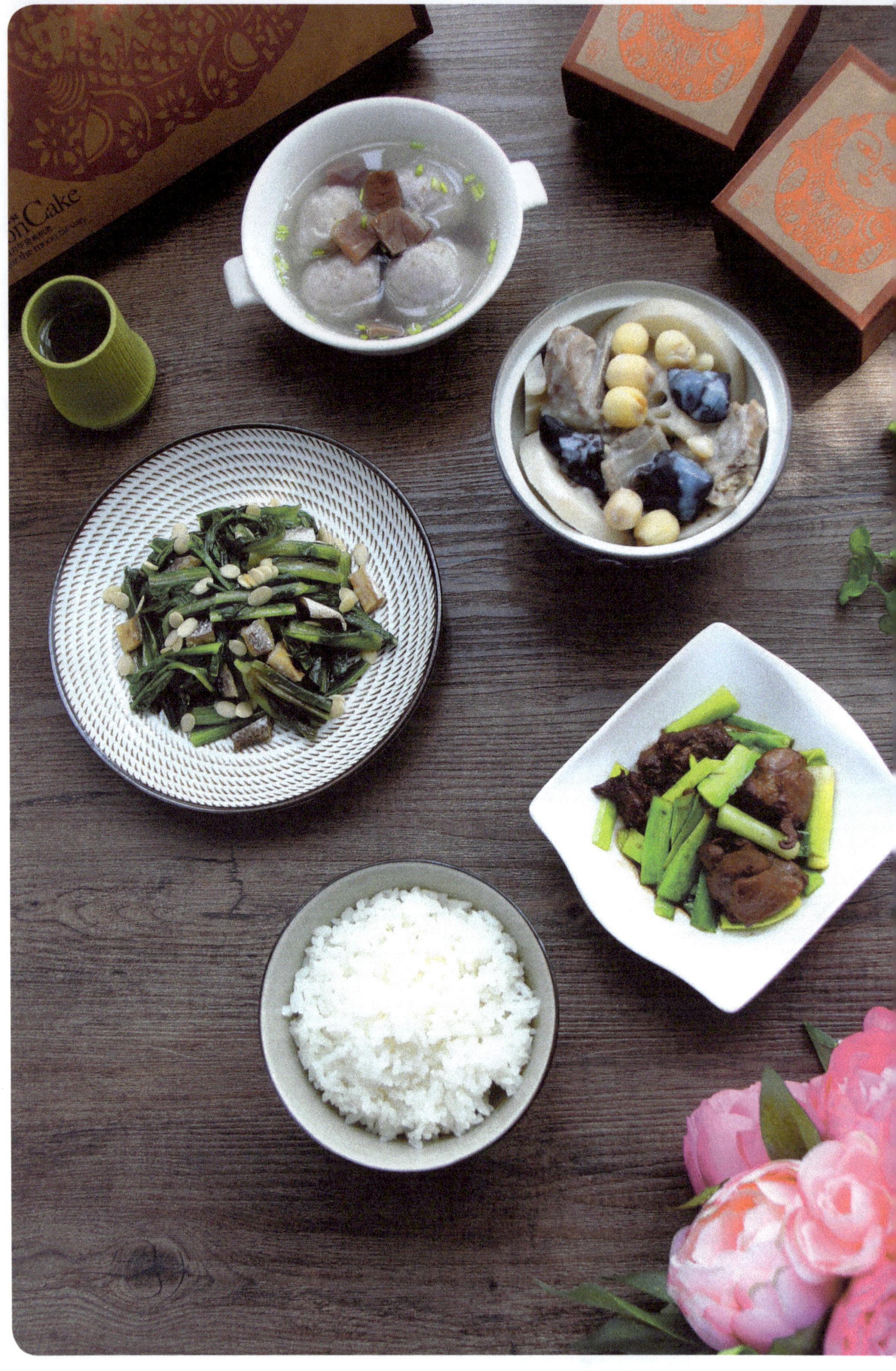

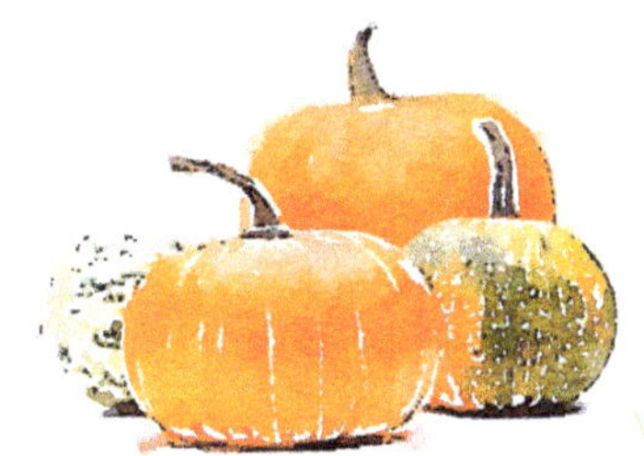

食谱阅读说明

有关结构

本书分为"节气菜肴"和"节日套餐"两大部分。

节气菜肴部分有春夏秋冬 4 大板块，每个板块的后面都附有该季节常见的食材列表。除了推荐菜肴外，每个节气还设置"饮食习俗"和"节气食材"的内容介绍，读者可根据自己和家人的饮食喜好，按需自行调整或创作相应的新食谱。

节日套餐部分选取了 9 个中国传统节日，节日套餐以"形、色、味、美、养"为原则，按一道主菜、两道副菜、一道汤菜和一份主食的中餐结构设计，并注重平衡膳食和食材种类多样化，营养成分定量化。

有关食材

菜肴设计均以当季的节气食材为主，并根据中医"五谷为养"的理念，在菜肴的制备中巧妙调入了五谷杂粮和坚果，既丰富了口感，也满足了食物多样性的营养需求。对部分传统药膳中的选材、用量和制备等做了调整和改良，既保留了食疗功效，又减轻了药味，使药膳符合人们对其美味的期待。

有关烹饪

为了最大程度地保证食材的原汁原味，减少烹饪中营养素的损失。在菜肴设计中，尽可能选用以蒸、煮、焖、烩、拌、卤为主的烹饪方法；为了满足现代人对养生膳食的品质要求，对一些传统制法进行了工艺改良，以提高其安全性和实用性，并以 TIPS 和 POINT 的形式备注记录。

节气食材的食物成分，根据《中国食物成分表》（第 2 版），为每 100 克食材（生重）中主要营养成分的含量；菜肴的食材用量，除了个别菜肴因量少不适宜烹制外，基本上按 2 人份设计，原料也根据食材特质，注明了"带骨""带皮""水发"等性状，并通过营养软件计算，标注了该菜肴的营养成分（1 人份）。本书所载的食谱，既设计了可供日常小酌的清雅家常菜，也推出了可登大雅之堂的宴会级大菜，期待能满足广大读者不同口味、不同场合的需求。

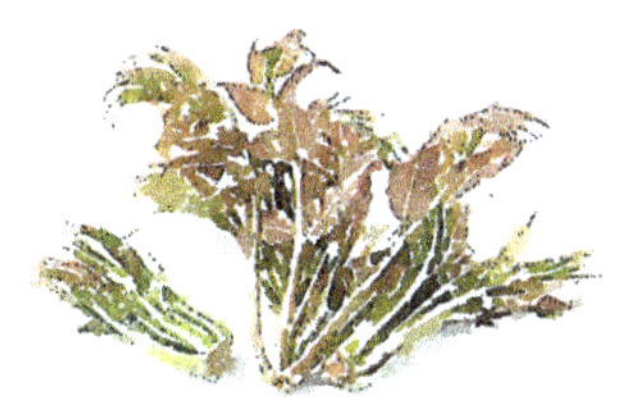

目 录

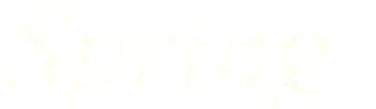

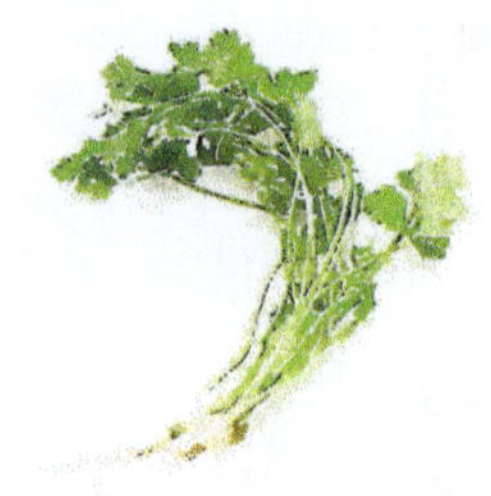

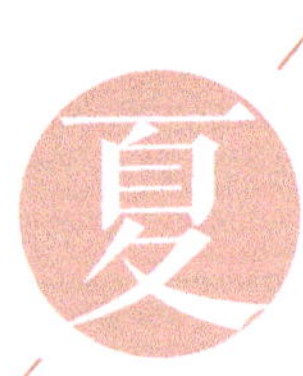

Summer · 夏 · *Summer*

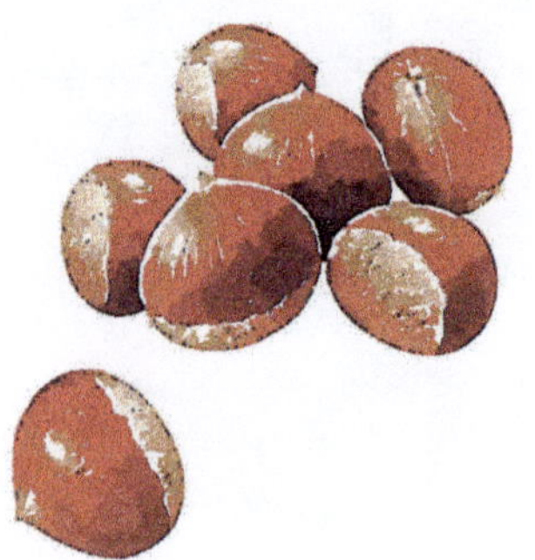

Autumn • 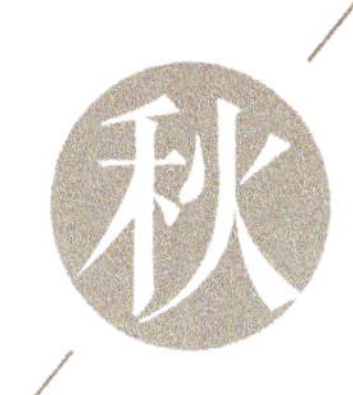 • Autumn

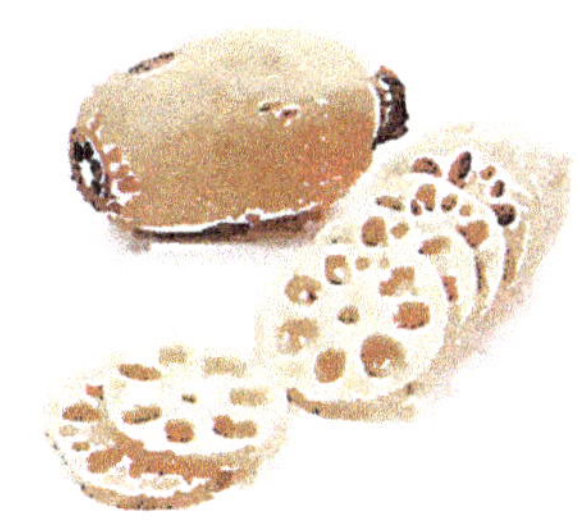

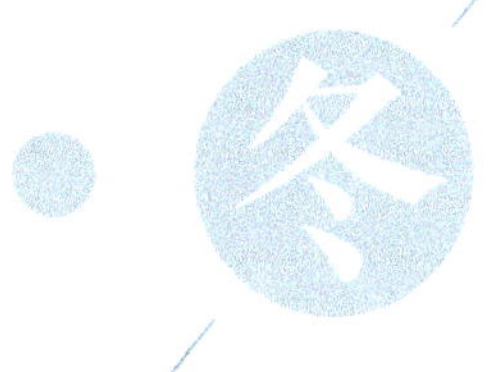

Winter　·　冬　·　Winter

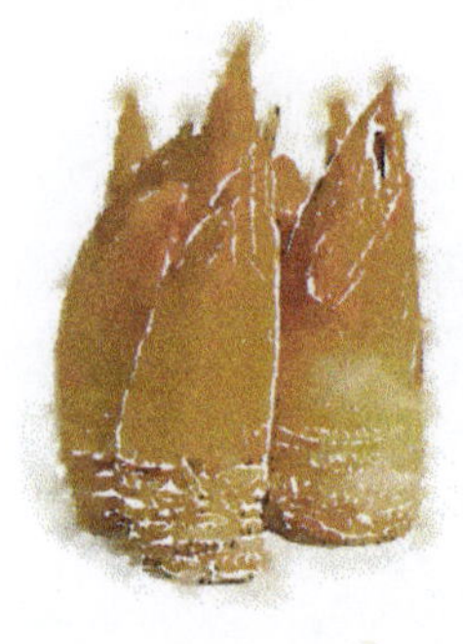

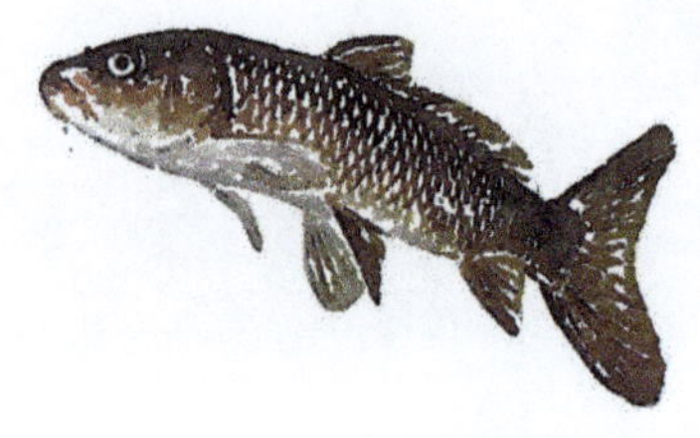

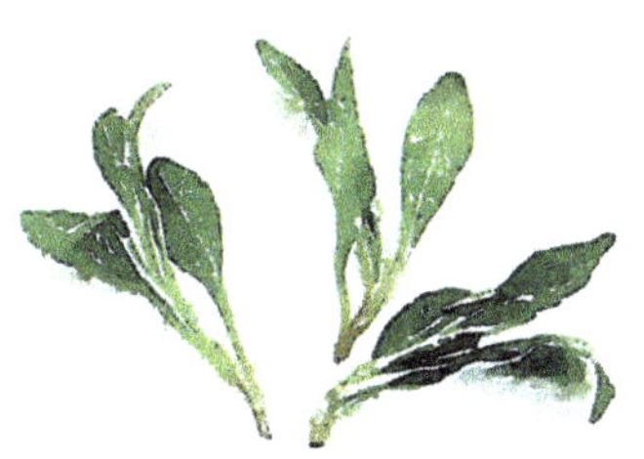

立春
雨水
惊蛰
春分
清明
谷雨

立春

the Beginning of Spring

时间

2月3日~2月4日。

三候

东风解冻；

蛰虫始振；

鱼陟负冰。

＊ 饮食习俗 ＊

立春，是一年中的第一个节气，标志着万物复苏的春季的开始。

「一年之计在于春」，立春之日迎春已有3000多年历史，许多地方都有「咬春」「尝春」的传统饮食习俗。

中医认为春属木，与肝相应，饮食调养方面要顺应春天阳气初升、万物始生的特点，宜食辛甘发散之品，不宜食酸收之味。

节气食材

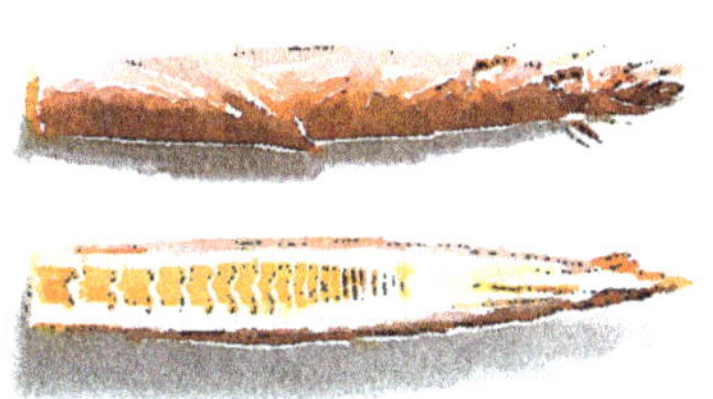

春笋　¤ Spring Bamboo Shoot

原产中国，类型众多，分布极广，出笋期主要在春季。立春后采挖的笋，笋体肥大、洁白如玉、肉质鲜嫩，可凉拌、煎炒或熬汤。"吃一餐笋要刮 3 天油"，春笋具有低热量、低脂肪、低糖、多纤维等特点。

热量（kcal）	19.00	蛋白质（g）	1.40
脂肪（g）	0.10	碳水化合物（g）	4.90
膳食纤维（g）	1.90		

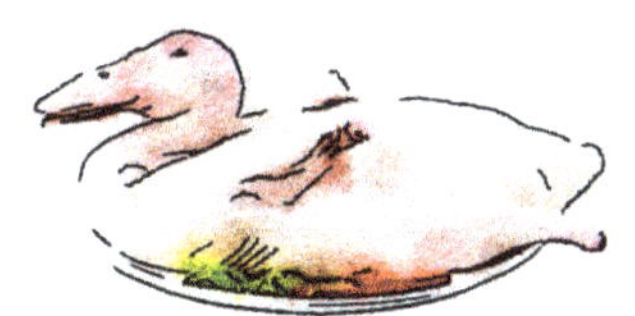

鸭肉　¤ Duck

瘦肉率高，脂肪酸熔点低，易于消化。所含 B 族维生素和维生素 E 高于其他肉类。鸭肉的烹制方式多样，嫩鸭适合短时间的爆炒煎炸，而老鸭则适合长时间的文火炖煮。中医认为鸭肉有"滋养肺胃，健脾利水"的功效。

热量（kcal）	240.00	蛋白质（g）	15.50
脂肪（g）	19.70	碳水化合物（g）	0.20

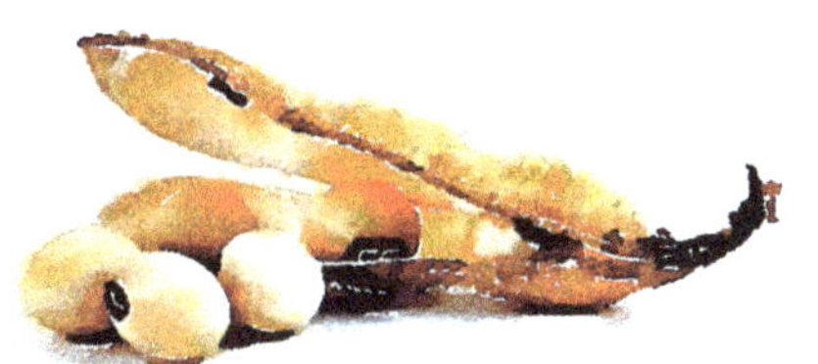

黄豆　¤ Soybean

原产中国，古称菽，约有 5000 年栽培历史，是我国重要的粮食作物之一。大豆最常用来加工成豆制品、榨取豆油、酿造酱油和提取蛋白质。大豆富含植物蛋白质、不饱和脂肪酸、钙及 B 族维生素。中医认为，黄豆有"健脾宽中、润燥消水、清热解毒、益气"的功效。

热量（kcal）	390.00	蛋白质（g）	35.00
脂肪（g）	16.00	碳水化合物（g）	18.70

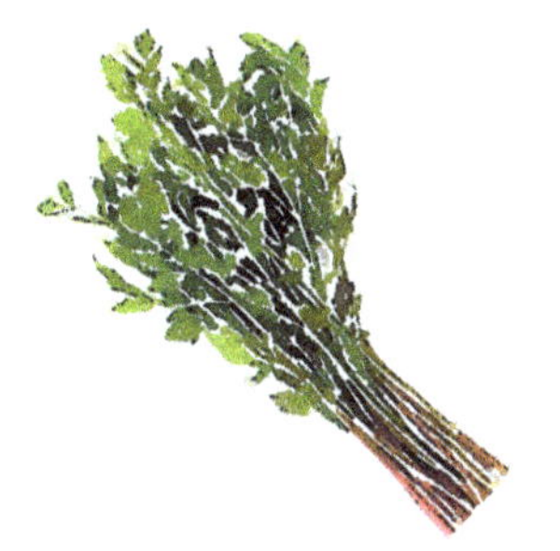

水芹　¤ Cress

多栽培于我国长江流域中南部，其嫩茎和叶柄清香爽口，自古被誉为菜中上品，适合凉拌或炒食。水芹富含多种维生素和无机盐，钙、磷、铁等含量较高，其中维生素 C、胡萝卜素的含量叶高于茎。中医认为，水芹有"清热利湿，平肝降压"的功效。

热量（kcal）	13.00	蛋白质（g）	1.40
脂肪（g）	0.20	碳水化合物（g）	0.90

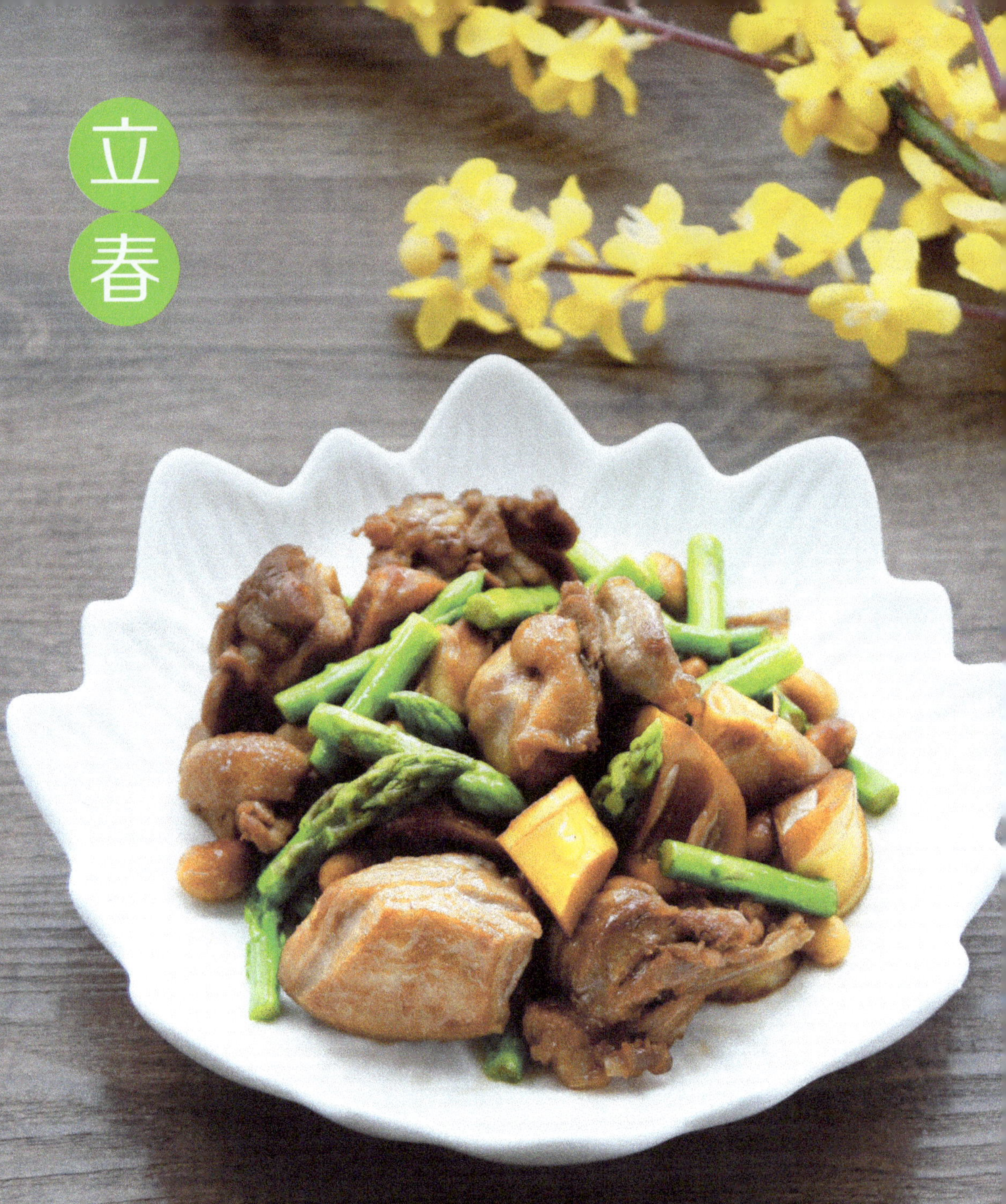

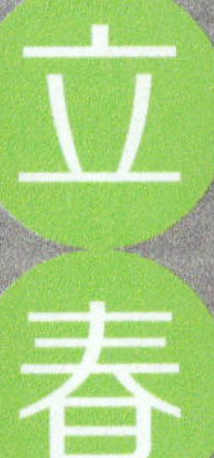

【食物成分表（1人份）**】**

热量（kcal）	333.51	蛋白质（g）	20.33
脂肪（g）	24.86	碳水化合物（g）	7.59
膳食纤维（g）	2.01	胆固醇（mg）	103.40
食用油（ml）	2.50		

推荐菜肴

春笋黄豆鸭

【原料（2 人份）】

鸭腿（1 只带骨）220g、春笋（去壳）60g、黄豆（熟）30g、芦笋 50g、生姜 3g、小葱 3g、生抽 10ml、老抽 10ml、料酒 5ml、花生油 5ml、盐 1g、糖 3g

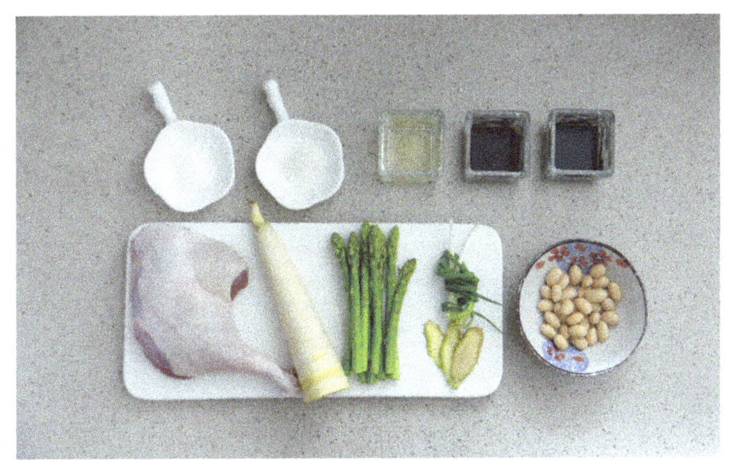

【做法】

❶ 鸭腿去骨切块，入沸水锅中焯烫，捞出沥干待用。

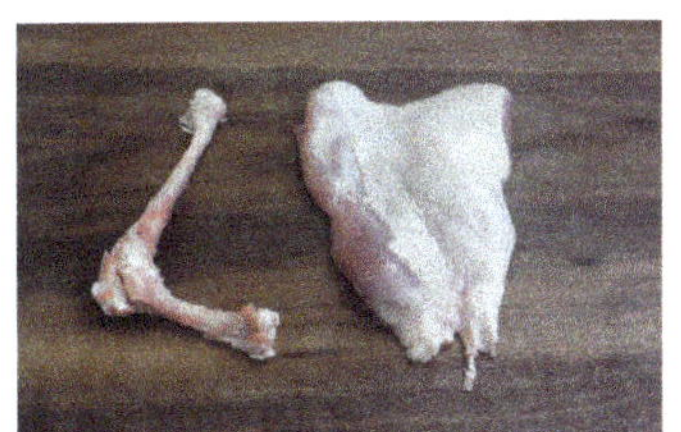

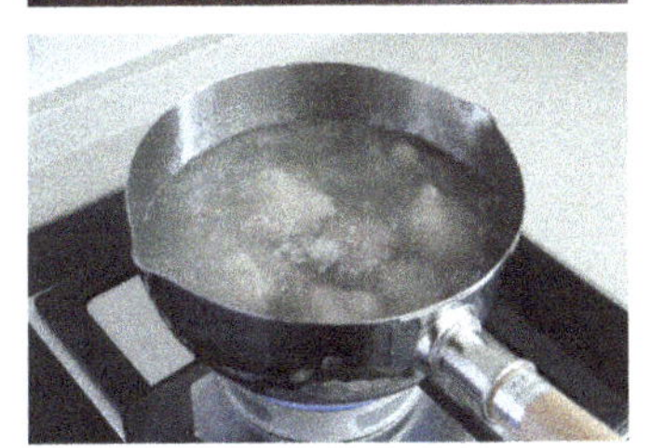

❷ 春笋去壳切成滚刀块，冷水入锅，水沸后转小火略煮，捞出沥干待用。

❸ 芦笋切成小段，入沸水锅中焯烫，转色即捞出泡凉待用。

❹ 花生油倒入炒锅，下姜片、葱结煸香，下鸭腿块、春笋翻炒，烹料酒淋生抽炒匀。

❺ 将④移入沙煲，倒入黄豆和水（以没过原料为宜），加糖、盐调味，加老抽上色，加盖大火煮沸后改小火焖至肉块酥烂，中火收稠汤汁，拌入芦笋后关火。

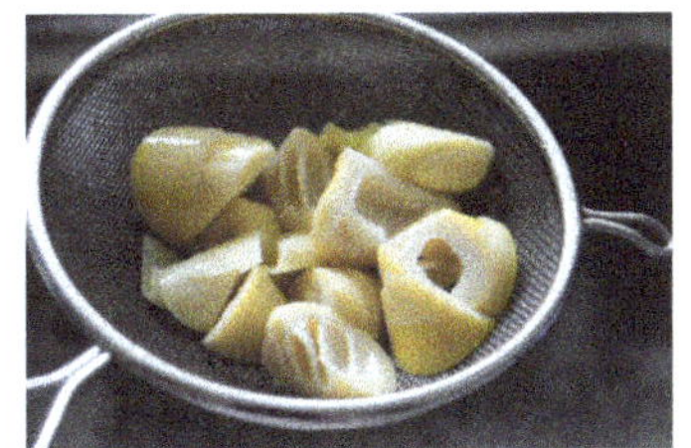

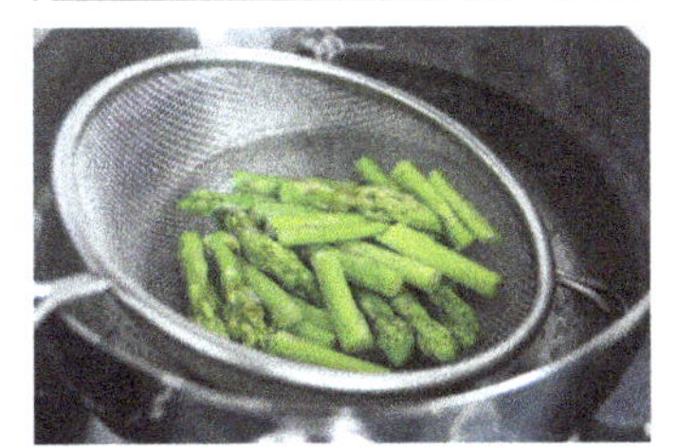

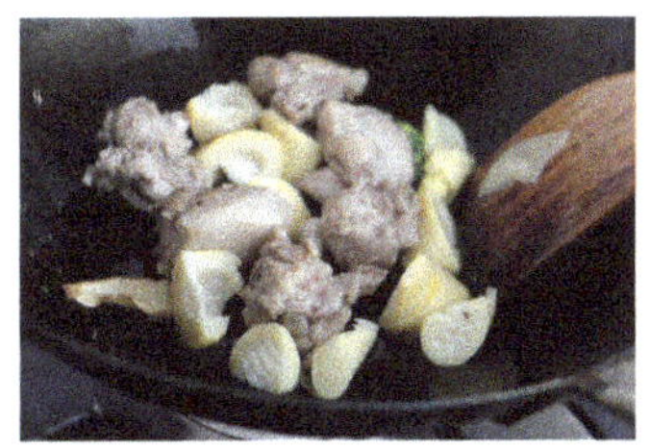

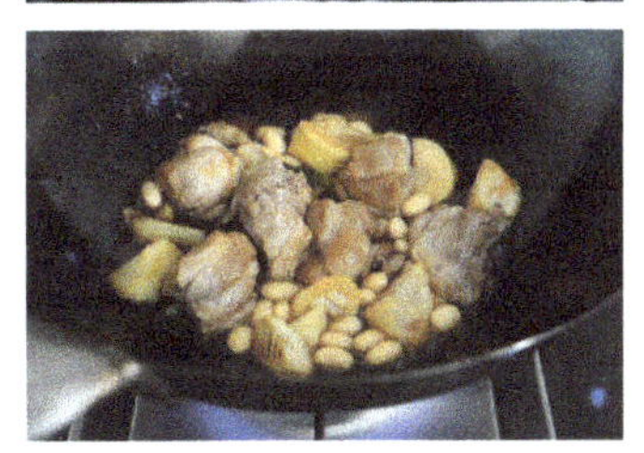

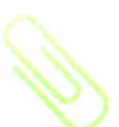
TIPS：黄豆的预制

黄豆洗净，冷水浸泡 24 小时，带水（两倍于黄豆）蒸 2 小时，以豆子酥软但未开花为佳。
亦可将浸泡过的黄豆放入锅中用小火焖煮至酥软。
建议一次可以多蒸煮些，冷却后连汤水分包冷冻，随用随取。

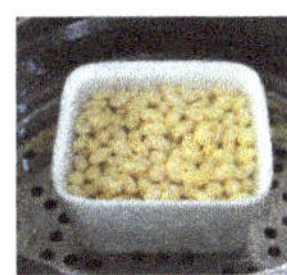

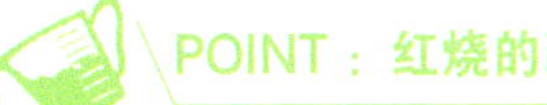
POINT：红烧的改良

传统红烧，会在食材爆炒断生时烹淋老抽上色，但多会因高温焦化产生不良物质。或从健康美味角度考虑，我们建议在加水后再加老抽，并移入沙煲，以文火慢炖收汁上色，在最大程度保留营养的同时，还可使食材的美味更充分地释放交融。

水芹市须肉

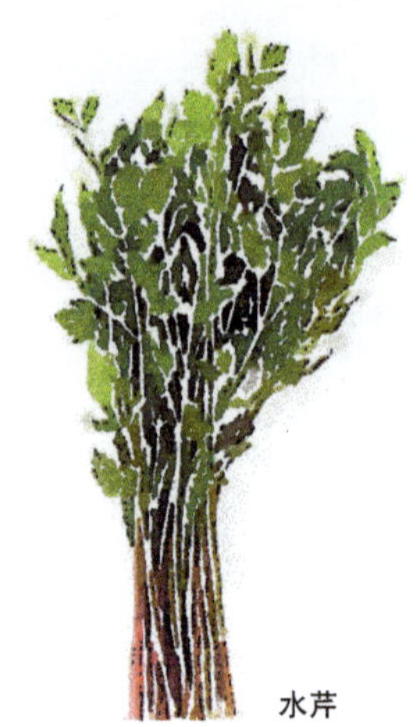
水芹

【原料（2 人份）】

猪里脊肉 40g、鸡蛋液 50g、水发黑木耳 20g、春笋（去壳）10g、水芹 80g、小葱白 3g、生姜 2g、花生油 10ml、盐 1.5g、料酒 3ml、生粉 4g、花生油 10ml。

【做法】

❶ 猪里脊肉切成细丝，加盐（0.5g）、料酒和生粉上浆，静渍 30 分钟；黑木耳温水泡发后去根撕成小片，入沸水锅中焯烫后捞出沥干；水芹去根切成寸段；葱白、生姜切成细丝；蛋液加盐（0.5g）打匀。

❷ 油（5ml）入锅加热后倒入蛋液，炒成片状后出锅入盘，此为传说中的"木屑"。

❸ 炒锅不洗，续油（5ml）加热后放入肉丝煸炒，肉色变白后加入葱、姜丝略炒，再迅速加入水芹、木耳同炒，加盐（0.5g）调味，关火倒入鸡蛋片拌匀即可。

豆干笋丝枸杞藤

【原料（2 人份）】

枸杞藤 150g、豆干 50g、竹笋（去壳）20g、橄榄油 3ml、盐 1g、蜂蜜 2g。

【做法】

❶ 枸杞藤洗净沥水；竹笋去壳切丝；豆干切丝（同笋丝）。

❷ 水锅煮沸后，放入笋丝，焯烫 5 分钟后放入枸杞藤和豆干丝，待水锅再次沸腾时关火，将所有食材捞出沥干盛入碗中。

❸ ②中加盐、蜂蜜调味，加橄榄油拌匀即可。

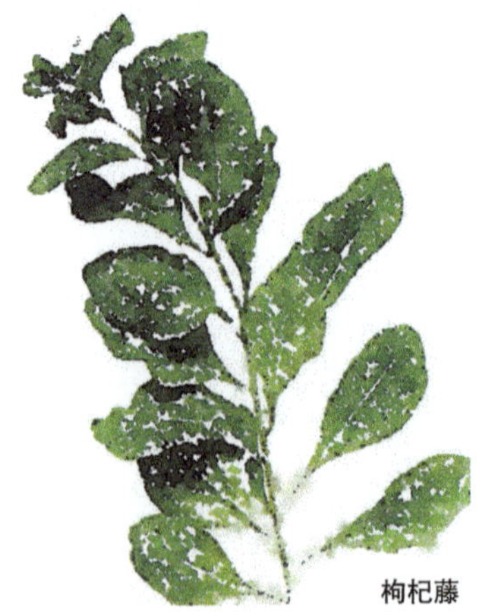
枸杞藤

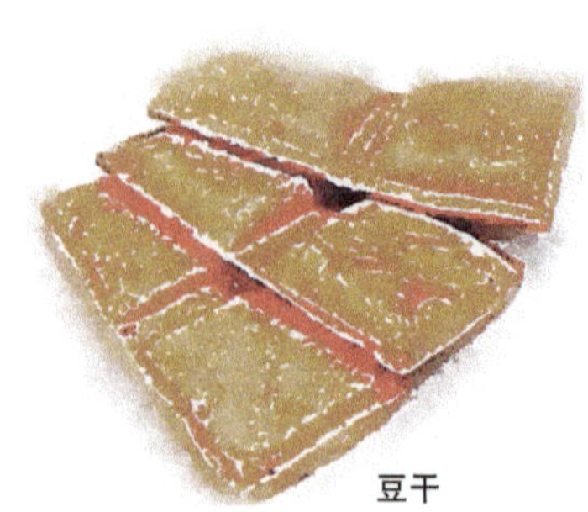
豆干

玉蝴蝶浸鸡片

【原料】（2 人份）

鸡脯肉 70g、西洋菜 50g、玉蝴蝶（干）5g、红枣 10g、生姜 3g、生粉 10g、盐 2g。

【做法】

❶ 鸡脯肉切 0.3cm 厚大片，用擀面杖轻轻敲薄，改成 3cm 见方的小片，加盐（1g）、生粉腌渍上浆，静渍 20 分钟。

❷ 西洋菜切成 3cm 长的寸段；生姜切成细丝；玉蝴蝶用热水加盖泡开；红枣泡软剪开去核。

❸ 锅中注入少量的水，沸腾后放入西洋菜，快速焯烫后捞出放入汤碗中。

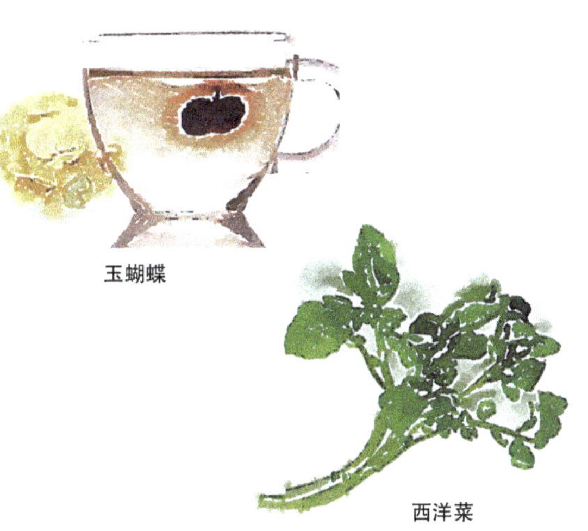

玉蝴蝶

西洋菜

❹ 将姜丝、红枣、玉蝴蝶带水放入③中的水锅略煮，保持汤水微滚，加盐（1g）调味，氽入鸡片即刻关火，连汤水一起倒入盛着西洋菜的碗中。

毛豆千张萝卜缨

【原料】（2 人份）

萝卜缨 120g、毛豆（去壳）20g、中百叶 70g、生抽 10ml、麻油 3ml。

【做法】

❶ 萝卜缨浸泡洗净沥干；中百叶切成寸长细丝。

❷ 毛豆倒入沸水锅中，中火煮 4 分钟后，放入百叶煮 3 分钟，最后放入萝卜缨，变色迅速捞出沥水。

❸ 将②中食材混入碗中，淋入生抽和麻油拌匀即可。

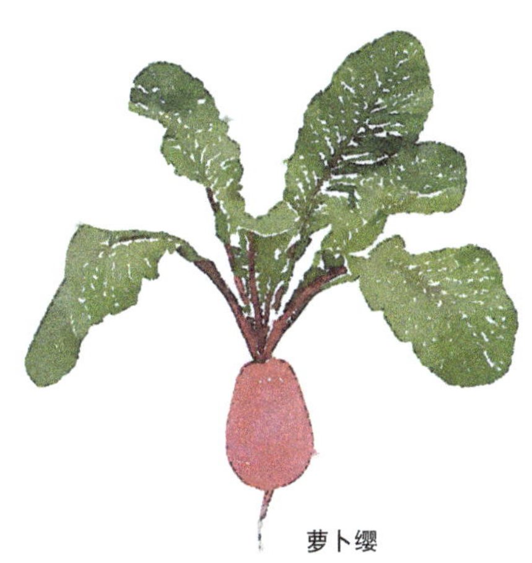

萝卜缨

雨·水

the Rains

时间 2月18日~2月20日。

三候 獭祭鱼；鸿雁来；草木萌动。

饮食习俗

雨水，不仅表示降雨的开始及雨量增多，而且表示气温回升，冰雪融化，万物开始萌动。

随着雨水的增多，湿气加重，中医认为湿邪易困脾阳，导致脾胃消化功能的下降。故雨水前后着重应以脾胃的养护为要，饮食上以平性食物为宜，适当食用温和的甜食，少食生冷黏腻食物，以防伤及脾胃。

节气食材

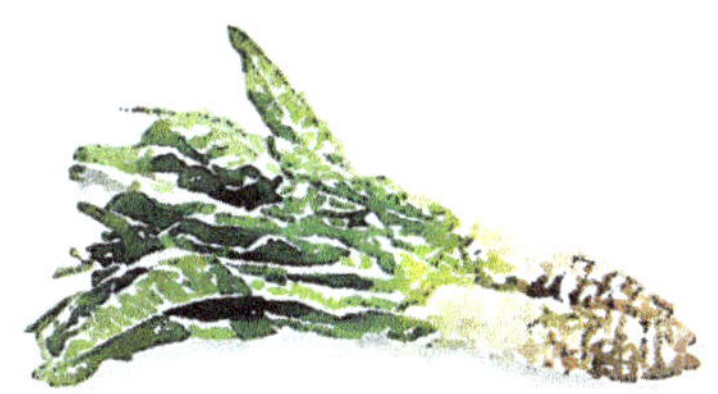

莴笋 ▫ Asparagus Lettuce

原产于地中海沿岸的春季时蔬，大约 5 世纪传入中国。主要食用嫩茎部，可生食、凉拌、炒食、干制或腌渍。莴笋含丰富的维生素 C 和钙、磷、铁、钾、碘等成分，嫩叶的营养价值比茎高，可将其焯水后凉拌或炒食。

热量（kcal）	14.00	蛋白质（g）	1.00
脂肪（g）	0.10	碳水化合物（g）	2.80
膳食纤维（g）	0.60		

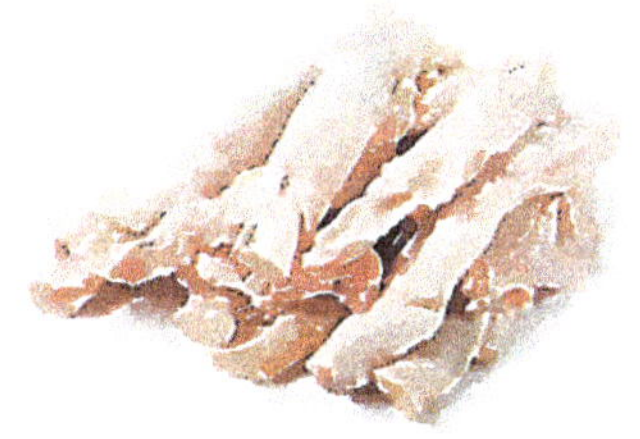

牛筋 ▫ Beef Tendon

黄牛或水牛的蹄筋，口感淡嫩不腻，作为筵席上品，食用历史悠久。牛筋中含有丰富的胶原蛋白，脂肪含量低，不含胆固醇。干牛蹄筋需用凉水或碱水发制后烹饪，炖、煮、焖、烧均可。
中医认为，牛筋有"补肝强筋，益气力，续绝伤"的功效。

热量（kcal）	25.0	蛋白质（g）	6.00
脂肪（g）	0.02	碳水化合物（g）	0.20
膳食纤维（g）	0.00	维生素 A（μg）	5.00

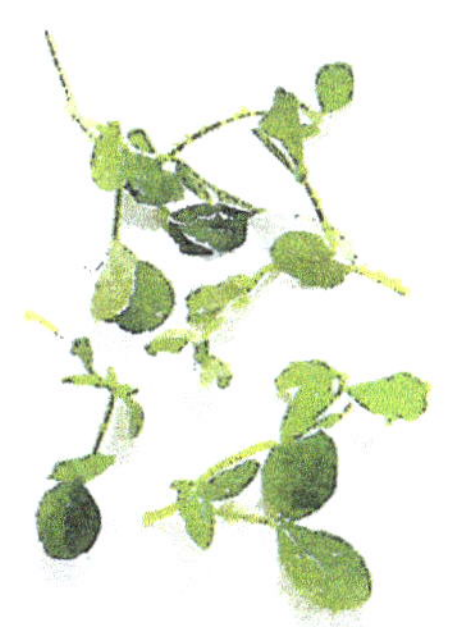

豌豆苗 ▫ Pea Shoots

豌豆的幼嫩茎叶，口感柔嫩滑爽，清香鲜美，可作为绿叶菜热炒、入汤食用。豌豆苗营养丰富，含有多种人体必需的氨基酸和维生素 C。

热量（kcal）	34.0	蛋白质（g）	4.00
脂肪（g）	0.80	碳水化合物（g）	4.60
膳食纤维（g）	1.90	维生素 C（mg）	67.00

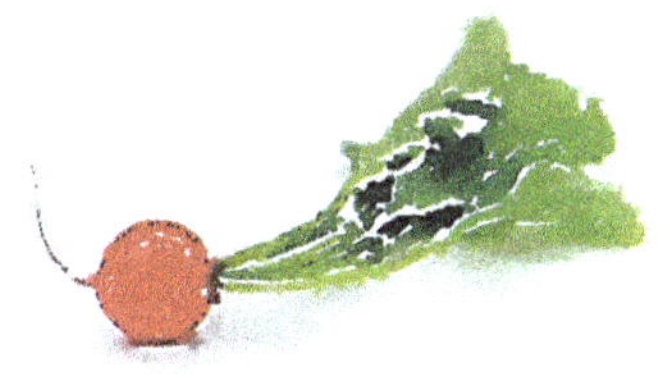

樱桃萝卜 ▫ Cherry Radish

又名杨花萝卜，春季时蔬，形似樱桃，口感甜脆，辛辣感不明显，尤其适合蘸酱生食，其叶营养价值高于根部，可切碎炒食或入汤烹煮。樱桃萝卜和其他种类的萝卜一样，具有解油腻、解酒、增食欲、助消化等功效。

热量（kcal）	9.00	蛋白质（g）	0.90
脂肪（g）	0.10	碳水化合物（g）	3.00
膳食纤维（g）	2.00		

【食物成分表（1人份）】

热量（kcal）	159.84	蛋白质（g）	15.57
脂肪（g）	8.22	碳水化合物（g）	6.77
膳食纤维（g）	1.06	胆固醇（mg）	0.00
食用油（ml）	2.50		

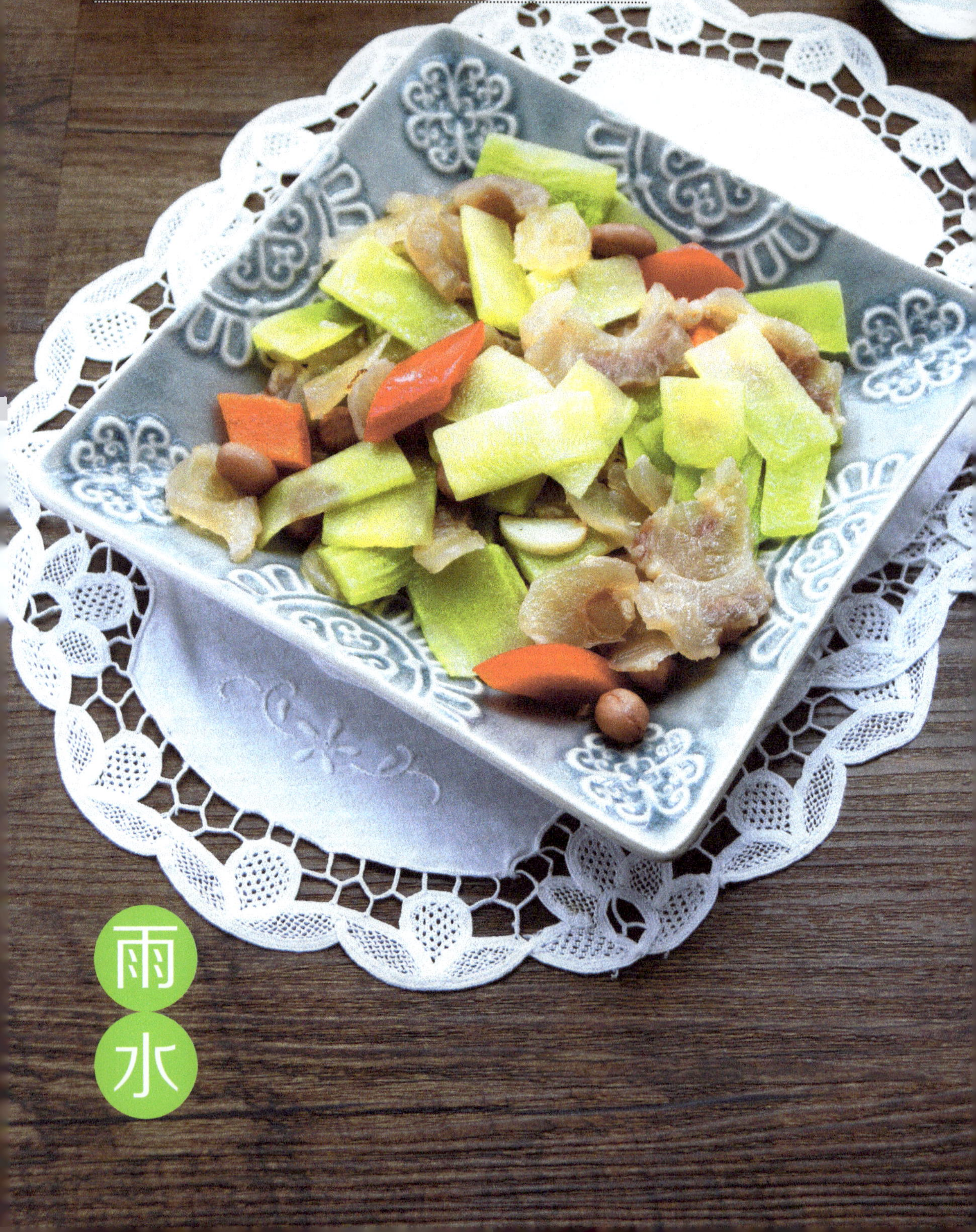

雨
水

莴笋花生牛筋

【原料（2 人份）】

牛筋 70g、莴笋 100g、花生仁 20g、红彩椒 20g、大蒜 3g、生姜小葱共 3g、八角桂皮共 3g、花生油 5ml、生抽 10ml、盐 0.5g、麻油 2ml。

【做法】

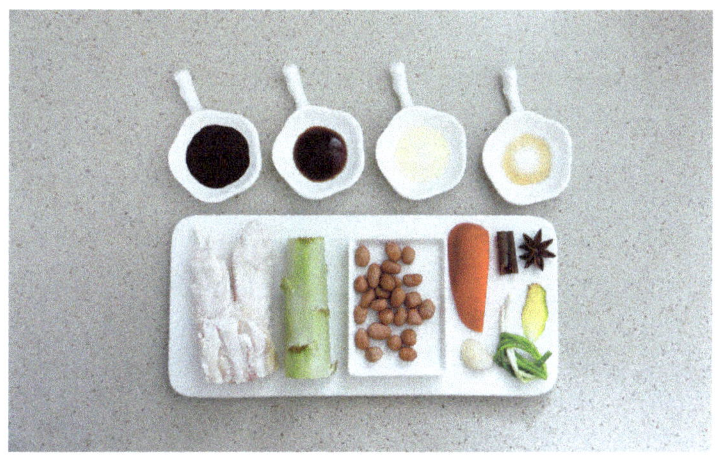

❶ 牛筋洗净，冷水入锅焯开，捞出冲凉，修剪去除多余碎料。

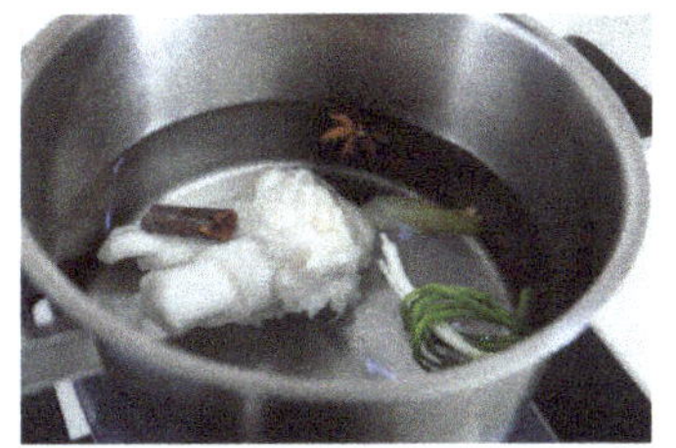

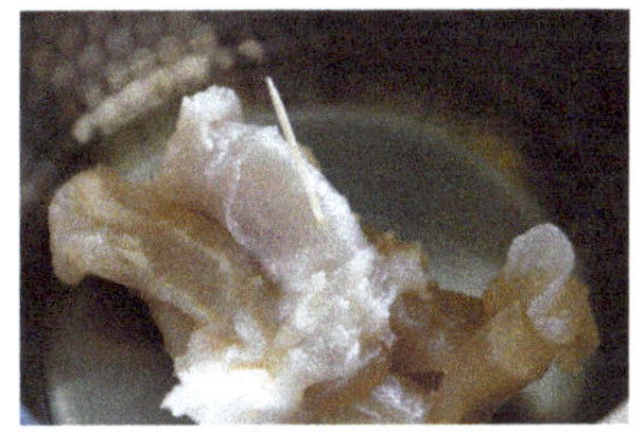

❷ 将牛筋和葱、姜、蒜、八角、桂皮一起放入汤锅，注入 2 倍于牛筋的水，大火煮沸后改小火焖至牛筋酥软（牙签可轻松插入），捞出晾凉，直刀切成薄片。

❸ 花生洗净，带少量水上笼蒸至酥软（约 40 分钟，以酥而不碎为佳）。

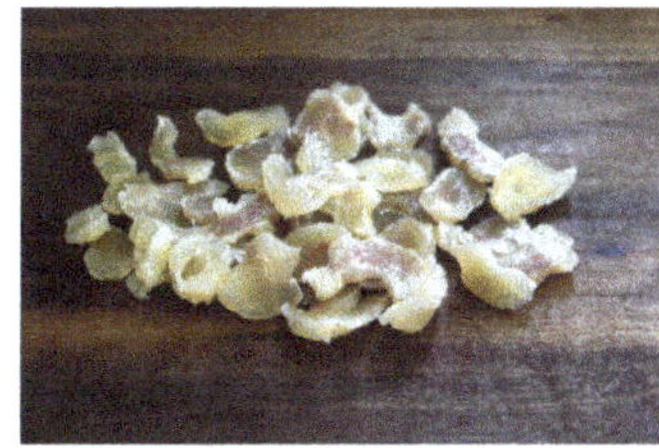

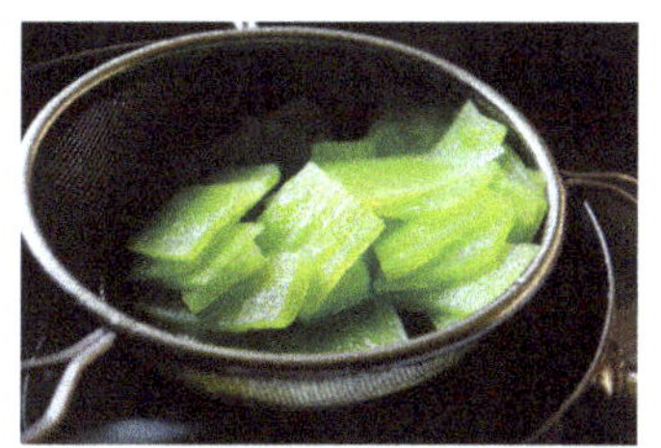

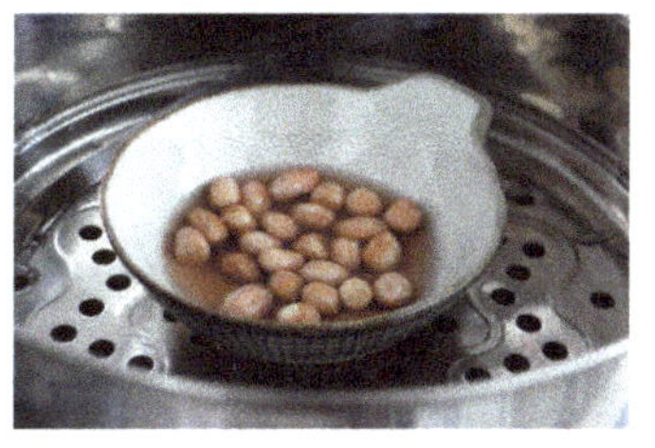

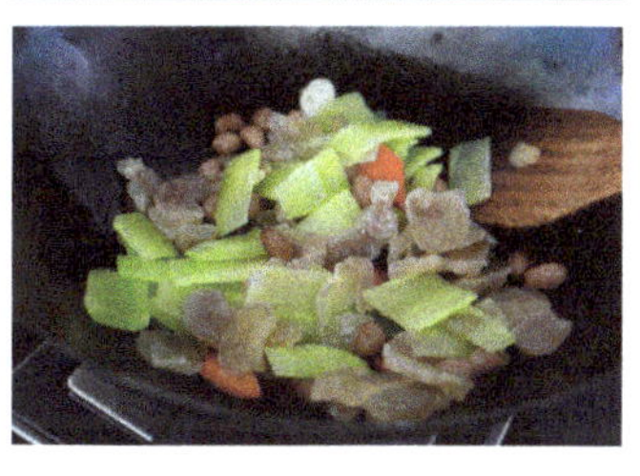

❹ 莴笋去皮切成薄片，入沸水锅中焯烫，色变立即取出，投入冷水中泡凉后沥干；红彩椒切成菱形片待用。

❺ 花生油入锅加热至五成（约 150℃），转小火，下蒜片慢火煸至金黄色，快速放入红彩椒煸炒，依次放入莴笋、牛筋、花生，加生抽、盐调味，关火轻翻拌匀，淋麻油装盘。

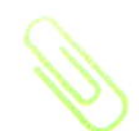 TIPS：牛筋的预制

牛筋卤煮较为费时，建议一次多煮些，捞出晾凉后分包冷冻保存，以后做菜时随用随取。牛筋以白色、半透明有韧性者为佳。

 TIPS：花生的预制

蒸制的花生，原汁原味，口感酥软，营养成分保留较为完整，建议可一次性多煮些，冷却后连汤汁一起分包冷冻保存，之后做菜随用随取。

POINT：热炒的改良

步骤 5 的加热过程中，均不采用大火力，虽置热炒，但更接近热拌，食材的营养成分不易被破坏。

茯苓芥菜烧排骨

【原料】（2 人份）

猪肋排 100g、芥菜 70g、茯苓粉 10g、生姜 3g、小葱 3g、盐 2g、料酒 3ml、胡椒粉 2g。

【做法】

❶ 猪肋排切成 2cm 见方小块，冷水入锅，小火汆透后取出，洗净表面血沫，沥水待用；芥菜先竖切成 2cm 的大长条，再斜刀切成 2cm 的厚片；小葱打结，生姜切成指甲大小的薄片。

❷ 将①中的排骨放入锅中，注入 4 倍于排骨的水，加入葱结、姜片，烹入料酒，大火煮沸后改中小火煲 45 分钟直至排骨肉酥而骨不脱。

❸ 将芥菜厚片放入排骨汤中，加盐、胡椒粉调味，加茯苓粉烧至芥菜软糯即可。

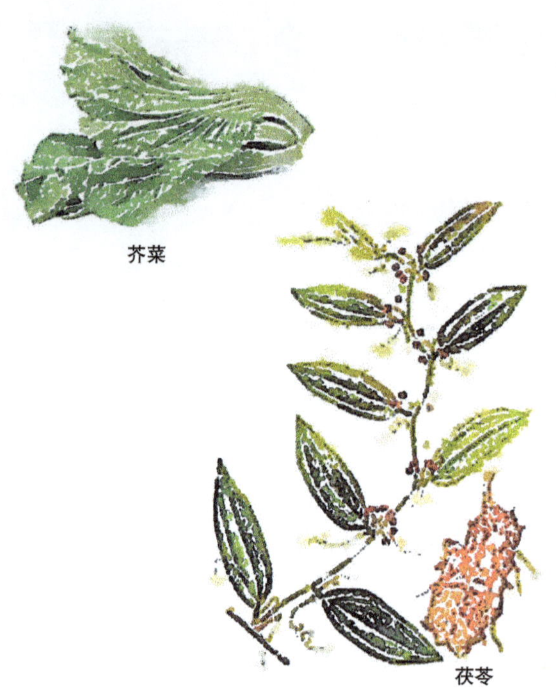

芥菜

茯苓

豌豆苗烩鳜鱼

【原料】（2 人份）

鳜鱼肉 150g、豌豆苗 50g、枸杞子 3g、小葱 2g、生姜 3g、大蒜瓣 3g、花生油 5ml、盐 2.5g、料酒 3ml、生粉 4g。

【做法】

❶ 将豆苗撕去老茎，摘成小段；枸杞子温水泡软。

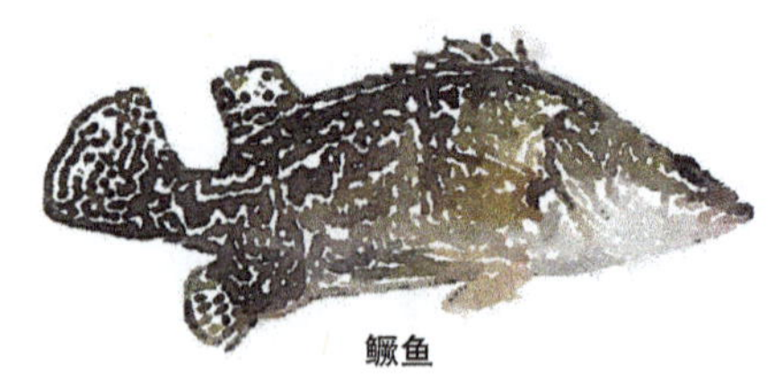

鳜鱼

❷ 鳜鱼宰杀洗净沥水，平放在案板上，片下两侧鱼腩，去肚档大骨后，斜刀片成 0.2cm 厚的鱼片，加盐（1.5g）、料酒、生粉腌渍上浆，静渍 30 分钟。

❸ 鱼头和龙骨斩大块，洗净沥水，炒锅滑油，依次放入葱结和姜片、大蒜瓣、鱼骨煸香，加入 3 倍于鱼骨的开水滚成白汤，滤渣取汤备用。

❹ 豆苗入沸水锅中焯烫，色变即捞出，沥水盛入汤碗；将枸杞子和鱼片放入刚才的沸水锅中继续焯烫，待鱼肉色白后捞出，轻铺于豆苗之上。

❺ 将③中的白汤倒入干净的锅中，烧开后加盐（1g）调味，浇入④的碗内即可。

薄荷市耳拌虾仁

【原料（2人份）】

虾仁 150g、水发木耳 10g、京葱 10g、鲜薄荷叶 5g、生粉 3g、柠檬汁 2ml、蜂蜜 5g、盐 1.5g、花生油 5ml。

【做法】

❶ 虾仁洗净，用牙签挑取沙线，加盐（1g）、柠檬汁腌渍，加生粉上浆静渍 30 分钟。

❷ 木耳温水泡开，撕成 2cm 见方的小片；薄荷洗净切末；京葱洗净切 0.4cm 厚斜刀片。

❸ 黑木耳入沸水锅中烫熟后捞出，改小火，保持水锅微滚，放入虾仁焯烫，待虾仁转色即可捞出，和黑木耳一起盛入盘中。

❹ 油入锅加热后，放入京葱炒香，出锅拌入③中，加蜂蜜、盐（0.5g）、薄荷叶拌均匀即可。

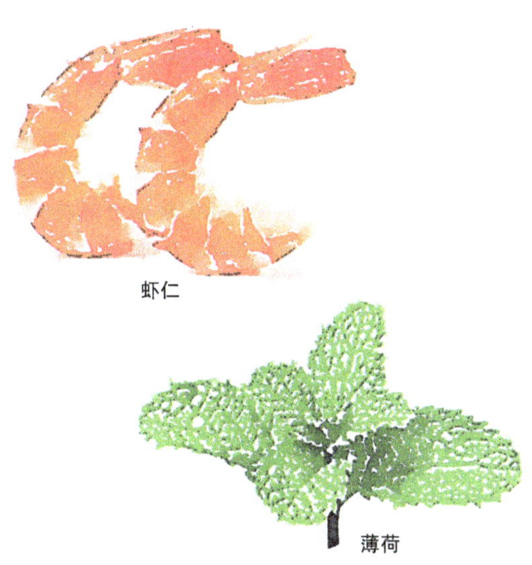

虾仁

薄荷

菊苹杨花脆萝卜

【原料（2人份）】

杨花萝卜 150g、青苹果 20g、甜菊叶（干）2g、盐 1.5g、苹果醋 10ml。

【做法】

❶ 杨花萝卜洗净，切去根和须，平放在案板上，垂直在萝卜上切约 3/4 深、间隔 0.1cm 的十字花刀（或切蓑衣片）。

❷ 将花刀萝卜放入沸水锅中快速焯烫，捞出放入冰水中晾凉，沥干水分后加盐腌渍 10 分钟，再沥去汁水。

❸ 苹果去皮切成碎粒，再轻剁成茸，入碗备用。

❹ 甜菊叶加少量开水（约 40ml）浸泡 10 分钟（期间需反复搅动，使甜菊叶中的甜味充分释放于水中），晾温后将"糖水"倒入③中，加苹果醋与苹果泥拌匀，最后浇在②上即可。

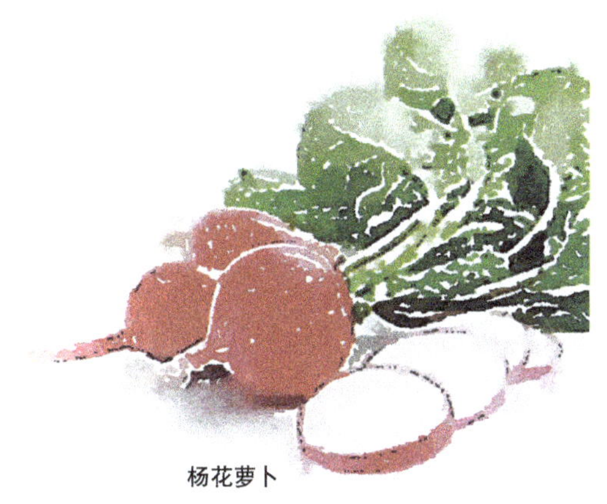

杨花萝卜

惊·蛰

The Waking of Insects

饮食习俗

时间

3月5日~3月6日。

三候

桃始华；

仓庚鸣；

鹰化为鸠。

惊蛰，取的是天气转暖，蛰伏冬眠的动物被春雷惊醒之意。

北方有「惊蛰吃梨」、南方有「吃炒虫子」的民间习俗。意为与害虫别离、消灭害虫。

中医认为，惊蛰前后是各种瘟疫邪毒活跃的季节，饮食上宜食用应季的具有解毒作用的蔬菜。

节气食材

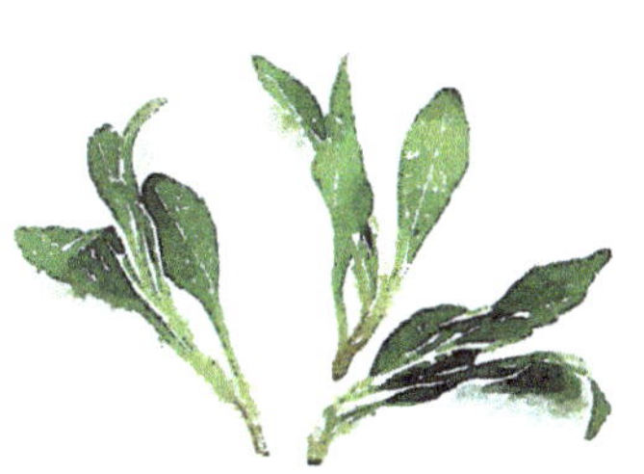

马兰头 ¤ *Kalimeris indica*

原产亚洲南部及东部，中国以长江流域分布较广，采收期主要集中在3~4月份。马兰头富含钾、镁、钙、锌、硒、维生素E和胡萝卜素等营养成分。

中医认为，马兰头是一种全草药用植物，有"清热解毒、健胃消食、散瘀止血"的功效。

热量（kcal）	25.00	蛋白质（g）	2.40
脂肪（g）	0.40	碳水化合物（g）	4.60
膳食纤维（g）	1.60		

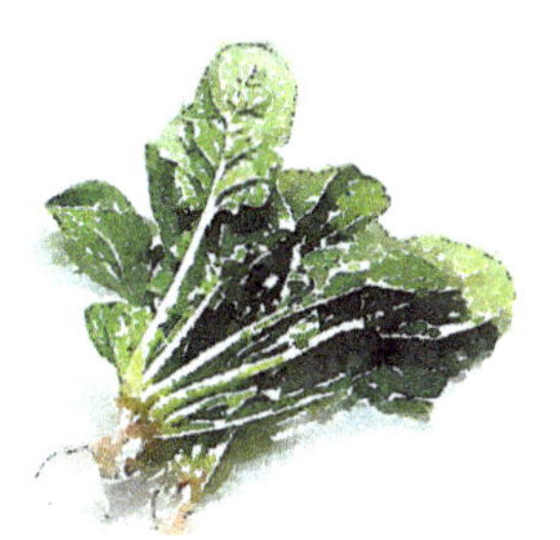

菠菜 ¤ Spinach

原产伊朗，中国普遍栽培。菠菜富含类胡萝卜素、维生素C、维生素K以及铁、钙、磷等多种营养素，热炒、凉拌、煮汤皆美味。

菠菜中草酸含量高，建议沸水焯烫后再烹饪，沸水焯烫可去除菠菜中80%的草酸。

中医认为，菠菜有"开胸膈，通肠胃，润燥活血"的功效。

热量（kcal）	24.00	蛋白质（g）	2.60
脂肪（g）	0.30	碳水化合物（g）	4.50
膳食纤维（g）	1.70		

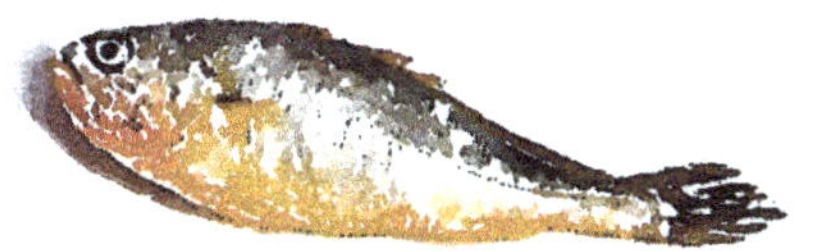

小黄鱼 ¤ Small Yellow Croaker

为近海底层结群性洄游鱼类，主要产于江苏、浙江、福建、山东等省沿海。小黄鱼含有丰富的蛋白质、矿物质和维生素，肉质鲜嫩，适用于清蒸、煎炸、红烧等各种烹调方法。

热量（kcal）	99.00	蛋白质（g）	17.90
脂肪（g）	3.00	碳水化合物（g）	0.10
膳食纤维（g）	0.00		

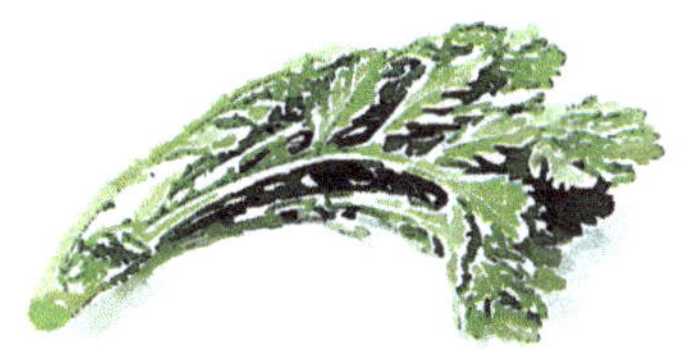

茼蒿 ¤ Garland Chrysanthemum

又称蓬蒿菜，原产地中海，在中国已有900余年的栽培历史，且分布广泛。茼蒿茎叶嫩时可食，可清炒、凉拌、入汤，亦可入药。

中医认为，茼蒿有"安心气，养脾胃，消痰饮，利肠胃"的功效。

热量（kcal）	24.00	蛋白质（g）	1.90
脂肪（g）	0.30	碳水化合物（g）	3.90
膳食纤维（g）	1.20	胡萝卜素 (μg)	1510.00

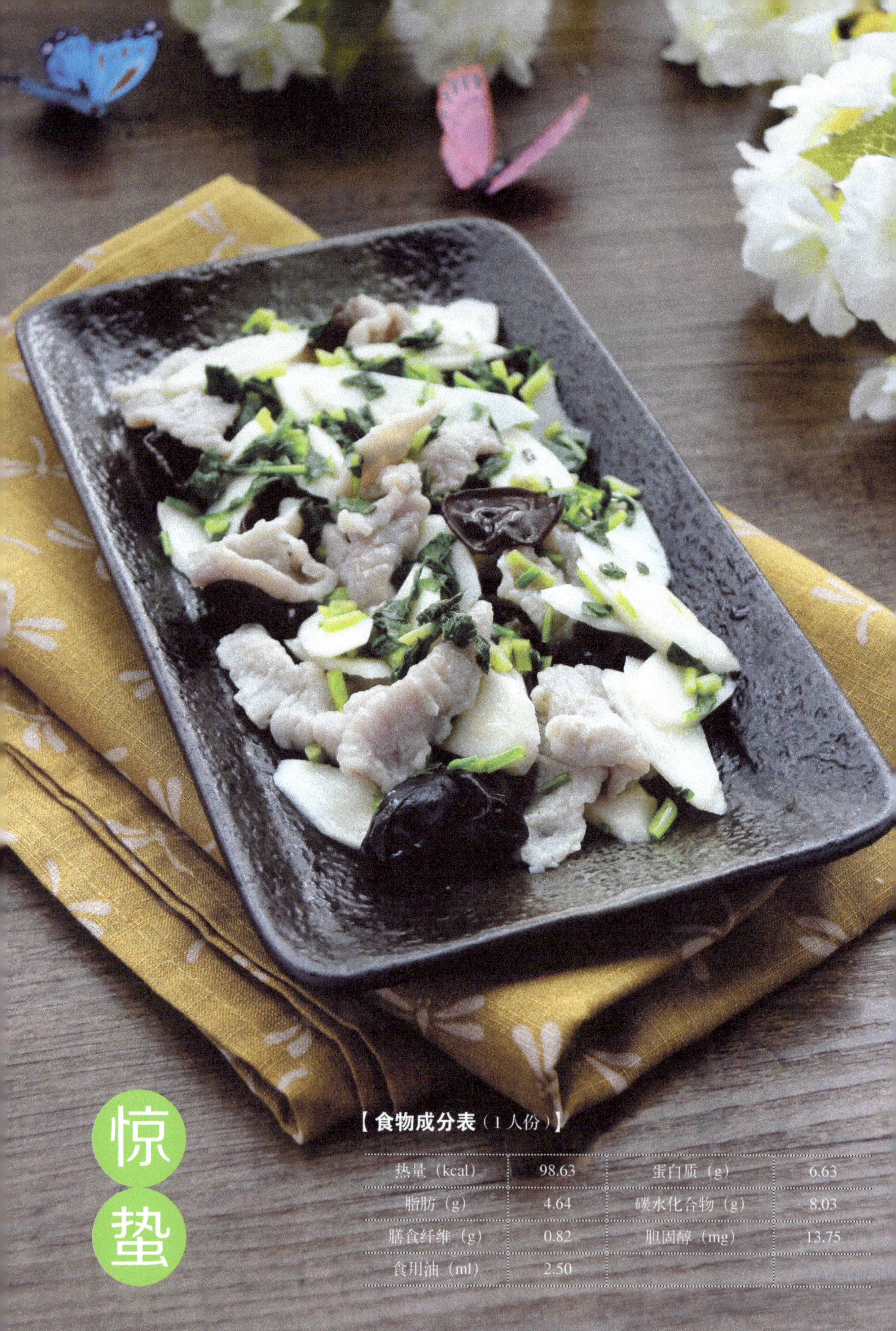

【食物成分表（1人份）**】**

热量（kcal）	98.63	蛋白质（g）	6.63
脂肪（g）	4.64	碳水化合物（g）	8.03
膳食纤维（g）	0.82	胆固醇（mg）	13.75
食用油（ml）	2.50		

推荐菜肴

马兰山药里脊

【原料（2 人份）】

猪里脊肉 50g、山药 80g、马兰头 30g、涨发黑木耳 20g、生粉 3g、盐 2g、葱油 5ml（花生油制）、蛋清 5g、料酒 2ml、蔬菜汁 5ml。

【做法】

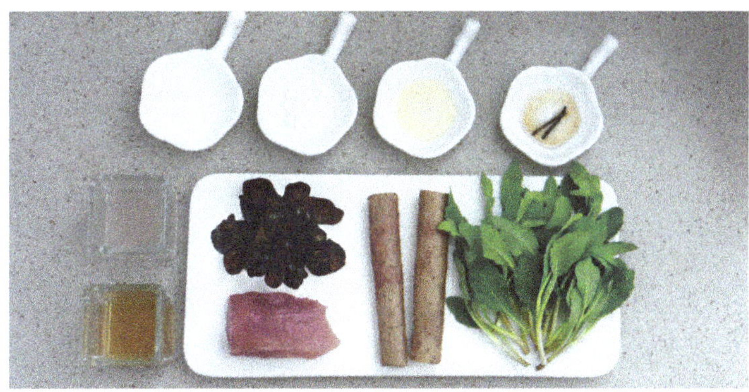

 猪里脊肉切成薄片，加盐（1g）、料酒、蔬菜汁、蛋清搅拌起黏，加入生粉拌匀，覆盖保鲜膜冷藏静渍 2 小时。

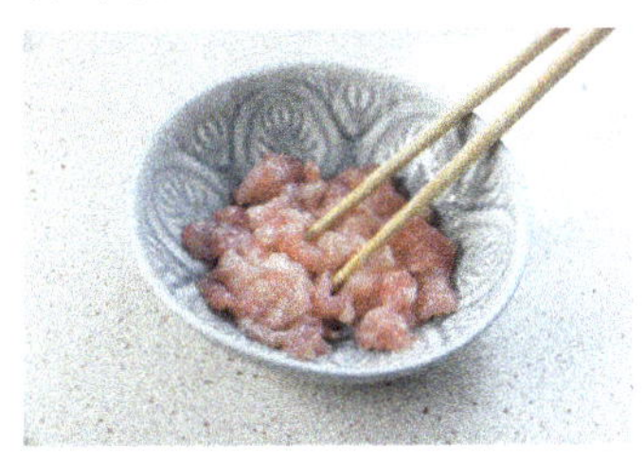

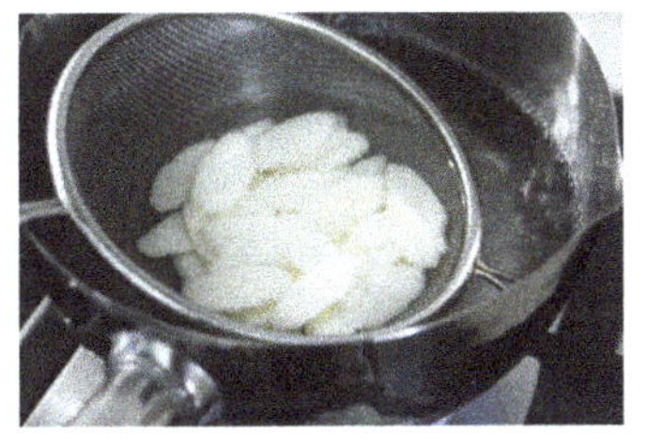 山药洗净去皮，切成薄片，入沸水锅焯烫，捞出冲凉待用。

3 马兰头洗净，入沸水锅中烫软，迅速捞出入冰水泡凉，捞出挤干水分，切 0.5cm 段待用。

4 炒锅烧开水，保持微滚，将肉片均匀放入划散，焯断生（变色后煮 1~2 分钟）迅速捞出沥水。

5 炒锅擦干水分，放少量葱油，下马兰头略炒起香，迅速放入山药、肉片、黑木耳翻炒，加盐（1g）调味后装盘即可。

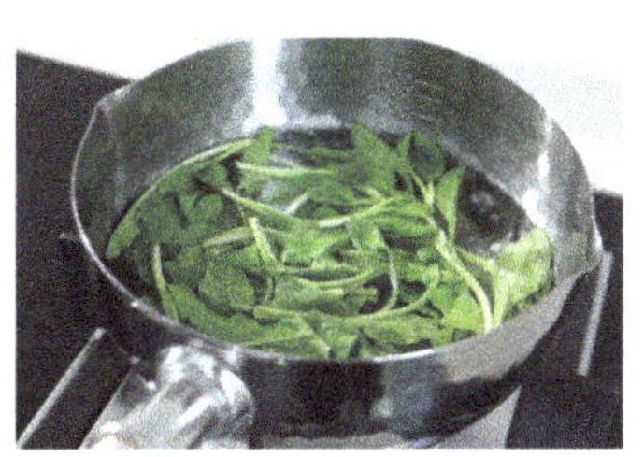

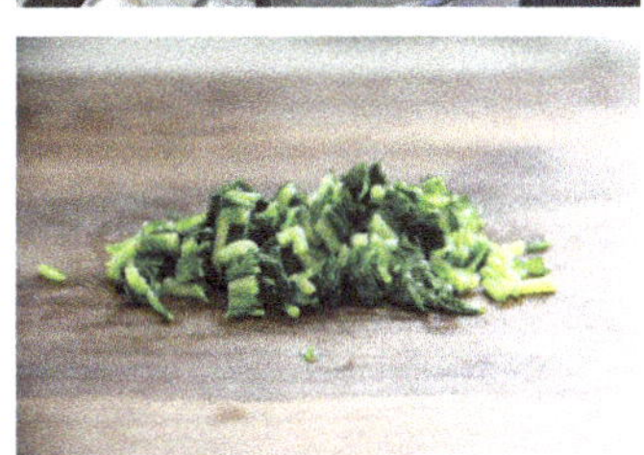

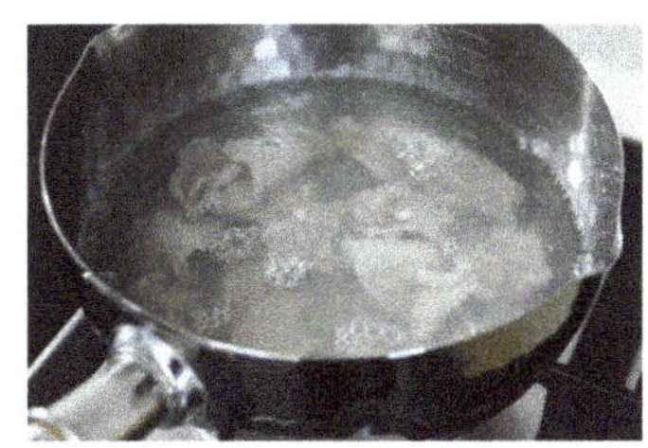

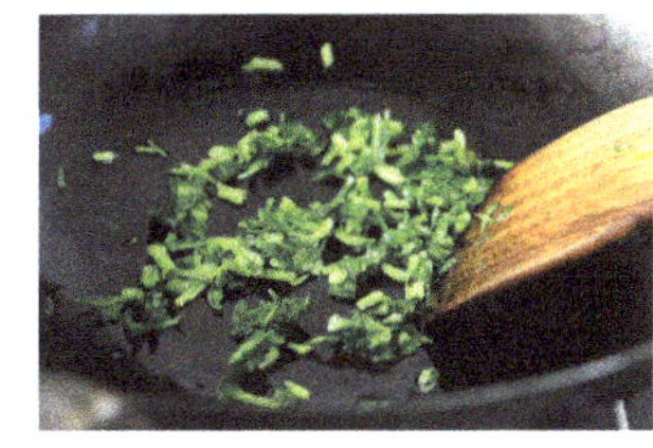

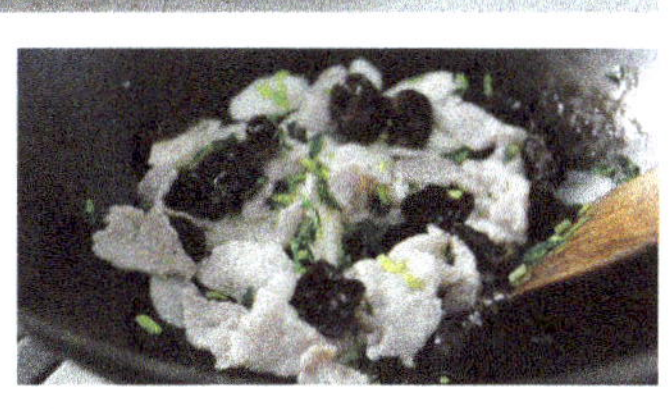

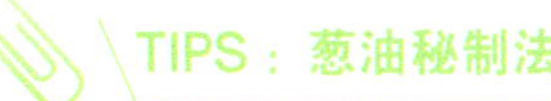

 **TIPS：葱油秘制法**

原料：花生油 500g、洋葱 75g、京葱 25g、香菜 10g、香叶 1g、小葱 15g、大蒜瓣 10g、生姜 10g、八角 2.5g、香芹 1.5g、桂皮 2.5g、草果 2.5g

做法：

1. 八角、桂皮、香芹、香叶洗净晾干；草果拍松；生姜、大蒜瓣切 0.2cm 厚片，冲去蒜瓣表面汁水（易粘锅焦化）沥水；洋葱切 0.3cm 厚片。

2. 小葱、香菜洗净，沥水后一切二；京葱洗净斜切 0.5cm 厚片。

3. 取不锈钢锅（或铁锅），倒入花生油和①中各料，干中火逐步加温，待油温升高至四五成（开始翻滚）时，转中小火（不宜过小火力）慢慢熬至洋葱开始转金黄色，加入2中各料，保持中小火熬至小葱呈褐色后（小葱全黄色时香味不够浓郁）关火，迅速用漏勺捞出油内各料沥尽油（以免过头影响葱油成品色泽），晾凉后装入瓶中放冰箱冷藏保存。

POINT：肉片改良炒法

肉片余水断生后再入炒锅，可减少炒其的用油量。

藿香鱼肚炖鸽子

【原料】（2 人份）

乳鸽 150g、水发鱼肚 30g、鲜藿香 20g、猪腿肉 30g、火腿 10g、小葱 3g、生姜 3g、花生油 5ml、盐 2g、料酒 3ml。

【做法】

❶ 将猪肉、火腿切成小粒，水发鱼肚切成小块，分别放入沸水锅中焯烫，捞出沥干备用；小葱切段、生姜切片，藿香洗净。

❷ 乳鸽宰杀，去除内脏，洗净后冷水入锅氽透，捞出洗净血沫沥水待用。

❸ 将猪肉粒、火腿粒放入锅中，烹入料酒，加水（没过原料）煮沸后改小火炖半小时；随后放入乳鸽再续煮半小时。

❹ 将③中的乳鸽取出，剥去腔骨和锁喉骨，鸽肉撕成大片，鸽汤滤去肉渣（猪肉和火腿肉渣）后重新回锅，鸽肉放回汤中备用。

❺ 油入锅加热后，下葱段、姜片炒出香味，放入鱼肚略炒。

❻ 将⑤倒入④中，加盐调味略煮，放入藿香续煮 3 分钟关火。

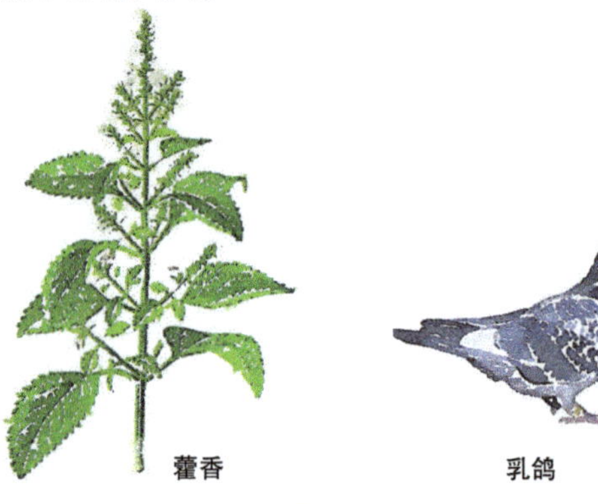

藿香　　　　　乳鸽

桑叶鹌蛋黄鱼柳

【原料】（2 人份）

小黄鱼柳 100g、鹌鹑蛋 30g、荷兰豆 30g、鲜桑叶 5g、生姜 4g、盐 1.5g、柠檬汁 2ml、料酒 3ml、生粉 4g、生抽 5ml、花生油（实际用量）5ml、高汤 50ml。

【做法】

❶ 小黄鱼（规格 5~6 条 /500g）宰杀洗净，平放在案板上，片下两侧鱼腩肉放入碗中，依次加入盐（1g）、柠檬汁、料酒、生粉腌渍上浆，静渍 20 分钟。

❷ 鹌鹑蛋洗净冷水入锅，小火煮 15 分钟，捞出冲凉剥去蛋壳；荷兰豆撕去老筋，切成 2cm 长的小片；生姜切成姜末；鲜桑叶洗净沥干。

❸ 水锅煮开，改小火保持微滚，氽入①中的鱼肉，待鱼肉色变转白，轻轻捞起泡在水中待用。

❹ 炒锅滑油，放荷兰豆煸炒转色倒出沥油，再放姜末煸香，放入鹌鹑蛋，倒入高汤，加生抽、盐（0.5g）调味后烧 5 分钟，放入桑叶、荷兰豆和鱼柳轻轻转动锅子续烧 1 分钟即可。

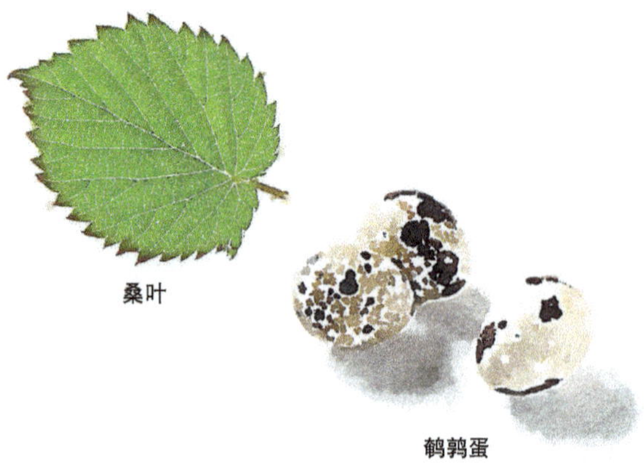

桑叶　　　　　鹌鹑蛋

腐竹瓜仁炒茼蒿

【原料（2 人份）**】**

长杆茼蒿 150g、水发腐竹 30g、葵花子仁（熟）10g、橄榄油 5ml、盐 1g。

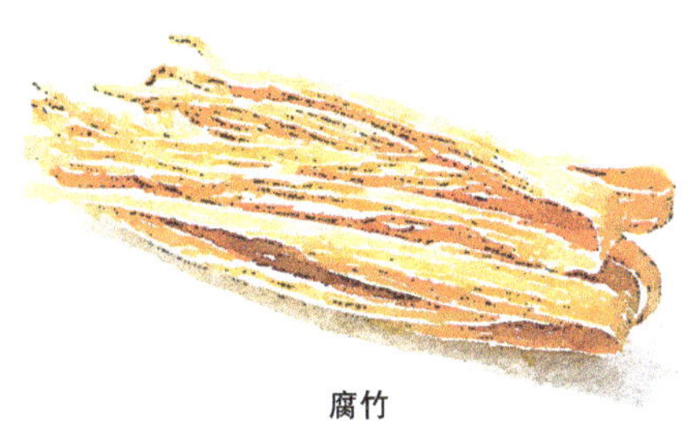

腐竹

【做法】

❶ 长杆茼蒿洗净切成 3cm 长的寸段。

❷ 腐竹温水泡软，切成 2cm 的菱形段，倒入沸水锅中焯烫，捞出沥干。

❸ 将橄榄油倒入炒锅，放入茼蒿，大火翻炒至转色，加②中的腐竹翻拌，加盐调味，关火撒入葵花籽仁装盘。

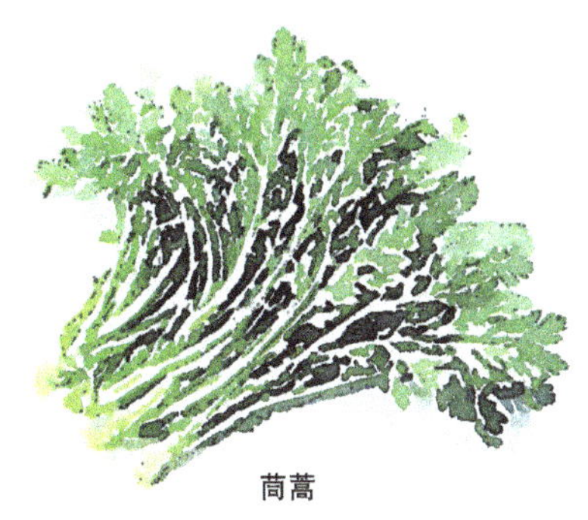

茼蒿

八宝菠菜

【原料（2 人份）**】**

长杆菠菜 150g、开洋 5g、鲜香菇 5g、黄彩椒 5g、花生仁 5g、核桃仁 5g、陈皮 2g、枸杞子 3g、盐 1g、葱油 5ml（花生油制）。

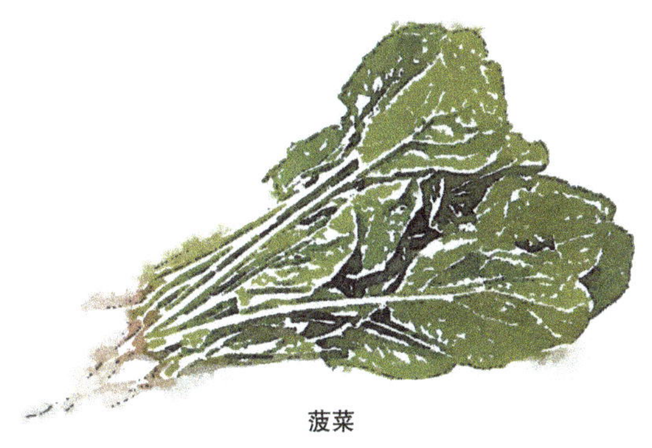

菠菜

【做法】

❶ 菠菜洗净切成 3cm 长的寸段；开洋温水泡软后切成小粒；花生仁、核桃仁用盐水煮酥后切成 1cm 见方的丁块；陈皮和枸杞子温水泡软，陈皮切成小粒；黄彩椒、香菇洗净切成 1cm 见方的丁块。

❷ 葱油倒入炒锅，加热后依次放入开洋粒、陈皮末、彩椒丁、香菇丁、花生丁、核桃丁炒香，加盐调味后出锅待用。

❸ 将①中菠菜放入沸水锅中焯烫，转色捞出沥水盛入盘中，加入②中的八宝料，拌匀即可。

春✻分

the Spring Equinox

时间

3月20日~3月22日。

三候

玄鸟至；

雷乃发声；

始电。

✻ 饮食习俗 ✻

「春分者，阴阳相半也。故昼夜均而寒暑平」。春分之时，意味着南北半球昼夜均分。中医认为：此节气的饮食调养，应当「谨察阴阳所在而调之，以平为期」。选择能够与保持机体功能协调的平衡膳食，忌偏热、偏寒的食材。

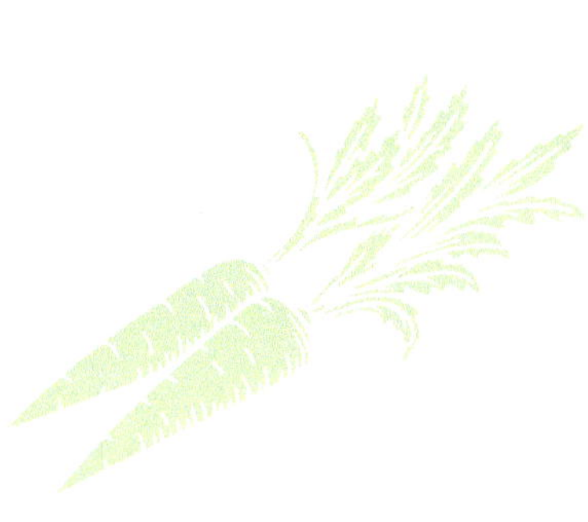

节气食材

荠菜 ¤ Shepherd's Purse

荠菜分布于世界各地，中国自古就有采食野生荠菜的习惯。荠菜可热炒、凉拌、作菜馅、菜羹等。荠菜的营养价值很高，含有丰富的维生素 C、胡萝卜素。

中医认为，荠菜有"和脾、利水、止血、明目"的功效。

热量（kcal）	31.00	蛋白质（g）	2.90
脂肪（g）	0.40	碳水化合物（g）	3.00
膳食纤维（g）	1.70	维生素 A（µg）	432.00

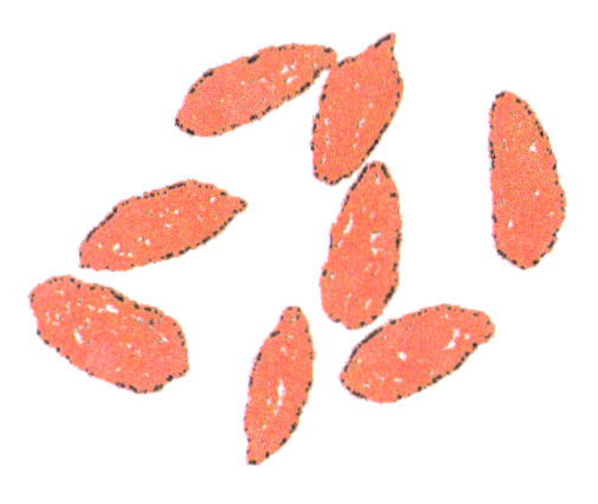

枸杞 ¤ Medlar

我国传统的名贵中药材和食品，产于宁夏、甘肃和青海等西部地区。枸杞果实中含有丰富的维生素 B_1、B_2、C 以及钙、磷、铁、胡萝卜素等营养成分。

《本草纲目》记载：枸杞"能补肾、润肺、生精、益气，此乃平补之药"。

热量（kcal）	258.00	蛋白质（g）	13.90
脂肪（g）	1.50	碳水化合物（g）	42.70
膳食纤维（g）	16.90	维生素 A（µg）	1625.00

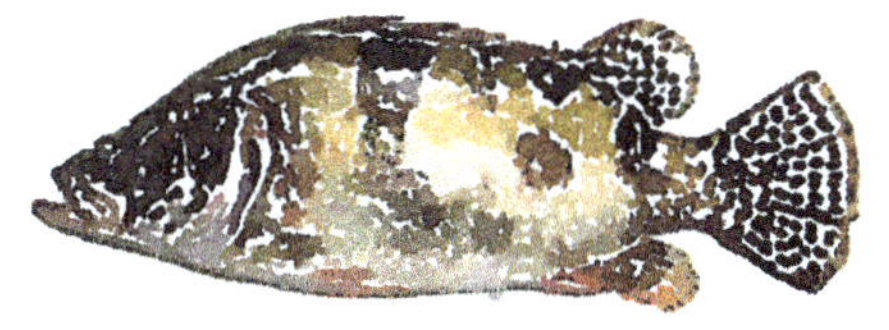

鳜鱼 ¤ Mandarin Fish

又名鳌花鱼、桂鱼，肉质细嫩，刺少而肉多，味道鲜美。含有丰富的蛋白质、脂肪和少量维生素、钙、钾、镁、硒等营养元素。鳜鱼红烧、清蒸、煎炸、炖煮、熘炒均可。中医认为，鳜鱼有"补气血、益脾胃"的功效。

热量（kcal）	117.00	蛋白质（g）	19.90
脂肪（g）	4.20	碳水化合物（g）	0.00
膳食纤维（g）	1.70	维生素 A（µg）	12.00

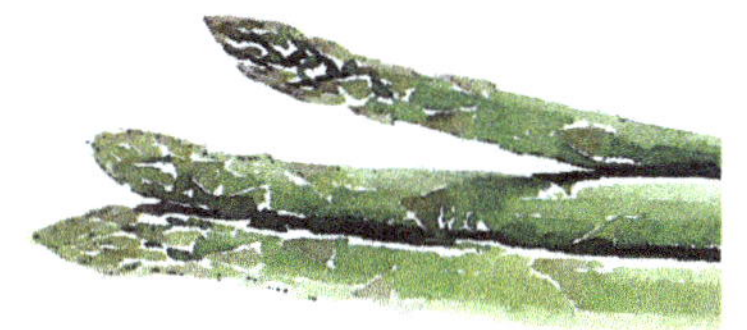

芦笋 ¤ Asparagus

春季时蔬，主要分为绿芦笋和白芦笋。破土而出的是绿芦笋，含有较多叶绿素；长于土下的为白芦笋。芦笋所含蛋白质、碳水化合物、维生素远高于普通蔬菜，且热量较低。

热量（kcal）	13.00	蛋白质（g）	2.60
脂肪（g）	0.10	碳水化合物（g）	3.30
膳食纤维（g）	2.80		

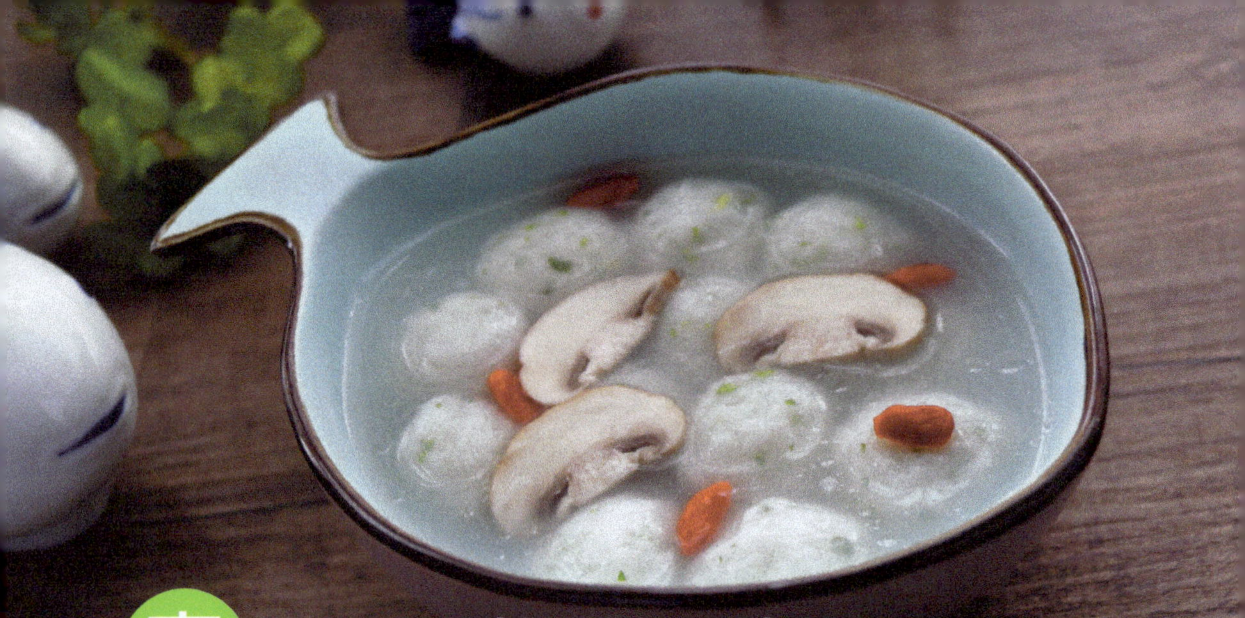

【 **食物成分表**（1 人份）】

热量（kcal）	119.82	蛋白质（g）	18.45
脂肪（g）	2.00	碳水化合物（g）	4.53
膳食纤维（g）	0.95	胆固醇（mg）	93.90
食用油（ml）	0.00		

✳ 推荐菜肴 ✳

荠菜枸杞子鳜鱼丸

【原料】（2 人份）

鳜鱼肉 75g、荠菜 10g、蘑菇 35g、枸杞子 3g、葱姜共 5g、生粉 2g、蛋清 3g、墨鱼胶 30g、盐 2.5g、料酒 2ml、蔬菜汁 3ml、胡椒粉 1g。

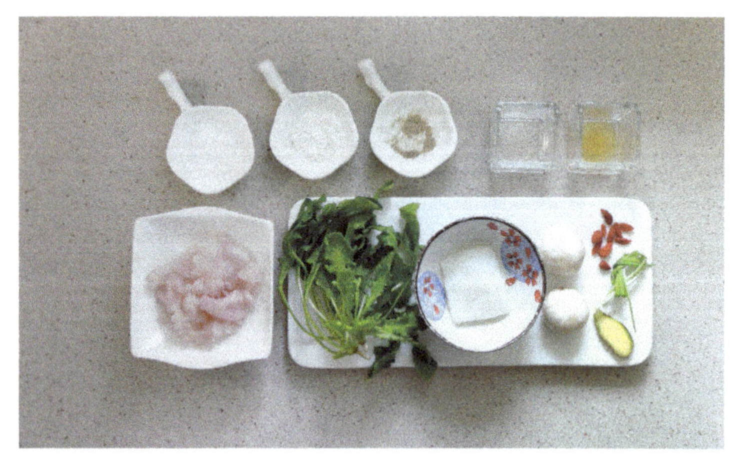

【做法】

❶ 将鱼肉放入粉碎机中搅打，中途加入适量蔬菜汁，待鱼肉搅打至厚粥状时，翻出倒入 50~60 目的筛网过筛，在滤去颗粒的鱼茸中依次加墨鱼胶、盐（1.5g）、料酒、蛋清顺时针搅打上劲，加生粉拌匀成鱼胶，覆保鲜膜入冰箱冷藏静渍 1 小时。

❷ 枸杞子温水泡软捞出；蘑菇切片，沸水焯透冲凉待用；荠菜去根入沸水锅中焯烫，色变即捞出冲凉，挤干水分（荠菜汁可与蔬菜汁一起拌入鱼茸

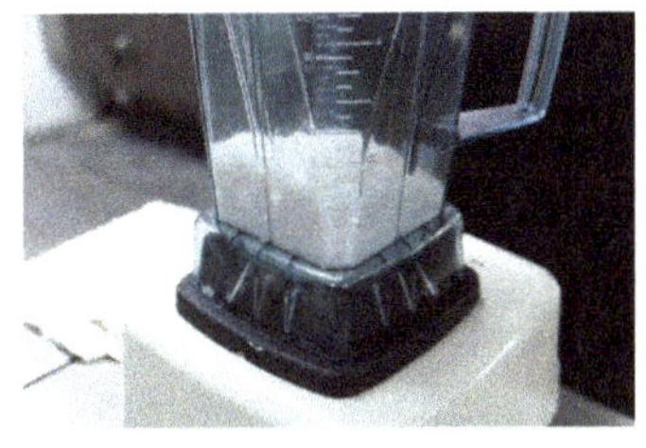

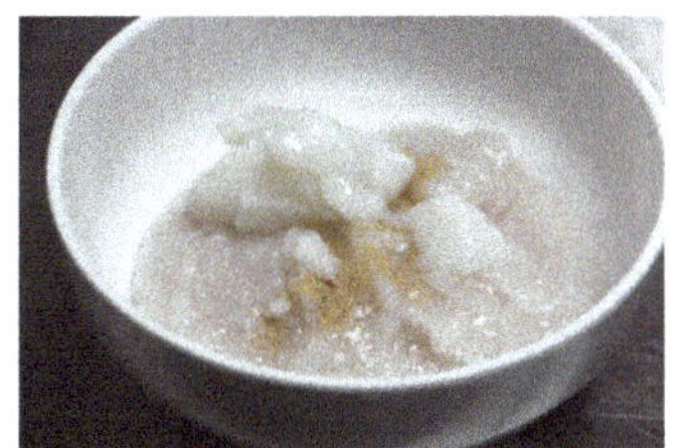

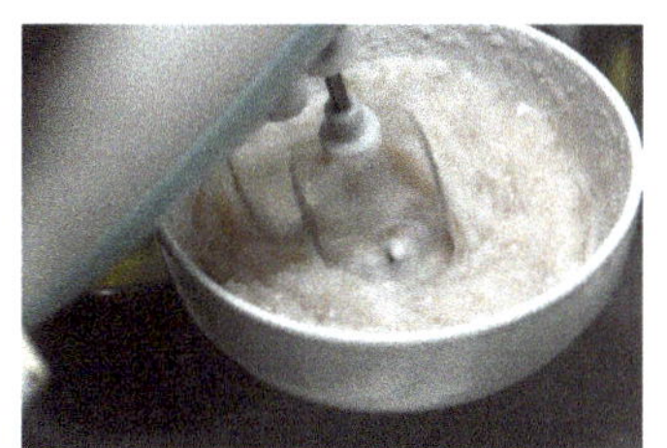

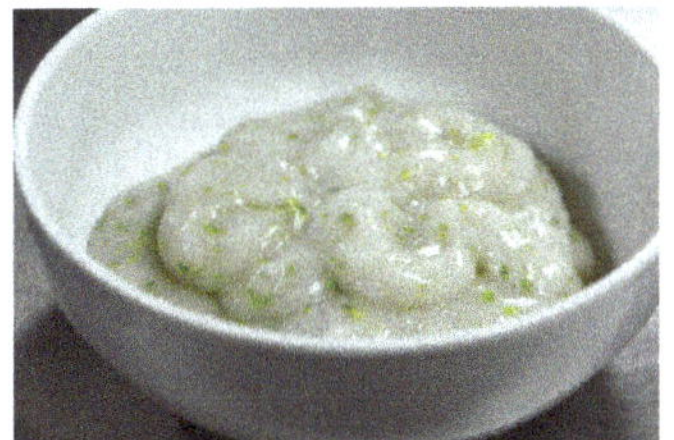

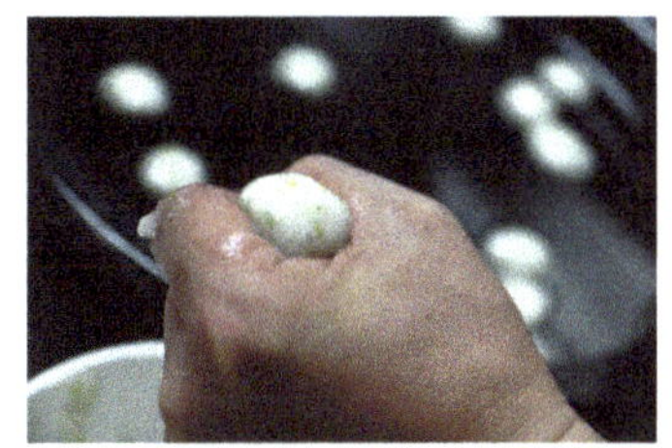

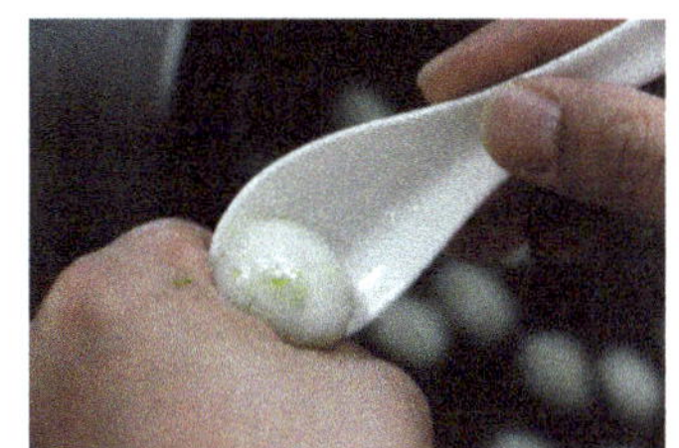

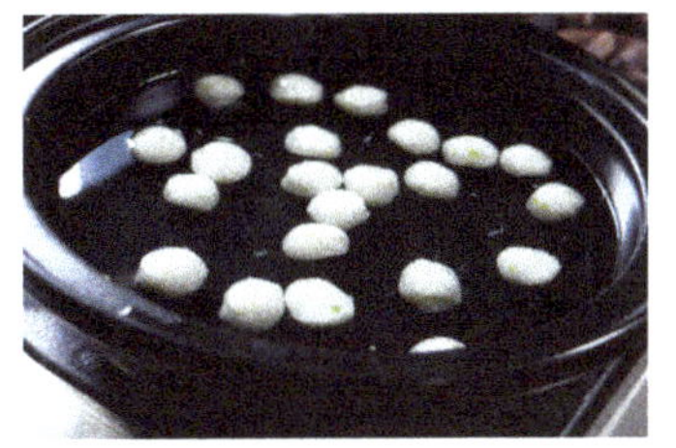

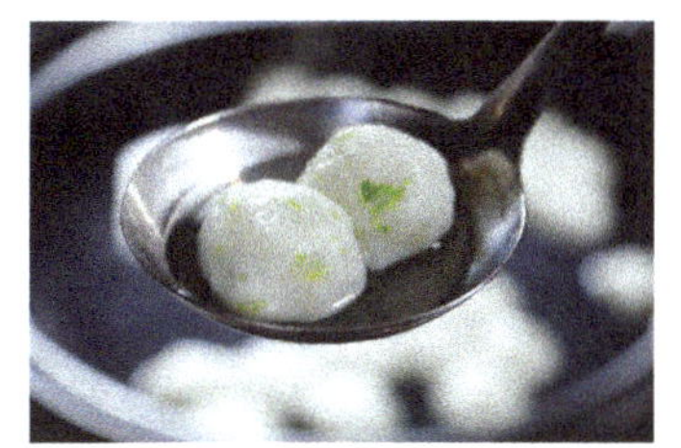

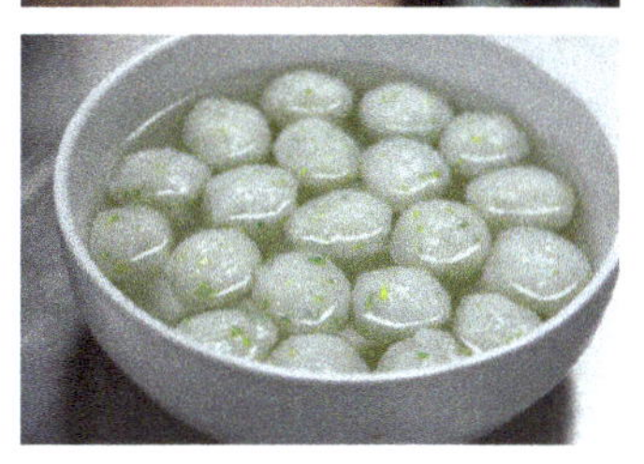

使用），切碎待用。

❸ 将①中静渍的鱼茸取出，拌入适量荠菜末（翠绿色，有荠菜香味，根据口味可调节放入荠菜多少）成荠菜鱼胶。

❹ 取大锅注入冷水，左手抓起鱼胶，握拳从虎口挤出丸状鱼胶，右手用调羹（调羹需沾水）轻轻舀下放入水中，待水面布满鱼丸，移锅至灶，开大火逐步加温，待水锅边缘微滚，改中小火至鱼丸煮熟（期间若发现锅水过滚，可点冷水调温，切忌将水烧滚导致鱼丸出现气泡而影响口感），迅速捞出入凉水待用。

❺ 将与骨汤倒入锅中，放入枸杞子、蘑菇片烧开，加盐（1g）调味，放入鱼丸烧开，起锅装盘。

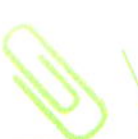
TIPS：鱼肉取用法

鲩鱼（每条600g）宰杀洗净，斩下鱼头，顺鱼颈部平片取两侧鱼肉，鱼皮朝下置于案板上，平片法去皮取净肉，剔除鱼红和鱼腹部大骨，放入清水中漂去血水，亦可用不锈钢勺子，将鱼肉刮下。

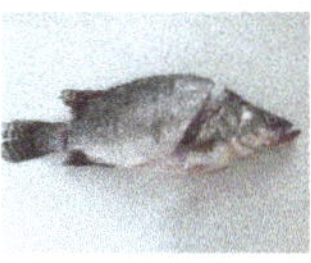
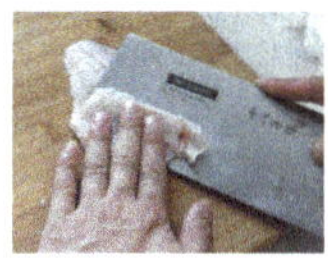
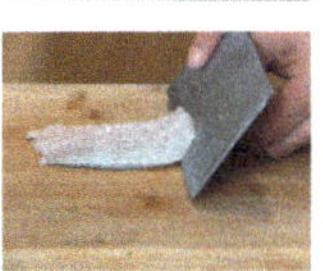
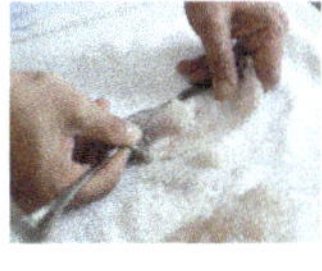

TIPS：墨鱼胶制法

选用未涨发过的墨鱼（洁白、海味正常为佳），去内脏、筋膜洗净，切1cm宽的条，用粉碎机搅打成鱼茸。墨鱼肉黏性较大，搅打过程需反复"粉碎—推匀—粉碎"多次操作直至膏体细腻无颗粒。另外，在操作过程中需注意避免粉碎机过热而导致鱼胶受热变性，建议多次短时反复粉碎。

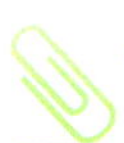
TIPS：鱼骨高汤的制法

斩下的鱼头、中骨切成大块，放入冷水冲净血水，捞出沥干；炒锅滑油，放葱、姜，小火煸香，放入鱼头、骨头煎香，倒入适量开水（鱼骨的1.5倍）滚成白汤，滤渣取汤。

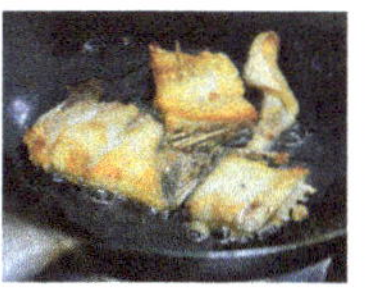

POINT：改良传统去腥法

用蔬菜组合浸泡出的汁水，不仅可以去腥还能微妙提香，可以广泛用于畜禽鱼虾等各种荤腥食材的预处理。一般预制的汁水放入冰箱可冷藏保存2~3天。

用料：西芹40g、胡萝卜30g、生姜30g、小葱20g、柠檬30g、纯净水300ml、雪碧50ml

做法：将各料揉搓出汁，加水泡1小时后加雪碧搅匀即可。

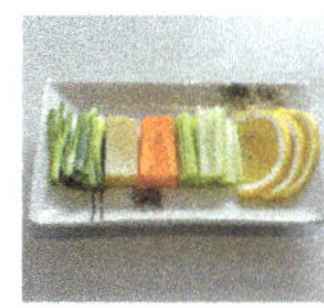
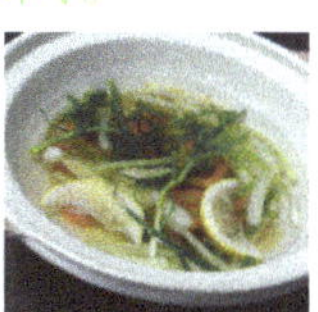

荠菜春笋炒肉丝

【原料（2 人份）】

春笋（去壳）100g、猪里脊肉 50g、荠菜 10g、厚朴 3g、生姜 3g、盐 1.5g、料酒 3ml、生粉 3g、花生油 5ml、蜂蜜 3g。

【做法】

❶ 厚朴 3g 洗净，加水 200ml 浸泡后大火烧开，小火煎 10 分钟成少量厚朴汁，过滤晾凉待用。

❷ 春笋切丝，入沸水锅中焯透，捞出沥水；猪里脊肉切丝，加盐（1g）、料酒、生粉腌渍上浆，静渍 20 分钟；荠菜切成 0.5cm 的丁末，生姜切丝。

❸ 水锅煮沸，放入②中肉丝焯烫，肉色变白捞出沥水。

❹ 将花生油倒入锅中，加热后依次放入姜丝、笋丝、荠菜煸香，加 20ml 厚朴汁略烧，加盐（0.5g）、蜂蜜调味，最后放入肉丝翻拌出锅。

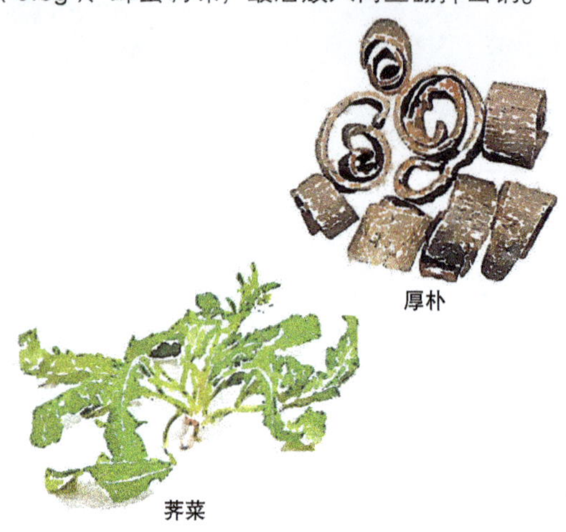

厚朴

荠菜

蒲菜狮子球

【原料（2 人份）】

猪五花肉茸 100g、蒲菜 50g、甘草 5g、小葱 3g、生姜 4g、生粉 10g、盐 4.5g、料酒 3ml。

【做法】

❶ 甘草洗净，加水 100ml 浸泡，小火煎 10 分钟成少量甘草汁，过滤晾凉待用。

❷ 猪五花肉切成米粒大小（或直接粉碎成肉茸）；蒲菜洗净切段，入沸水锅中焯烫，捞出冲凉沥水后切成 0.5cm 的小粒；生姜切末，小葱切葱花。

❸ 将五花肉糜放入盆中，加盐（1.5g）、姜末、葱花、料酒搅打上劲，再加入蒲菜粒、甘草汁、生粉搅拌均匀，静渍 10 分钟。

❹ 将 750ml 的清水倒入锅中，烧开后加盐（3g）改小火保持微滚，左手挑起③中的肉茸，在虎口位置挤成直径 3cm（乒乓球大小）的肉丸，氽入锅中定型，小火煲至肉丸酥软。

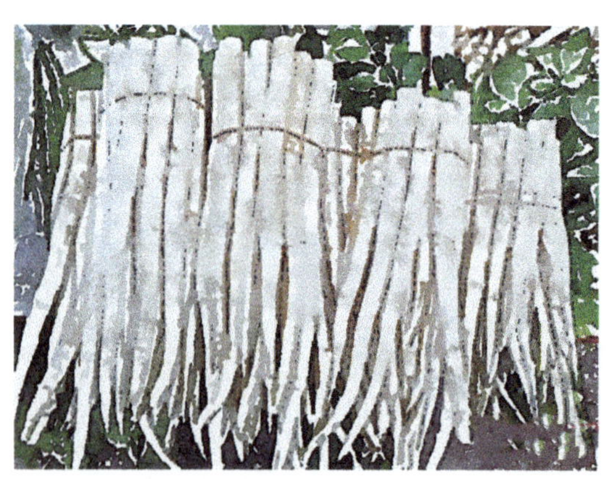

蒲菜

菟丝子炖猪肝

【原料（2 人份）】

猪肝 100g、绿豆芽 30g、菟丝子 5g、竹荪 20g、蛋清 15g、生姜 6g、小葱 6g、盐 3g、料酒 3ml、胡椒粉 2g。

【做法】

1 菟丝子洗净，加 300ml 水泡开，小火煎 15 分钟成汁水，过滤待用。

2 竹荪温水泡发，漂洗干净后去蒂横切成 1cm 长小段，放入沸水锅中焯烫捞出沥水；绿豆芽摘去尾根，焯水；姜丝、葱段搓捏后加 50ml 水浸泡 15 分钟，滤出葱姜水待用。

3 猪肝剔去筋膜粉碎成茸，入碗加葱姜水调匀，并加入蛋清、盐（1.5g）、料酒调匀，上屉蒸 10 分钟，使肝汁凝结成膏。

4 取清汤 500ml 倒入锅中，加盐（1.5g）、料酒、胡椒粉调味，煮沸后放入②中豆芽煮软捞出放入汤碗中垫底；将竹荪和菟丝子汁放入刚才的汤锅中烧 3 分钟。

5 取出蒸好的肝膏，用细签沿碗壁轻轻划出肝膏，滑入竹荪汤锅内，略煮出锅，连汤水一起盛入豆芽汤碗中即成。

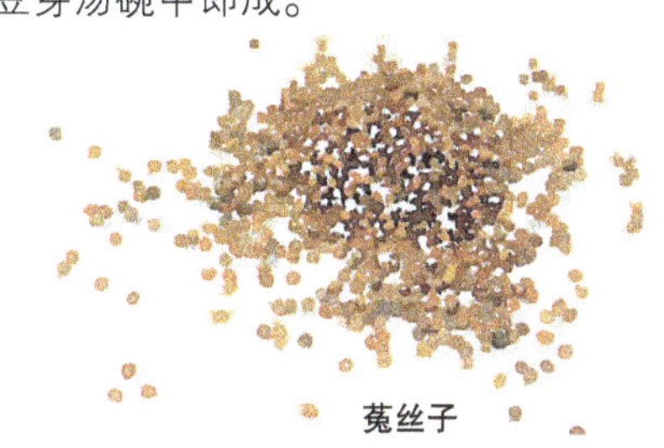

菟丝子

锅塌地衣肉蛋卷

【原料（2 人份）】

水发地皮菜 30g、鸭蛋 30g、中豆腐 50g、猪肉茸 100g、小葱 5g、生姜 3g、花生油 5ml、生粉 10g、盐 2g、料酒 3ml、甜面酱 3g、蜂蜜 4g。

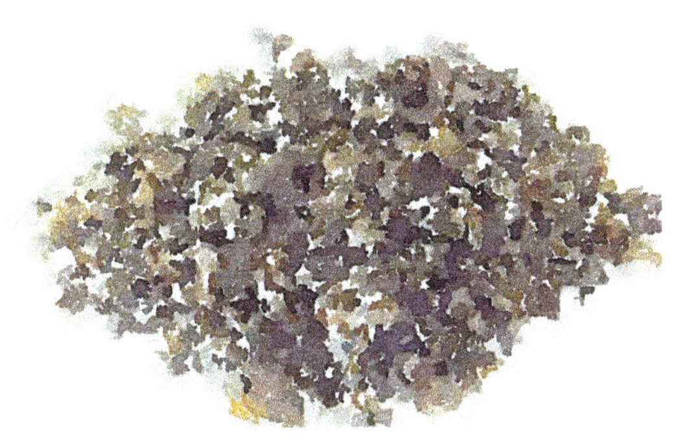

地皮菜

【做法】

1 地皮菜冷水泡软，搓揉洗净，挤干水分；油入锅加热后放入地皮菜炒香，倒出晾凉；中豆腐切成 1cm 厚大片，入沸水锅中焯水 5 分钟，捞出冲凉，切小丁沥水；生姜切末；小葱切葱花。

2 猪五花肉糜放入碗中，加盐、葱、姜、料酒拌均匀，再拌入地皮菜和豆腐丁、生粉成馅料。

3 鸭蛋打散，摊成蛋皮，晾凉放在案板上，将②中的馅料平铺在蛋皮上，从一端往另一端推卷成长条状。

4 不粘锅烧至温热后放上蛋卷，两面煎香后加水（约 100ml）、面酱、蜂蜜调开，加盖小火焖熟；趁热用铲刀将蛋卷斜切成约 2cm 长的小段，装盘淋上汁水即可。

清*明

Pure Brightness

时间

4月4日~4月6日。

三候

桐始华；
田鼠化为鴽；
虹始见。

饮食习俗

清明，乃天清地明之意。此时正是桃花初绽，杨柳泛青的踏青时节。我国大约在周代以后，清明逐渐演变成以扫墓、祭拜等形式纪念祖先的一个传统节日。

清明又称为「寒食节」，当天，不动灶火，忌热食，只吃冷食。

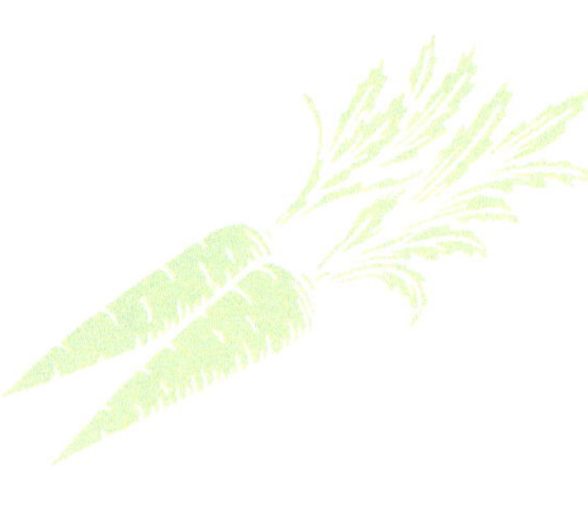

✳ 节气食材 ✳

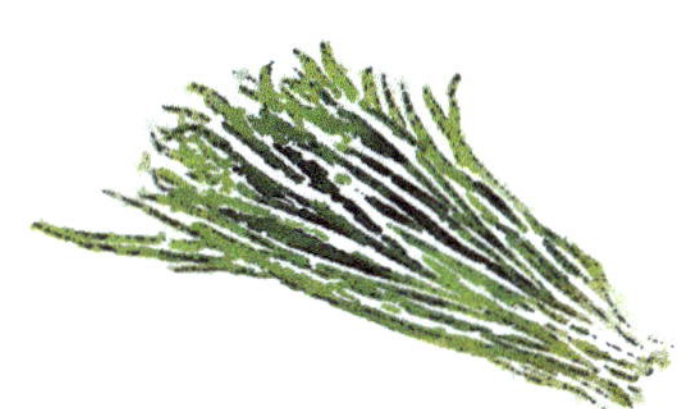

韭菜 ¤ Leek

原产于我国，各地都有栽培，但以春韭的品质最佳，味道非常鲜美。

韭菜独特的辛香味是其所含的硫化物形成的，有一定的杀菌消炎作用。

中医认为韭菜具有"补肾助阳、益肝健胃、润肠通便"等功效。

热量（kcal）	29.00	蛋白质（g）	2.40
脂肪（g）	0.40	碳水化合物（g）	4.60
膳食纤维（g）	1.40		

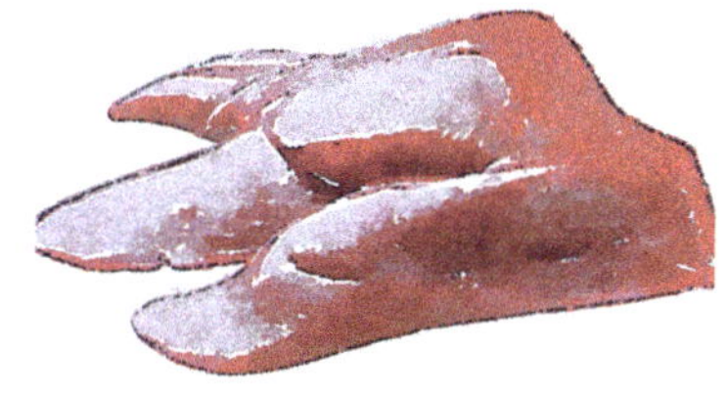

猪肝 ¤ Pork Liver

食用猪的肝脏，自古就作为补血之品入菜。猪肝中不仅富含造血所不可或缺的铁和磷，蛋白质、卵磷脂、微量元素及维生素 A 等营养物质的含量也非常高。

中医认为，猪肝有"补肝明目、养血"的功效。

热量（kcal）	129.00	蛋白质（g）	19.30
脂肪（g）	3.50	碳水化合物（g）	5.00
膳食纤维（g）	0.00	维生素 A（μg）	4972.00

绿豆芽 ¤ Bean Sprout

为豆科植物绿豆的种子经浸泡后发出的嫩芽。绿豆在发芽过程中会产生大量的维生素 C，部分蛋白质会分解为人体所需的氨基酸。

中医认为，绿豆芽有"清热消暑、解毒利尿"的功效。

热量（kcal）	18.00	蛋白质（g）	2.10
脂肪（g）	0.10	碳水化合物（g）	2.90
膳食纤维（g）	0.80		

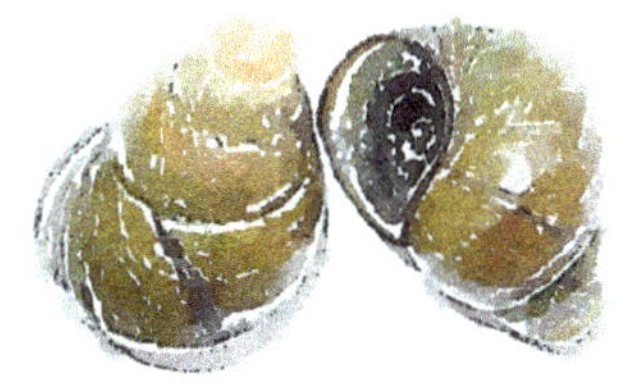

田螺肉 ¤ Snail Meat

螺科动物中国圆田螺或其同属动物的肉。我国大部分地区均有分布。田螺的可食部分主要是它的肉质足。获得后，置清水中养之，使除去泥砂，挑出肉漂净用。煎汤、炒熟、煮食均可。螺肉含有丰富的蛋白质、维生素 A 和钙、镁等微量元素。

中医认为，田螺肉有"清热止渴、利尿通淋、明目、退黄"的功效。

热量（kcal）	60.00	蛋白质（g）	11.00
脂肪（g）	0.20	碳水化合物（g）	3.60
膳食纤维（g）	0.00	钙（mg）	1030.00

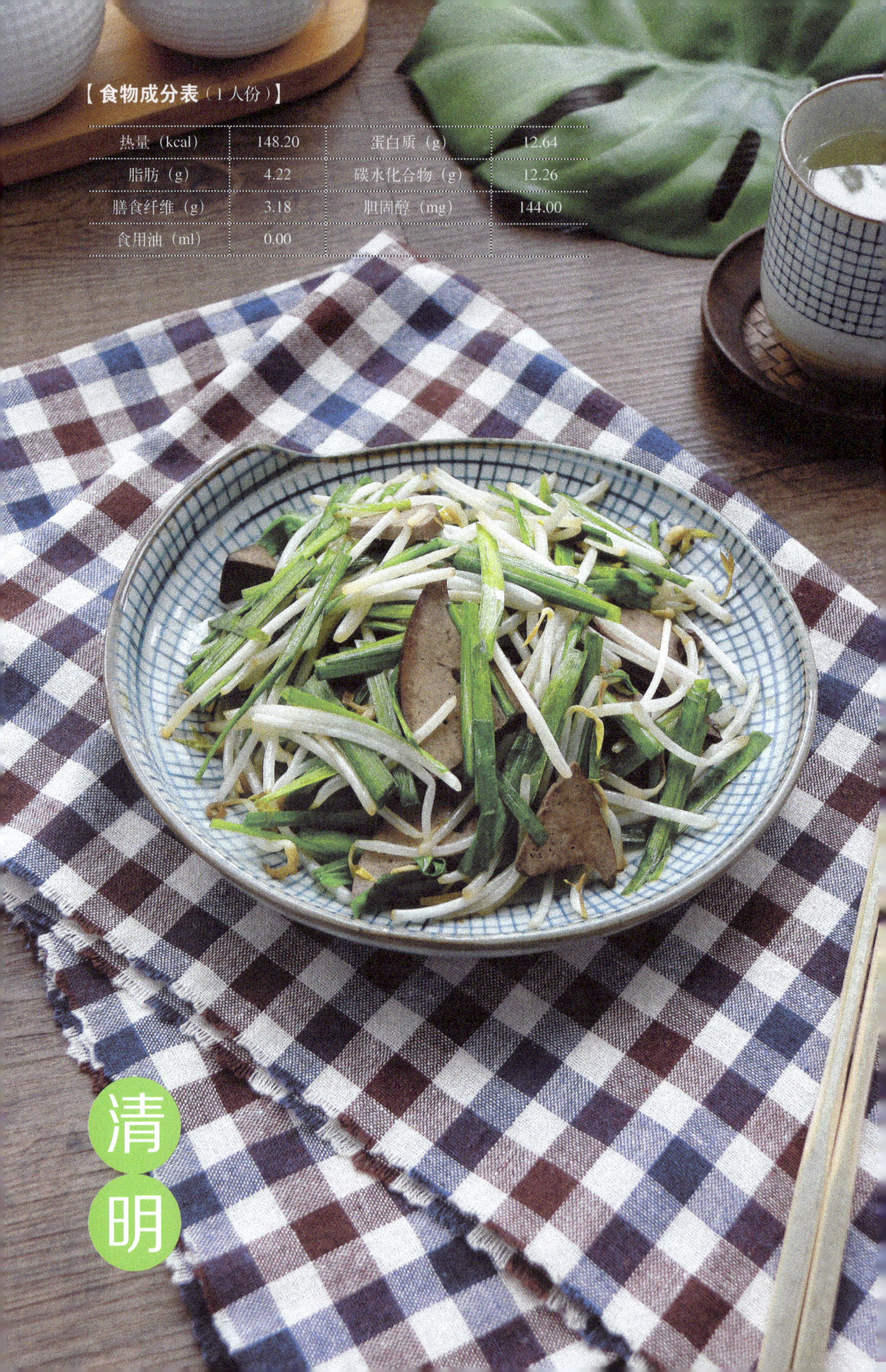

【食物成分表（1人份）】

热量（kcal）	148.20	蛋白质（g）	12.64
脂肪（g）	4.22	碳水化合物（g）	12.26
膳食纤维（g）	3.18	胆固醇（mg）	144.00
食用油（ml）	0.00		

清明

推荐菜肴

春韭银芽猪肝

【原料（2人份）】

猪肝 100g、韭菜 100g、豆芽 100g、生抽 10ml、橄榄油 4ml、白卤水 500ml。

【做法】

❶ 猪肝洗净，保持整块，在常温水中浸泡 2 小时漂去血水。

❷ 取不锈钢小桶，放入猪肝，加入白卤水（卤水量需要没过猪肝）大火烧开，转小火（保持卤水面边缘有小泡翻出，不能翻滚）养熟猪肝（约 30 分钟，用牙签插至厚处，无血水溢出即可）；关火，加盖焖 10~20 分钟；待猪肝浸泡在卤汁中自然冷却后捞出，直刀切成薄片（猪肝熟制切开无大空为佳）。

❸ 韭菜洗净，切 2cm 长的段；豆芽摘去芽尾，入沸水焯至透明时迅速捞出，放入净水泡凉待用。

❹ 炒锅中倒入橄榄油，冷锅放入豆芽，开大火拌炒 2 分钟至半熟，迅速加入韭菜翻炒，关火加入猪肝翻拌，淋生抽调味，用筷子挑入碟中，浇上少量卤水汁即可。

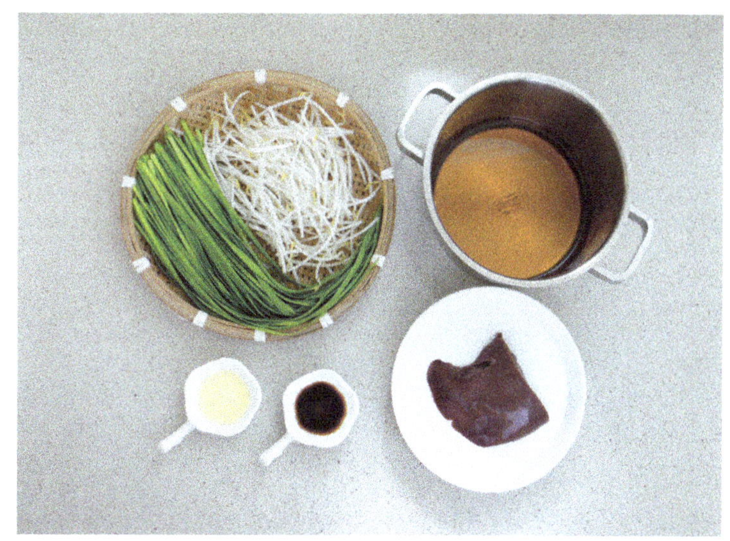

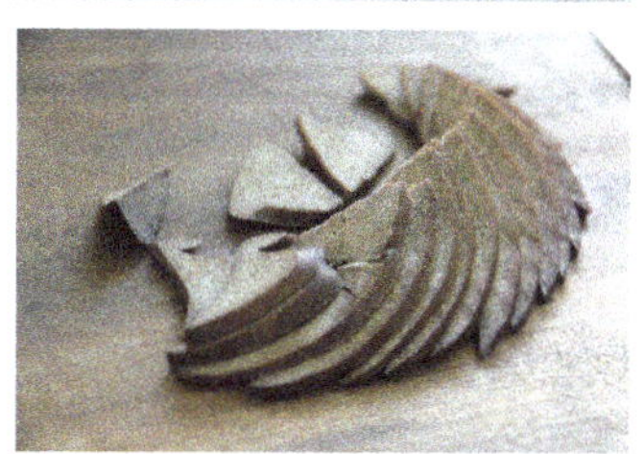

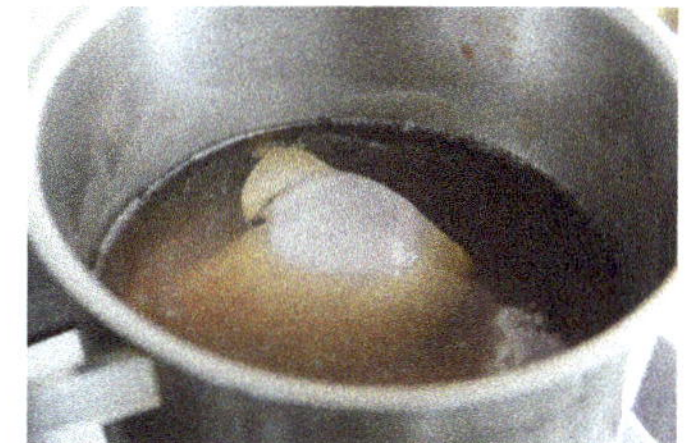

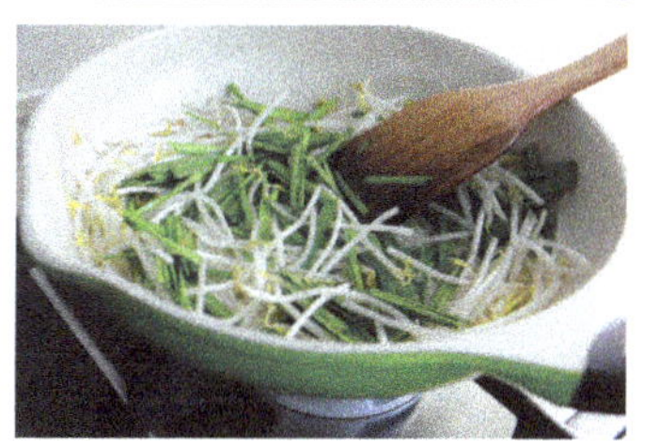

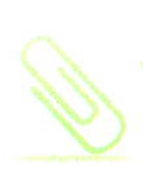

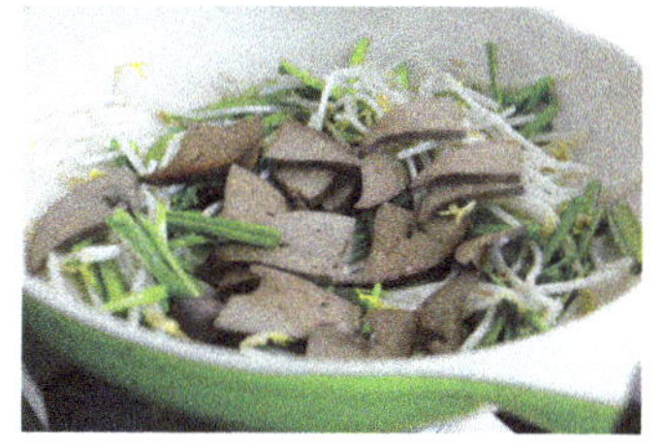

TIPS：白卤水（500ml）的制法

原料：糟卤 150ml、花雕酒 50ml、八角 10g、香叶 10g、桂皮 5g、陈皮 20g、纯净水 250ml

做法：将八角、香叶、桂皮、陈皮放入净水中大火煮开，改小火煮 20 分钟出香味后离火晾凉，浸泡 2 小时后捞出香料，调入糟卤和花雕酒即可（可视情况加蜂蜜调味）。

TIPS：猪肝的挑选

猪肝选用色泽鲜红、表面光洁、无异样斑点、无腥臭味者为佳。

POINT：改良传统炒猪肝

用白卤水养熟卤制的猪肝和爆炒的猪肝相比，同样可以获得细腻嫩软的口感，但在去腥控油方面更胜一筹。

腊肉枸杞炒芦蒿

【原料（2 人份）】

芦蒿 150g、腊肉 20g、枸杞子 5g、大蒜瓣 3g、
花生油 5ml、生抽 5ml、麻油 2ml。

【做法】

❶ 腊肉切薄片；大蒜瓣拍松；芦蒿洗净去老
根，切成 3cm 长的寸段；枸杞子温水泡软。

❷ 油入锅加热，放入蒜瓣和腊肉煸香，迅速放
入芦蒿翻炒，烹生抽，撒枸杞子，加少量枸杞
水，淋麻油关火拌匀即可。

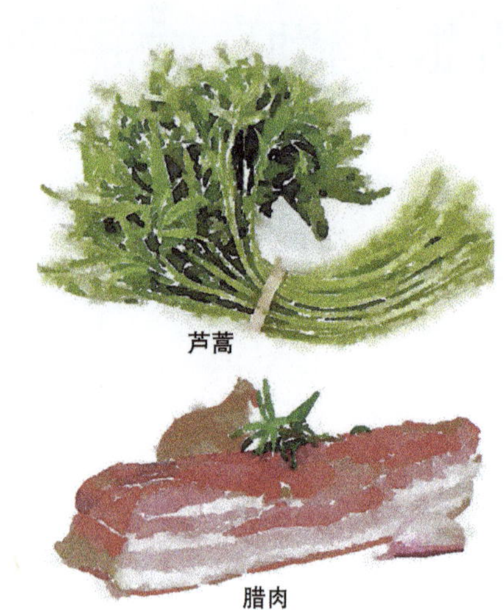

芦蒿

腊肉

韭花虫草鸭丝

【原料（2 人份）】

鸭腿肉（去骨）100g、韭菜花 100g、虫草
菇（干）10g、生姜 4g、八角 3g、桂皮 1.5g、
盐 2g、料酒 3ml、老抽 5ml、糖 6g、花生油
5ml。

【做法】

❶ 鸭腿肉洗净，冷水入锅汆透，冲净血沫沥
水；虫草菇温水泡软，去根，切 3cm 长段；韭
菜花洗净，切 2cm 长段；生姜切片。

❷ 将鸭腿肉放入锅中，加生姜、八角、桂皮、
老抽、料酒、盐（1.5g）、糖、水（2 倍于鸭腿
的量）大火煮沸后改小火卤至鸭肉酥软，中火
收稠卤汁，晾凉，去皮取肉撕成细丝。

❸ 油入锅加热，放入韭菜和虫草菇炒香，加盐
（0.5g）调味，关火拌入鸭腿丝即可。

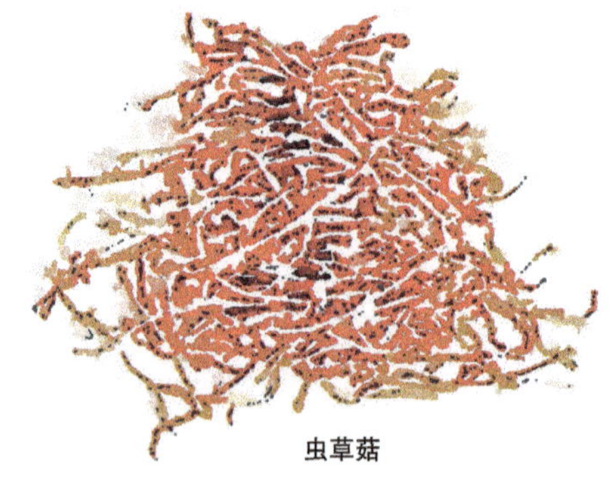

虫草菇

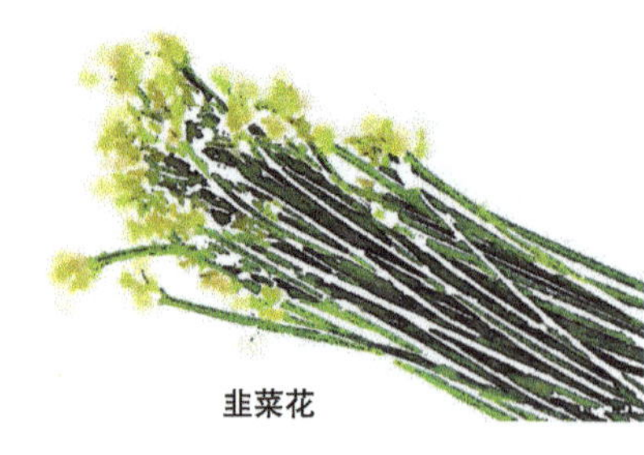

韭菜花

胡萝卜麦冬田螺肉

【原料（2 人份）】

田螺肉 50g、胡萝卜 100g、麦冬（干）8g、青椒 30g、生姜 3g、花生油 5ml、盐 1g、蚝油 6ml、料酒 3ml、糖 3g。

【做法】

❶ 麦冬温水泡软，捞出切成小粒；田螺肉搓洗干净沥水；胡萝卜和青椒切成寸长细丝；生姜切丝。

❷ 将油倒入锅中，冷锅放入姜丝、胡萝卜、青椒炒熟，放入麦冬和螺肉，烹料酒，加蚝油、盐、糖调味，翻拌均匀即可。

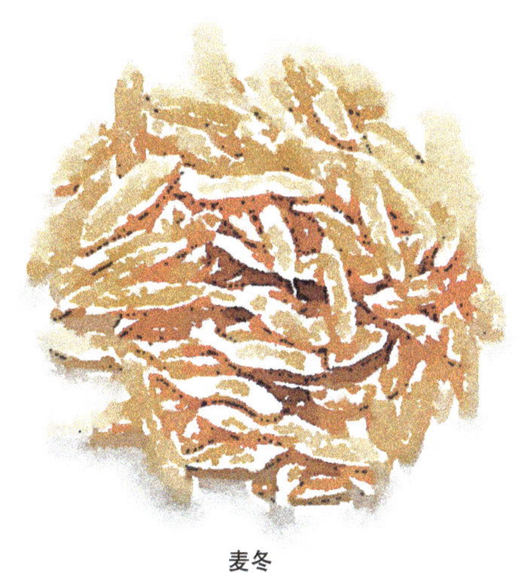

麦冬

韭菜山药蚕豆瓣

【原料（2 人份）】

蚕豆瓣 30g、山药 100g、韭菜 50g 、虾皮 5g、花生油 5ml、盐 1g、麻油 2ml。

【做法】

❶ 韭菜洗净切成 3cm 长的寸段；山药去皮，切成 3cm 长、2cm 宽、0.2cm 厚的薄片；虾皮温水泡软，沥水待用。

❷ 蚕豆瓣洗净，同山药片一起入沸水锅中焯烫，转色捞出冲凉沥水。

❸ 将油倒入锅中，放入虾皮煸香，加韭菜快速翻炒，倒入豆瓣和山药，加盐调味，淋麻油翻拌均匀即可。

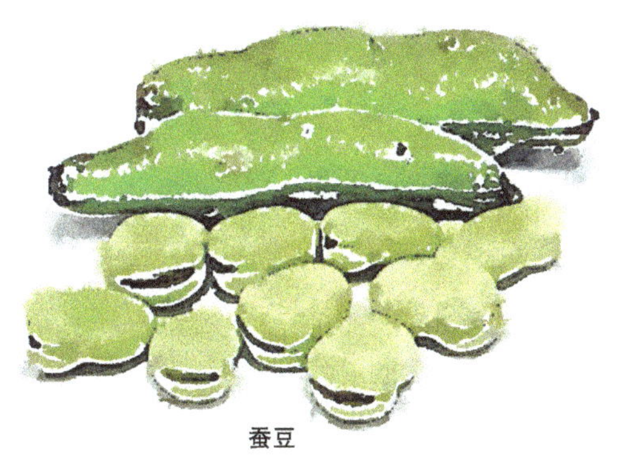

蚕豆

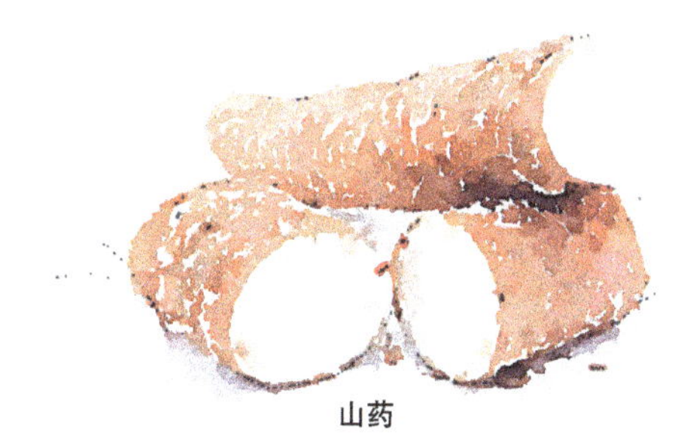

山药

谷 * 雨

Grain Rain

饮食习俗

谷雨，是春季的最后一个节气，「雨水生百谷」，谷雨后的气温回升速度加快，雨水充沛，五谷得以很好地生长。

谷雨节气后气温升高快、空气中湿度大。中医认为，饮食上宜养肝气、解春困，祛湿气、醒脾胃。

时间

4月19日~4月21日。

三候

萍始生；

鸣鸠拂其羽；

戴胜降于桑。

节气食材

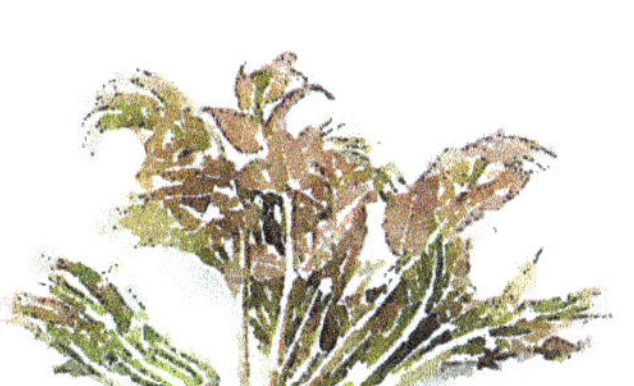

香椿 ¤ Toona Sinensis

原产于中国，分布于长江南北的广泛地区，采摘时间一般为每年的 3 月至 5 月上旬。香椿自古就是药用植物，民间有"常食香椿芽不染病"的说法。香椿含有较多的硝酸盐，食用前先焯水处理。中医认为，香椿有"清热解毒，健胃理气，杀虫"的功效。

热量（kcal）	47.00	蛋白质（g）	1.70
脂肪（g）	0.40	碳水化合物（g）	10.90
膳食纤维（g）	1.80		

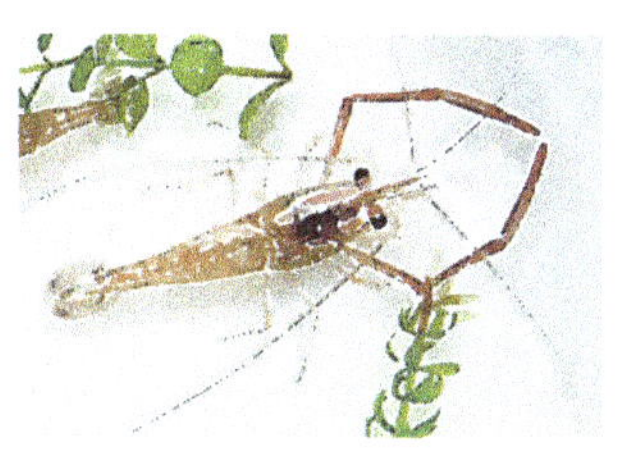

河虾 ¤ Shrimp

河虾肉质细嫩，味道鲜美，营养丰富，是高蛋白质低脂肪的水产食品，含有丰富的钾、碘、镁、磷等微量元素和维生素 A 等成分。

热量（kcal）	87.00	蛋白质（g）	16.40
脂肪（g）	2.40	碳水化合物（g）	0.00
膳食纤维（g）	0.00	维生素 A（μg）	48.00

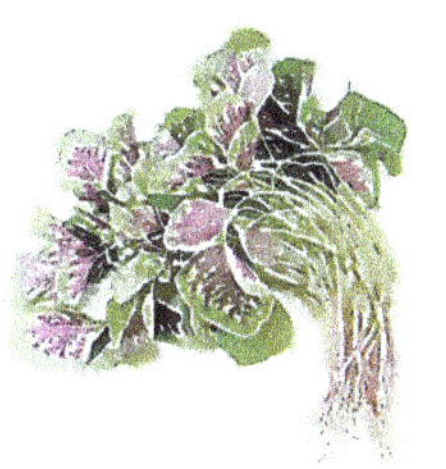

苋菜 ¤ Amaranth

别名：雁来红、三色苋，原产中国、印度及东南亚等地，中国自古就作为野菜食用，现全国各地均有栽培。苋菜茎叶可作为蔬菜食用，热炒或入汤均美味。根、果实及全草入药。苋菜叶富含钙、铁和维生素 K 等营养物质。
中医认为，苋菜有"清热解毒，利尿除湿，通利大便"的功效。

热量（kcal）	30.00	蛋白质（g）	2.80
脂肪（g）	0.30	碳水化合物（g）	12.30
膳食纤维（g）	2.20		

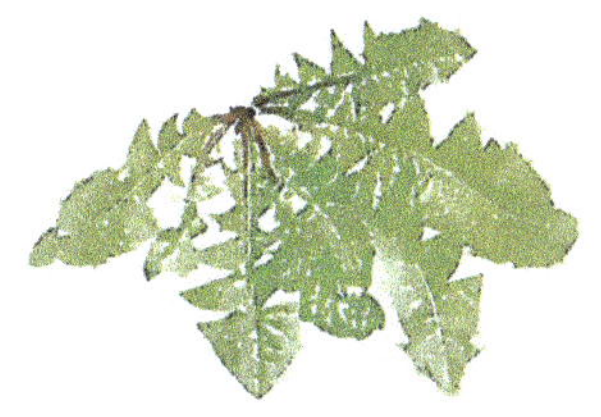

蒲公英 ¤ Dandelion

原产于中国，是非常珍贵的药食兼用植物。在农村自古就作为野菜食用，可生拌、热炒、做馅、入汤。蒲公英含有蛋白质、脂肪、碳水化合物、微量元素及多种维生素，膳食纤维含量也较高。
中医认为蒲公英有"利尿、缓泻、退黄疸、利胆"等功效。

热量（kcal）	53.00	蛋白质（g）	4.90
脂肪（g）	1.10	碳水化合物（g）	4.90
膳食纤维（g）	2.10		

夏　秋　冬　节日套餐

推荐菜肴

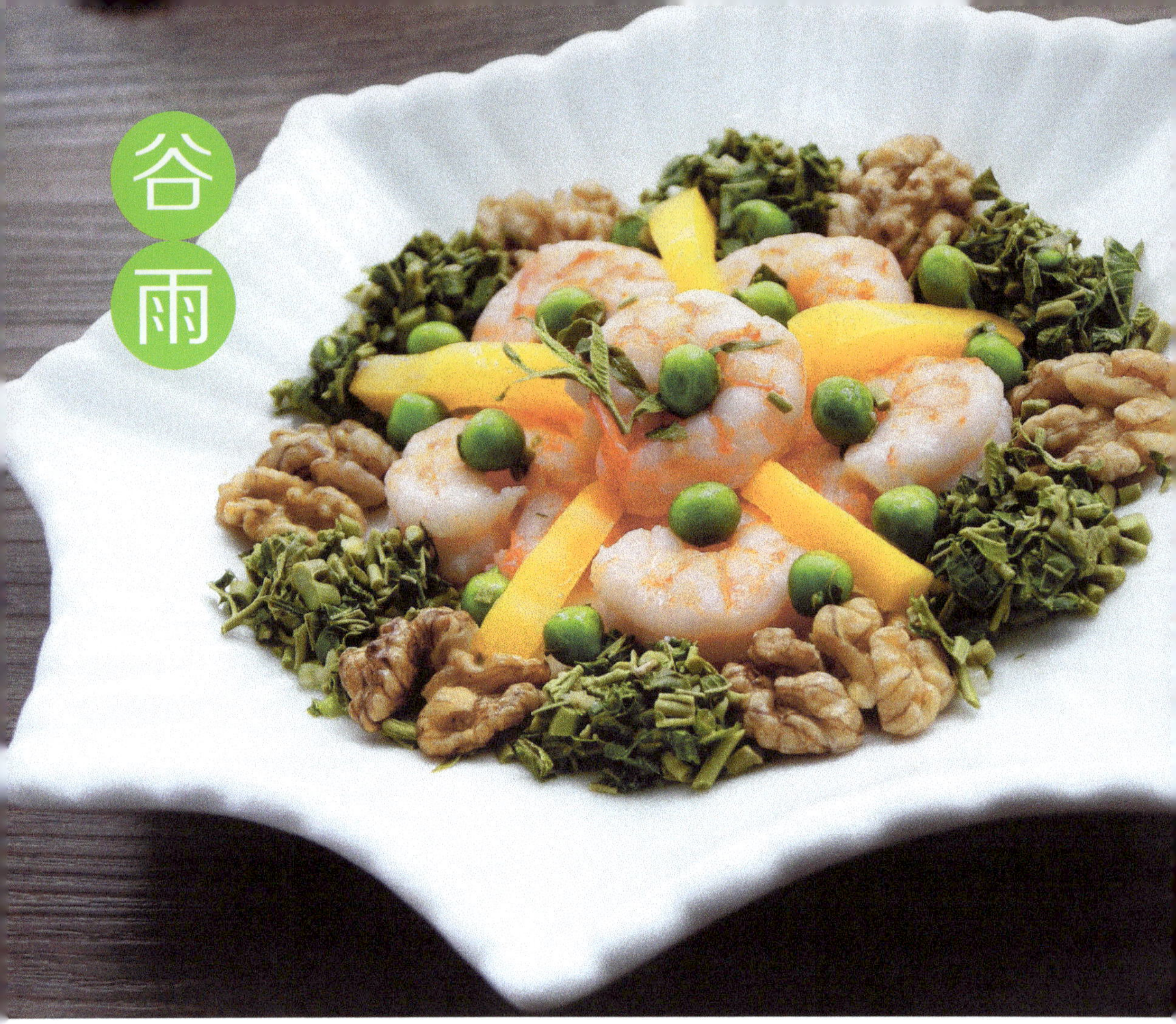

椿苗核桃虾仁

【原料（2人份）】

虾仁（6个去壳）75g、香椿15g、核桃仁20g、黄彩椒20g、豌豆5g、葱白和姜末共3g、生粉5g、蛋清液2.5g、盐2g、料酒2ml、雪碧2ml、花生油2ml。

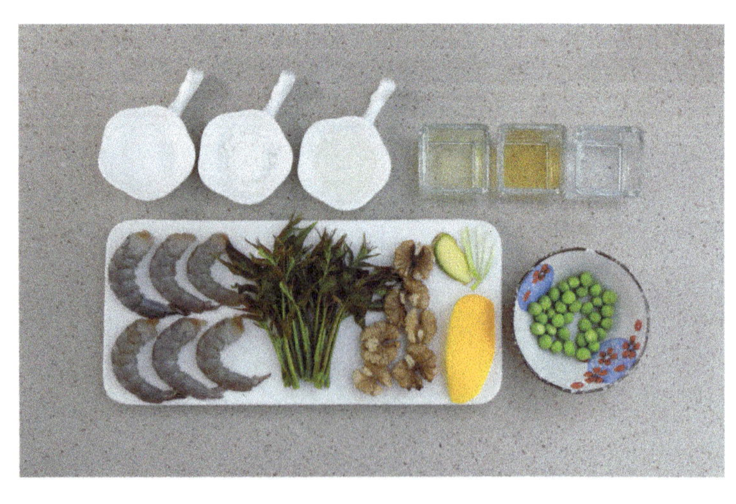

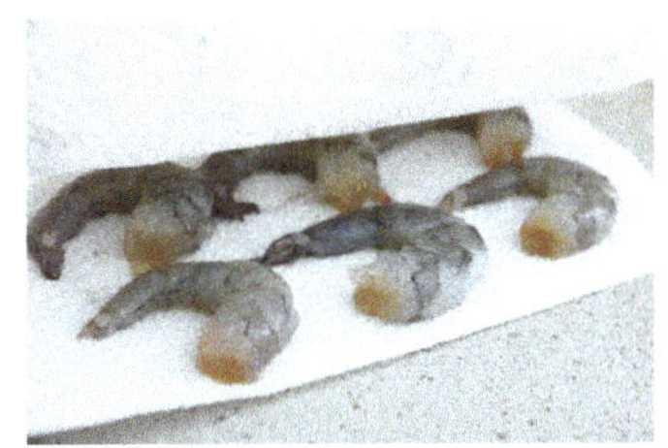
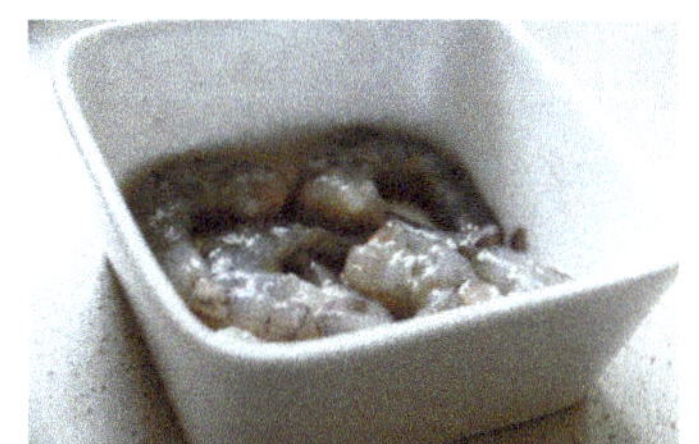
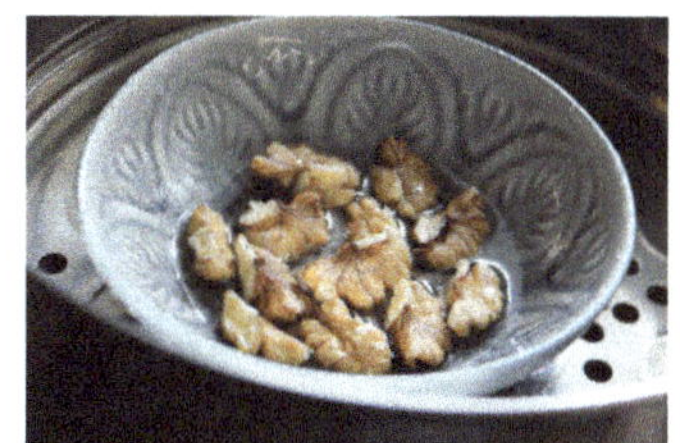
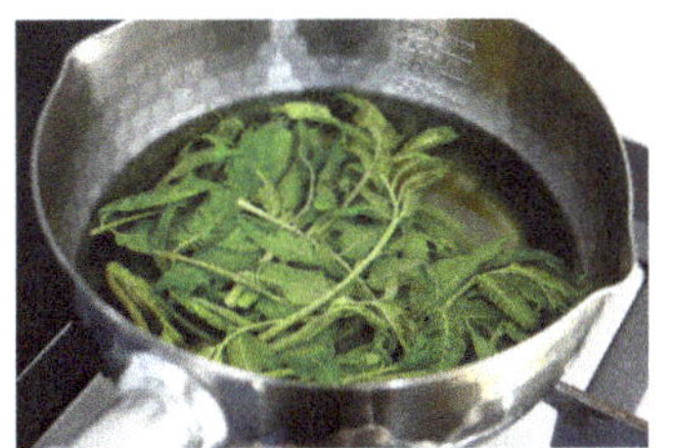
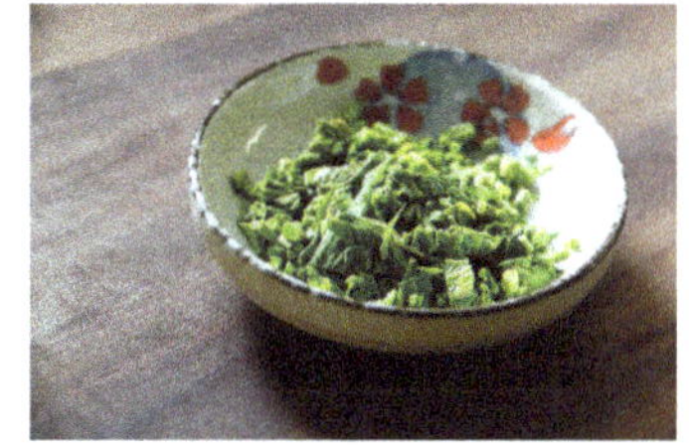
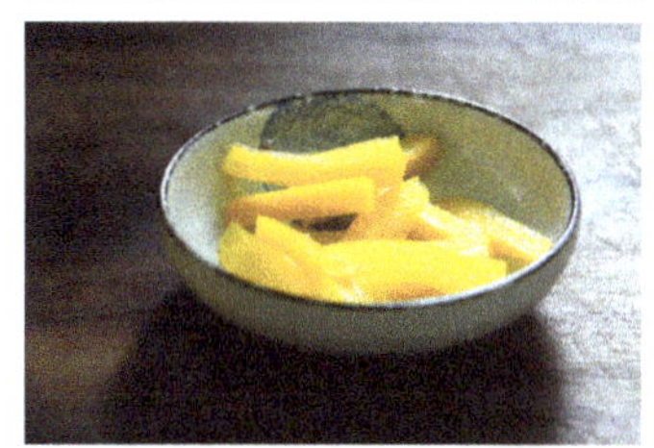
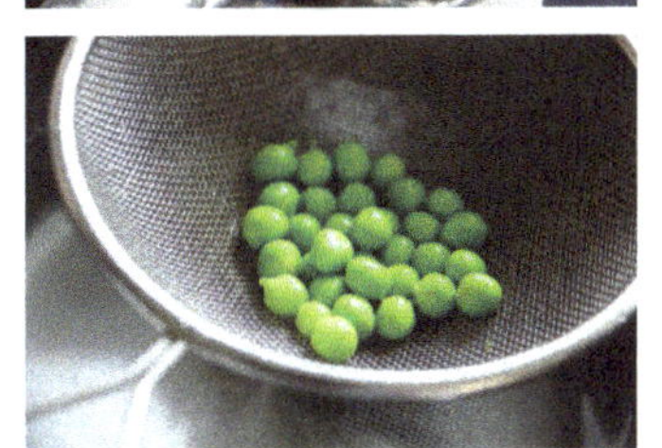
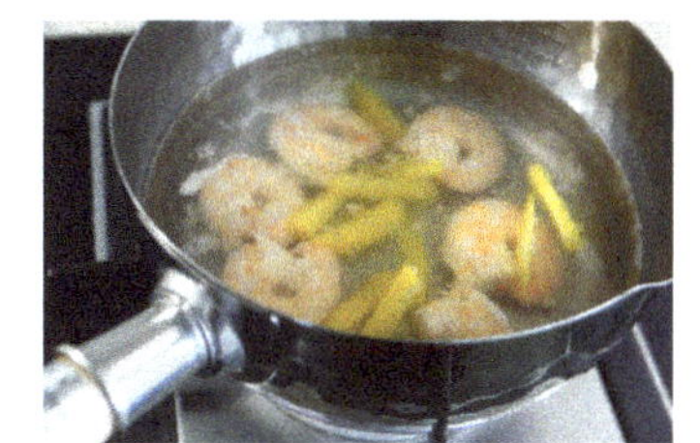
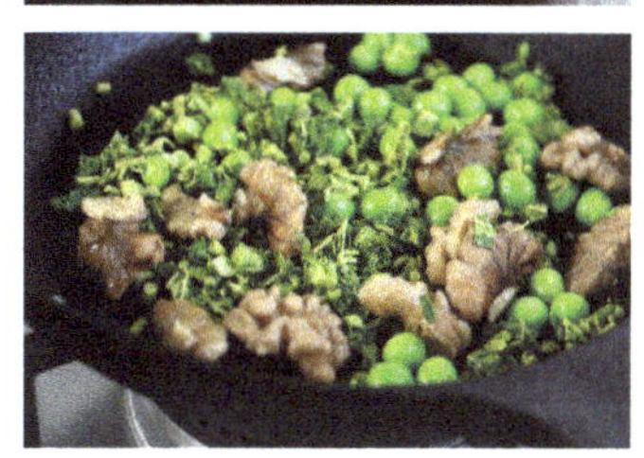

养熟（水开约 1~2 分钟），迅速捞出。

【做法】

❶ 虾仁挑去沙肠，洗净后平铺在干净毛巾上，卷起毛巾吸水 5 分钟，将虾仁重新放回盆中，加盐（1.5g）、料酒、雪碧顺时针搅拌均匀起黏，依次加入生粉、蛋清拌匀，覆上保鲜膜装入冰箱冷藏 3 小时以上。

❷ 核桃仁，温水浸泡，洗净，带淡盐水上笼蒸 45~50 分钟至酥软；香椿裁去老根，洗净，入沸水锅中焯烫，变色立即捞出冲凉，沥水切成碎末；黄彩椒切成 2cm 长、0.5cm 宽的细条；豌豆入沸盐水锅中焯烫，变色迅速捞出冲凉沥水。

❸ 水锅煮开，均匀地放入虾仁（入锅前虾仁中可调入少量的植物油以免粘连），保持水锅微滚，放入黄椒条，待虾仁

❹ 炒锅滑油，放姜末、葱白、香椿末煸香，再依次加入核桃仁和少量核桃水、青豆，加盐（0.5g）调味，微煮出锅装盘，将③中的虾仁和黄椒条放在上面即可，食用时用筷子拌匀各料。

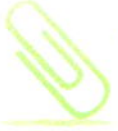 **TIPS：香椿的焯水**

春天的香椿鲜香美味，但亚硝酸盐和草酸的含量较高，烹饪入菜时建议沸水焯烫 30 秒至 1 分钟，这样不仅安全，口感也会更好，更利于营养吸收，而且颜色也更翠绿喜人。

TIPS：核桃仁的蒸制

蒸制的核桃仁原汁原味，口感酥软，营养成分保留完整，也更易消化吸收。建议一次可以多蒸制些，用不完的可以连汁水分包冷冻保存。

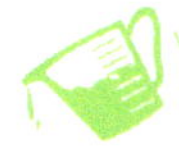 **POINT：改良传统炒虾仁**

用开水微滚养熟虾仁，再拌入配菜，可以有效控油。

【食物成分表】（1 人份）

热量（kcal）	174.44	蛋白质（g）	18.93
脂肪（g）	7.94	碳水化合物（g）	7.88
膳食纤维（g）	1.39	胆固醇（mg）	196.88
食用油（ml）	1.00		

河虾火腿拌红苋

【原料（2 人份）】

红苋菜（去根）200g、火腿 20g、河虾仁 40g、生姜 2g、盐 1.5g、料酒 2ml、生粉 3g。

【做法】

❶ 红苋菜去根洗净，入沸水锅中焯烫，捞出沥水切成 3cm 长小段；火腿切成 3cm 长细丝；河虾仁加盐（1g）、料酒、生粉腌渍上浆静置片刻。

❷ 将火腿丝、姜丝放入锅中，加少量的水煮沸后，改小火煮 5 分钟使火腿出味。

❸ 将虾仁氽入②中，待虾仁转色，加盐（0.5g）调味，放入苋菜烧开即可。

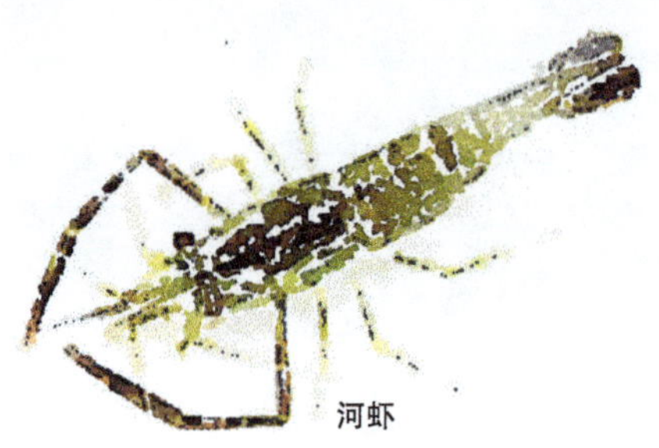

河虾

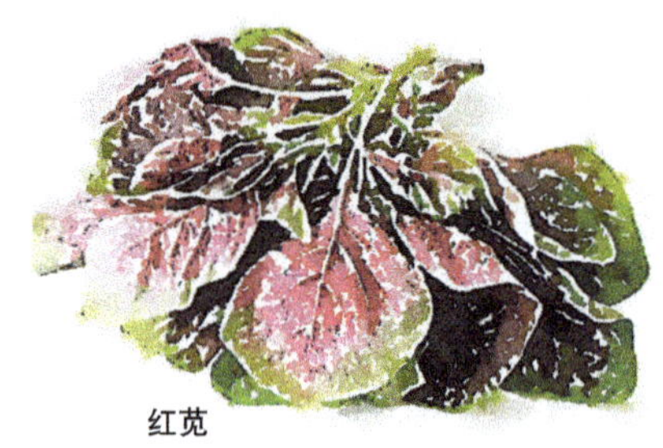

红苋

海带鸡汤鱼卷

【原料（2 人份）】

黑鱼腩肉（或青鱼等）150g、胡萝卜 20g、海带 20g、嫩春笋 20g、青菜心 30g、生姜 6g、鸡汤 20ml、盐 2g、料酒 3ml、生粉 4g。

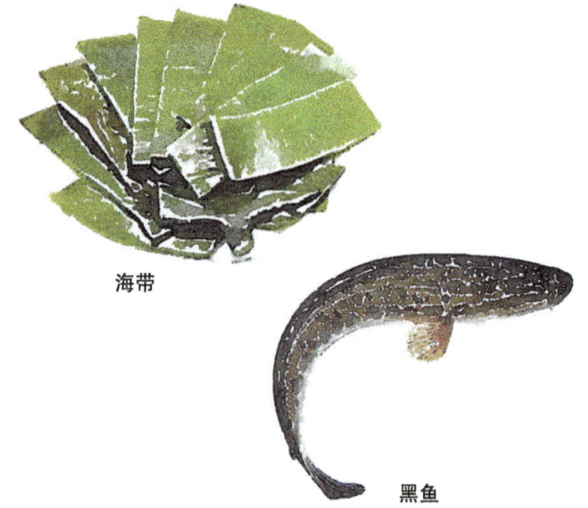

海带

黑鱼

【做法】

❶ 胡萝卜去皮切成 4cm 长的细丝；海带泡开洗去盐分，切成与胡萝卜等长等粗的细丝，入沸水锅中焯透，捞出冲凉沥水；春笋去壳去老根，入沸水锅煮 15 分钟焯透，捞出冲凉切丝；青菜心纵向切开；生姜切成细丝。

❷ 黑鱼洗净，取两侧鱼腩肉，用刀平片去皮，鱼肉改刀成 4cm 宽、5cm 长的大块，再平片成 0.2cm 厚薄片，加盐（1.5g）、料酒、生粉腌渍上浆，静渍 15 分钟。

❸ 将胡萝卜丝、海带丝、春笋丝和姜丝按鱼片数量等分，分别用鱼片卷起，放入盆中加鸡汤大火蒸 7 分钟。

❹ 将③中蒸鱼的汤汁倒入锅中，加青菜心烧开，加盐（0.5g）调味后浇在鱼卷上。

荸荠豌豆炒牛肉

【原料（2 人份）】

牛里脊肉 80g、豌豆（去荚）40g、荸荠肉 60g、蒜瓣 2g、生姜 2g、生粉 6g、蚝油 8ml、料酒 3ml、老抽 2ml、雪碧 20ml、花生油 5ml、盐 1g、蜂蜜 2g。

【做法】

❶ 将牛里脊肉切成 4cm 长、2cm 宽、0.2cm 厚的薄片，冲净血水沥干，依次加入蚝油、料酒、老抽搅拌上劲，再分次加入雪碧搅拌增黏起稠，再加生粉腌渍上浆，冷藏浸渍过夜。

❷ 豌豆焯水冲凉沥干；蒜瓣、生姜切成指甲片状薄片；荸荠去皮，直刀切成 0.2cm 厚的小片。

❸ 水锅煮开，改小火保持微滚，氽入牛肉片至熟，捞出沥水。

❹ 将油倒入锅中，依次放入姜蒜片、荸荠片、豌豆煸炒起香，加盐、蜂蜜调味关火，放入牛柳拌均匀即可。

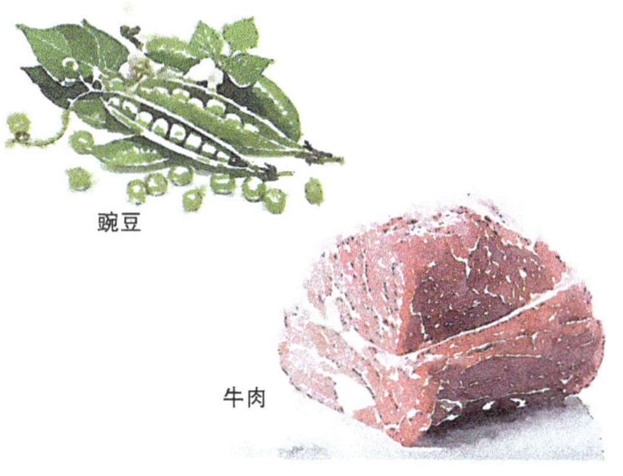

豌豆

牛肉

蒲公英炖肚丝

【原料（2 人份）】

猪肚 200g、蒲公英叶（干）4g、红枣 10g、涨发白扁豆 20g、青蒜 20g、八角 3g、桂皮 3g、小葱 3g、生姜 3g、料酒 30ml、生抽 15ml、麻油 5ml。

【做法】

❶ 猪肚洗净，冷水入锅焯透，捞出洗净筋膜；取煲加 2 倍于猪肚的水，放入猪肚、八角、桂皮、蒲公英、料酒、葱结、姜片煲酥晾凉。

❷ 将熟猪肚切成 4cm 长、0.3cm 宽的细丝；红枣泡软，去核切丝；青蒜切成蒜花；白扁豆隔夜泡软，蒸酥待用。

❸ 麻油入锅，放蒜花煸香，放入红枣丝、肚丝、白扁豆，加生抽调味，关火拌匀即可。

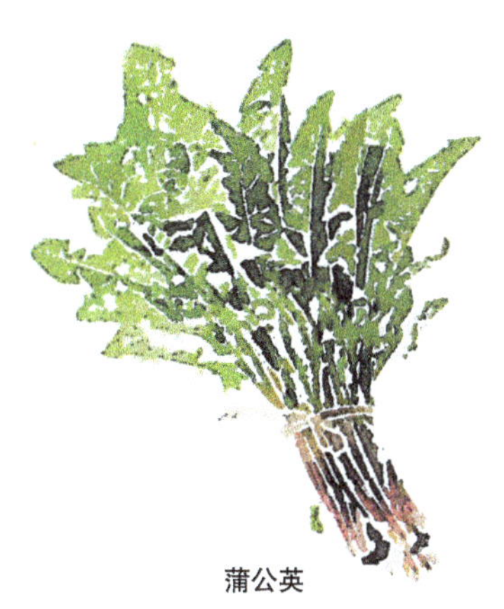

蒲公英

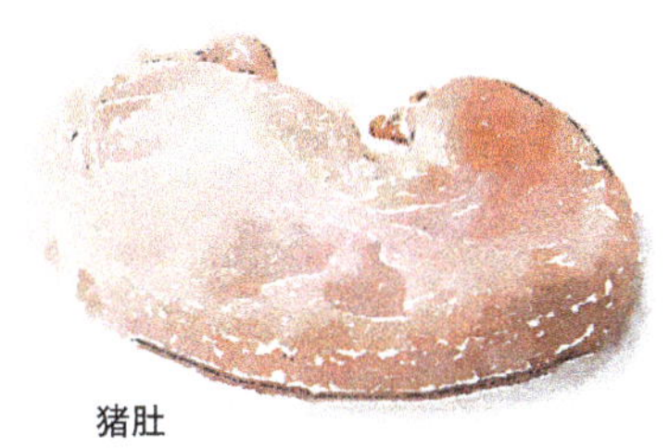

猪肚

春季常见食材

春笋

水芹

樱桃萝卜

莴笋

豌豆苗

马兰头

小黄鱼

荠菜

枸杞头

鳜鱼

芦笋

韭菜

绿豆芽

猪肝

香椿

蒲公英

春笋

田螺肉

夏

秋

冬

节日套餐

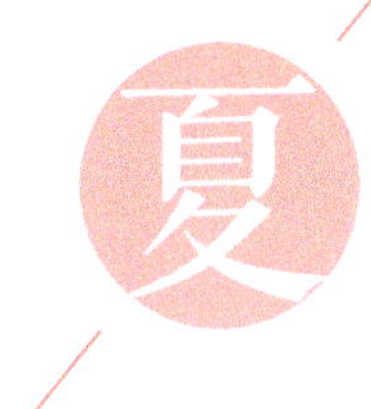

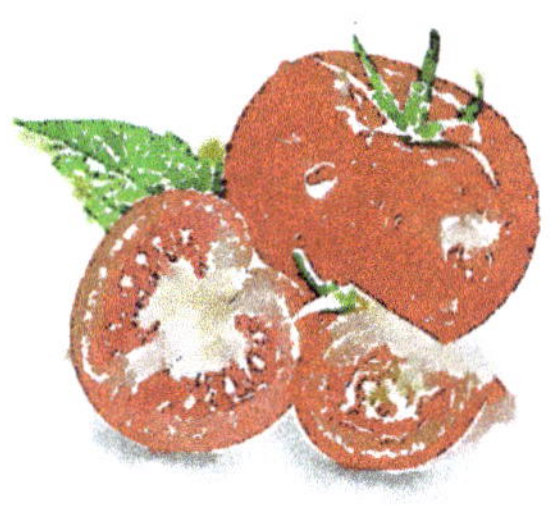

立夏

小满

芒种

夏至

小暑

大暑

立夏

the Beginning of Summer

✳ 饮食习俗 ✳

时间 5月5日～5月7日。

三候 蝼蝈鸣；蚯蚓出；王瓜生。

◻ 立夏是夏季的第一个节气，标志着夏日季节的开始。

◻ 俗话说「立夏吃了蛋，热天不疰夏」明代以后民间有尝新、秤人、烹夏茶等迎夏习俗。

◻ 中医认为，夏属火，夏气与心相通应。夏季以养心为要，在饮食调养方面，应遵循「增酸减苦」的原则。

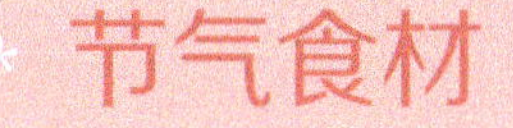

✳ 节气食材 ✳

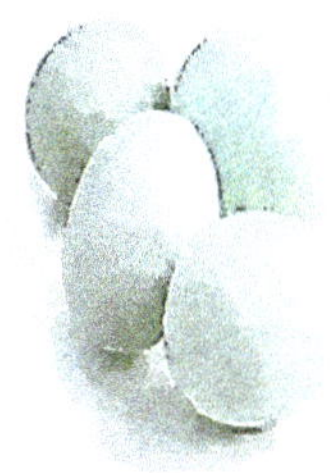

鸭蛋　□ Duck's Egg

鸭蛋富含蛋白质、脂肪、糖类、叶酸、维生素等营养成分，特别是铁和钙的含量极为丰富。中医认为，鸭蛋有"滋阴清热、生津益胃"的功效。

热量（kcal）	180	蛋白质（g）	12.60
脂肪（g）	13.00	碳水化合物（g）	3.10
膳食纤维（g）	0.00	维生素 A（μg）	261.00

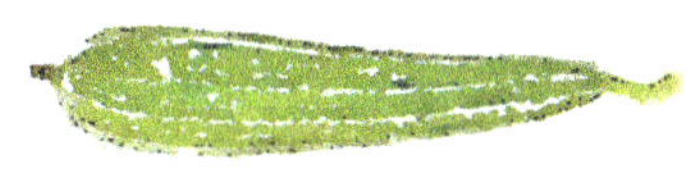

丝瓜　□ Towel Gourd

夏季蔬菜，我国各地均有栽培，富含蛋白质、脂肪、碳水化合物、钙、磷、铁及多种维生素。中医认为，丝瓜有"清凉、利尿、活血、通经、解毒"之效。

热量（kcal）	21.00	蛋白质（g）	1.00
脂肪（g）	0.20	碳水化合物（g）	4.20
膳食纤维（g）	0.60		

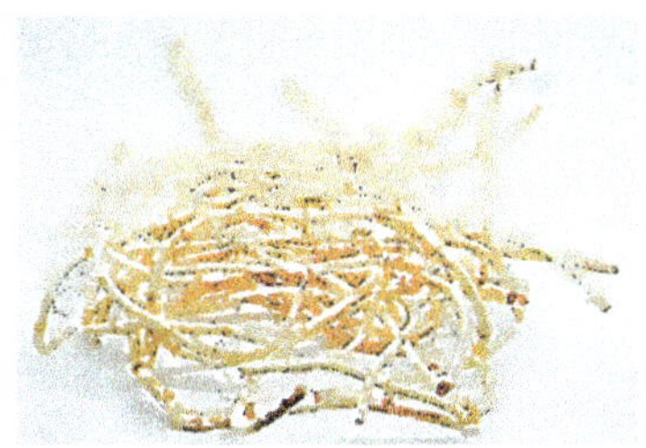

鱼腥草　□ Houttuynia Cordata

产于中国长江流域以南各地，夏季茎叶茂盛花穗多时采割，可凉拌生食、炒食、炖汤。鱼腥草也是中国药典收录的草药，中医认为，鱼腥草有"清热解毒，化痰排脓消痈，利尿消肿通淋"的功效。

热量（kcal）	13.00	蛋白质（g）	2.10
脂肪（g）	0.00	碳水化合物（g）	10.70
膳食纤维（g）	9.60		

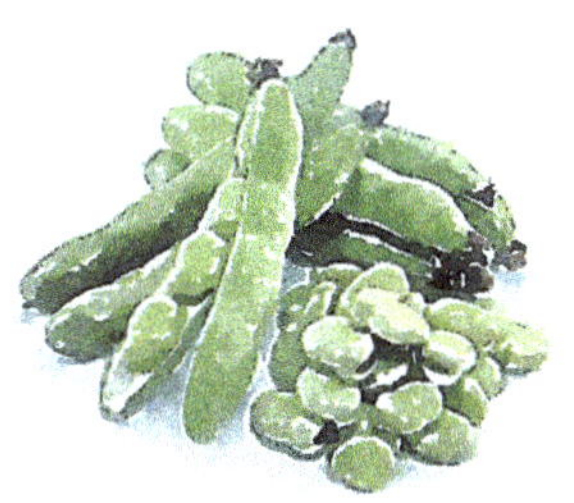

蚕豆　□ Broad Bean

原产于欧洲地中海沿岸，相传由西汉张骞引入中原。蚕豆营养价值丰富，含 8 种必需氨基酸，碳水化合物含量高达 47%~60%，可作为粮食食用。
中医认为，蚕豆有"补中益气，健脾益胃，清热利湿"的功效。

热量（kcal）	111.00	蛋白质（g）	8.80
脂肪（g）	0.40	碳水化合物（g）	19.50
膳食纤维（g）	3.10		

立夏

* 推荐菜肴 *

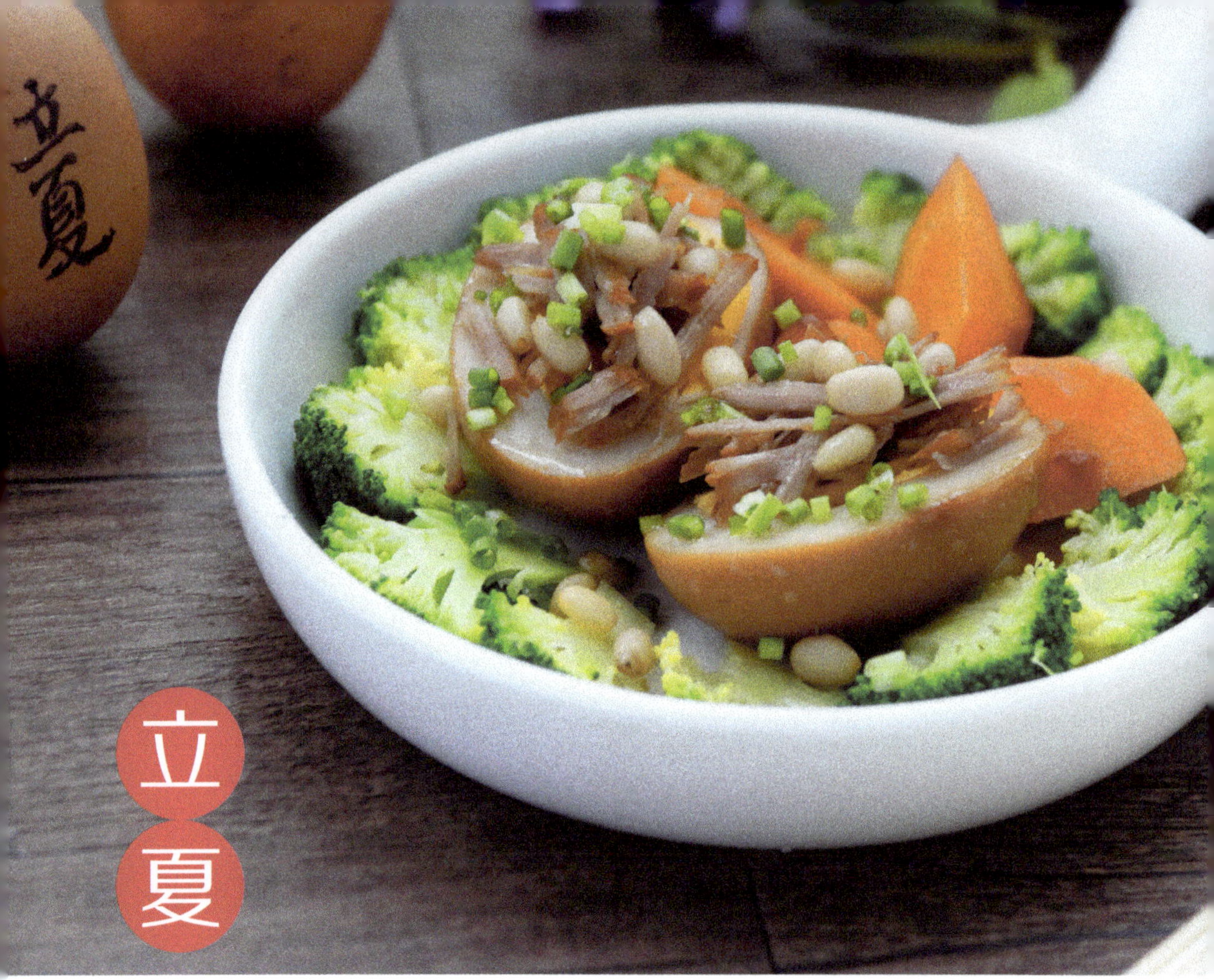

松仁蛋卤牛肉

【原料（2人份）**】**

鸭蛋（1个）70g、牛腩30g、西兰花60g、松仁（熟）5g、八角桂皮香叶共5g、胡萝卜25g、洋葱25g、生姜3g、小葱2g、老抽5ml、盐1.5g、糖3g、料酒2ml、蚝油5ml、花生油2ml。

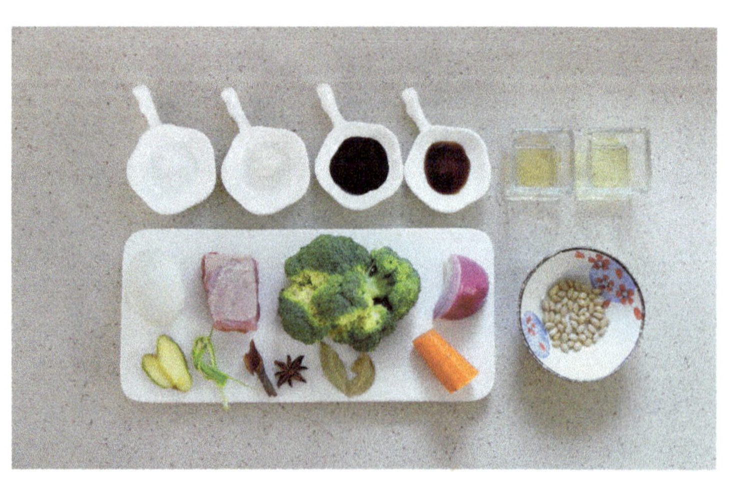

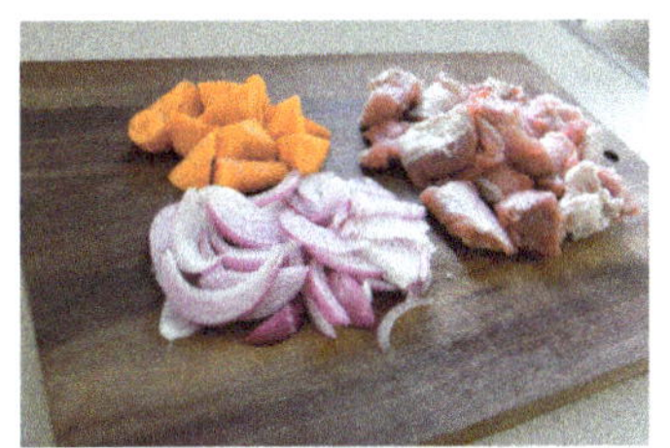
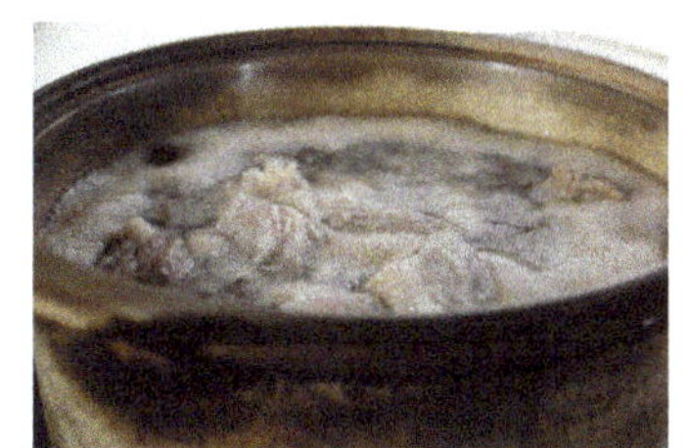
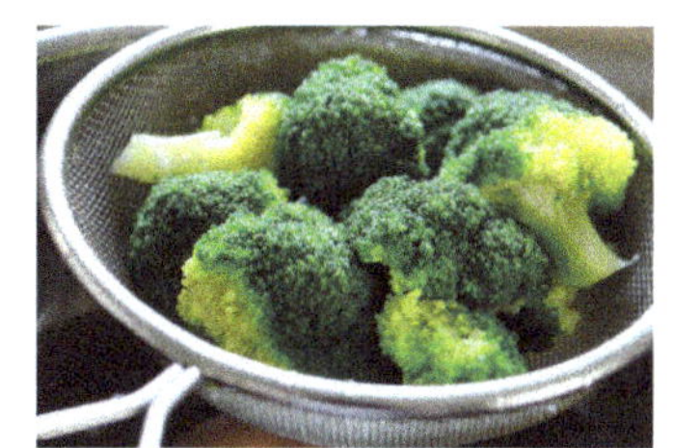
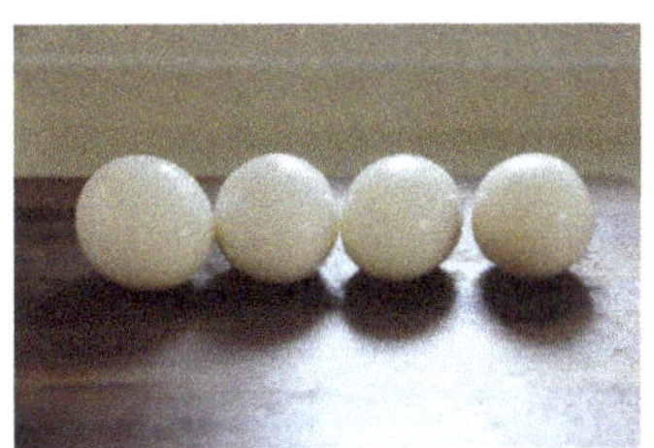
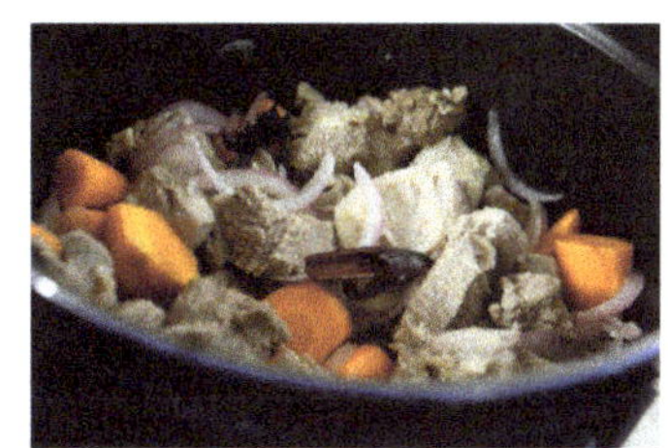
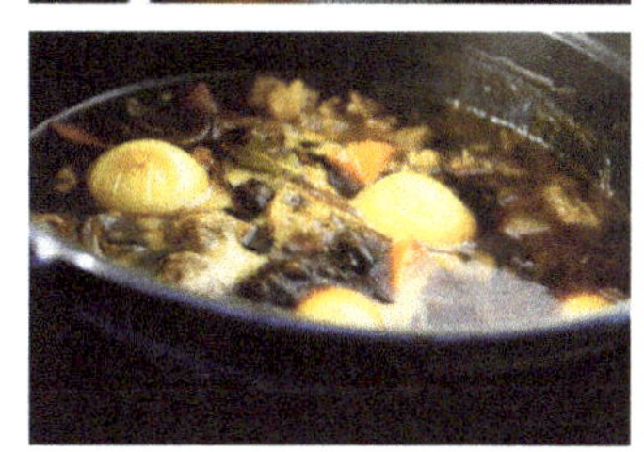
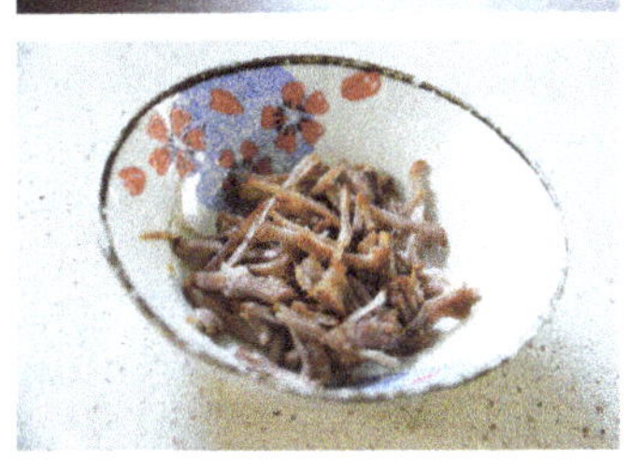
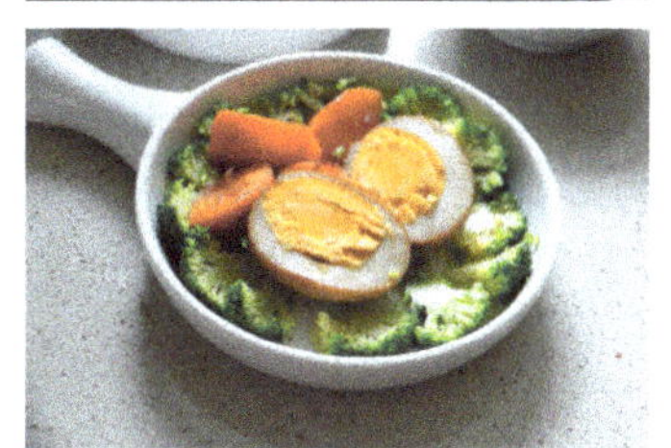

【 食物成分表 】（1人份）

热量（kcal）	174.13	蛋白质（g）	9.23
脂肪（g）	12.02	碳水化合物（g）	8.18
膳食纤维（g）	1.12	胆固醇（mg）	204.35
食用油（ml）	1		

【 做法 】

❶ 牛腩肉切 3~4cm 见方的大块，冷水入锅焯透（水逐步加温至烧开，不断撇去浮沫，保持微滚 5 分钟），捞出冲净肉块表面血沫，沥水；胡萝卜去皮切滚刀块；洋葱切细丝；西兰花分成小朵，焯水捞出冲凉沥干；小葱切葱花。

❷ 鸭蛋洗净，放入温水中逐步加温煮沸，转小火煮 12~15 分钟至蛋熟，将蛋迅速放入冷水冲凉（也可直接放入冰水，使蛋壳分离），剥去蛋壳待用。

❸ 取煲锅，倒入花生油，小火依次煸香生姜、洋葱、八角、桂皮、香叶、胡萝卜，再放入牛肉煸炒起香，烹料酒，加老抽上色，倒入 3 倍于原料的水，加盐、糖、蚝油调味后放入去壳鸭蛋，大火煮开后改小火焖至牛肉酥烂可轻易碾碎（期间将煮酥的胡萝卜提前捞出）；捞出各料，挑去香料、姜片、洋葱。

❹ 将卤蛋一切二（或四），圆底朝下码放在碟中，用筷子将牛肉碾碎成丝茸状，夹放在蛋黄切面上，撒上松仁，浇上少许卤肉汤汁，撒葱花，摆上胡萝卜和西兰花即可。

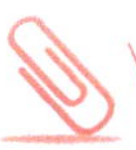 TIPS：**有关卤制**

卤制类的菜建议一次性可多卤些，配料与调料按比例适当放大，隔夜浸渍会更入味；吃不完的可视情况分包冷藏或冷冻保存，食用时加热即可。

TIPS：**松仁的烘烤**

生松仁洗净沥干水分，烤箱预热（底火、面火）至 140℃，放入松仁烤 30 分钟，烤制期间需至少翻动 1 次，待松仁起香呈淡金黄色时取出，均匀铺在吸油纸上晾凉即可，一次用不完的可放入密封罐中保存。

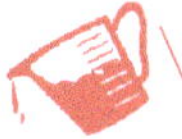 POINT：**改良传统红烧**

用卤制代替传统红烧，能有效控油。

鱼米松仁丝瓜

【原料（2人份）】

草鱼腩肉 80g、丝瓜 80g、松仁（熟）10g、蛋清 5g、水淀粉（生粉 2g、水 5ml）、姜末 2g、盐 2g、料酒 10ml、花生油 5ml。

【做法】

❶ 草鱼洗净，取两侧腩肉，先切 4~5cm 宽的大块，再平片成约 0.3cm 厚的大片，直刀切成 0.3cm 粗的细条，再横切成 0.3cm 的鱼米；依次加入盐（1g）、料酒、蛋清、生粉腌渍上浆，静渍 30 分钟。

❷ 丝瓜去皮切成 2.5cm 长的柱段，用小调羹挖去中间籽瓤部分呈环状；将丝瓜环整齐立坐于盘中，撒少许盐（0.5g），上笼蒸 5 分钟，取出撇去汤水。

❸ 水锅煮沸，改小火保持微滚，将①中的鱼米均匀撒入，待鱼肉发白捞出沥水。

❹ 将油倒入锅中，下姜末煸香，加少量 3 中的鱼汤水，加盐（0.5g）调味，加水淀粉勾琉璃芡后放入鱼米拌匀。

❺ 用调羹将④中的鱼米舀入丝瓜环中，撒上熟松仁即可。

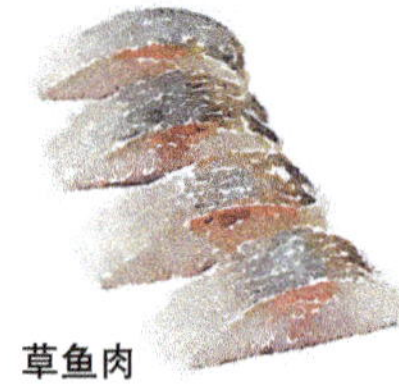

草鱼肉

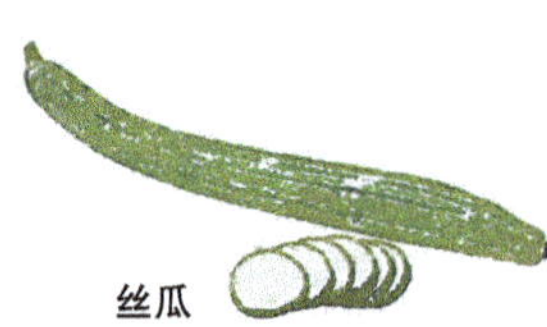

丝瓜

荷叶糯米鸭

【原料（2人份）】

鸭腿肉（去骨）70g、糯米饭（预制蒸熟）60g、荷叶 1 张 30g、香菇（水发）10g、咸肉 10g、笋尖 10g、生姜 3g、洋葱 4g、香菜 3g、盐 2g、料酒 3ml、老抽 6ml、糖 2g、生粉 3g。

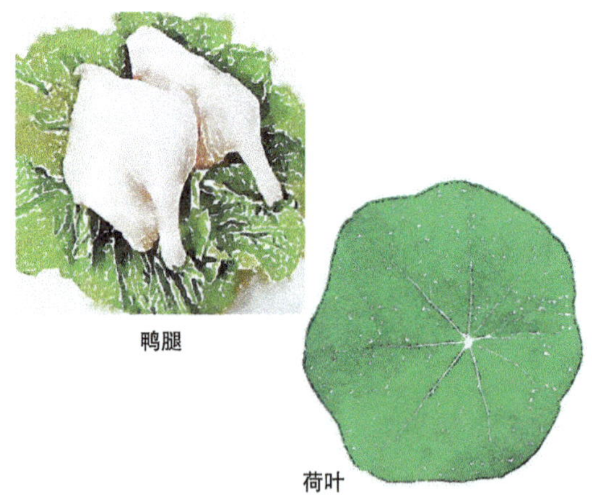

鸭腿

荷叶

【做法】

❶ 鸭腿去骨取肉，切成 3~4cm 长、1cm 宽的条，依次加盐（1g）、料酒、老抽、糖、生粉腌渍上浆，静渍 15 分钟。

❷ 荷叶入沸水锅中焯烫，捞出冲凉沥水，铺在竹笼屉（或盘）中垫底。

❸ 笋尖焯水后捞出冲凉，和咸肉、香菇、洋葱分别切成米粒状；生姜切末；香菜洗净切成 1cm 长小段。

❹ 炒锅滑油，入姜末、洋葱粒煸香，再放入咸肉粒、笋尖粒、香菇粒煸炒，加盐（1g）调味后拌入糯米饭。

❺ 将拌好的糯米饭铺于荷叶上，铺上①中的鸭肉，大火蒸约 10 分钟，离火放上香菜段即可。

金花菜虾仁豆腐羹

【原料（2 人份）】

虾仁 20g、中豆腐 35g、金花菜（又名草头）20g、红腰豆（熟制）5g、鸡蛋液 10g、盐 1.5g、料酒 1ml、生粉 5g、麻油 2ml。

【做法】

❶ 虾仁洗净切丁，用厨房纸吸干水分，后加盐（0.5g）、料酒、生粉（2g）、蛋液腌渍上浆，静渍 15 分钟；余下的生粉（3g）加水（8ml）调水淀粉待用。

❷ 将豆腐切成 0.3cm 见方的丁，入沸水锅中焯烫，捞出冲凉沥水；草头去根洗净，切成 0.5cm 的小段；红腰豆切小丁待用。

❸ 将虾仁、豆腐、红腰豆放入锅中，加水（约 200ml）煮沸，加盐（1g）调味，加水淀粉勾琉璃芡。

❹ 一手持蛋液碗缓慢浇入汤中，一手持手勺不断在锅内顺时针搅动将蛋液打成蛋丝，迅速放入金花菜烧开，淋入麻油即可。

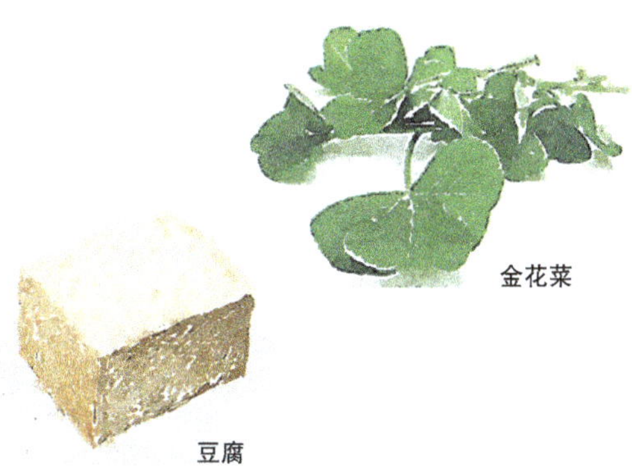
金花菜

豆腐

鱼腥草瘦肉炖鸡

【原料（2 人份）】

鸡腿（带骨）200g、鱼腥草 40g、猪瘦肉 30g、陈皮 5g、小葱 3g、生姜 3g、花生油 3ml、老抽 5ml、糖 2g、生抽 10ml、盐 0.5g。

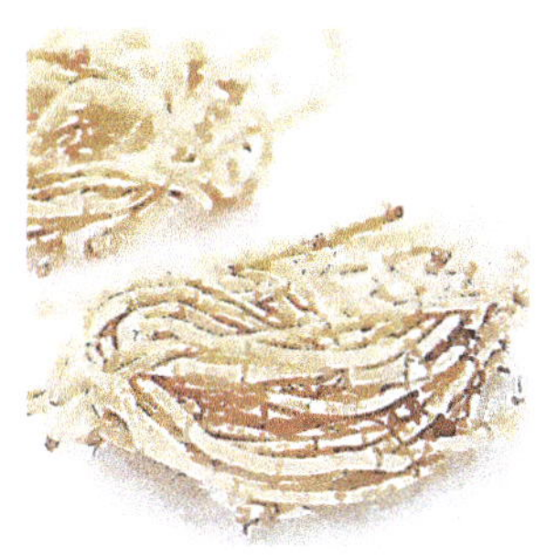
鱼腥草

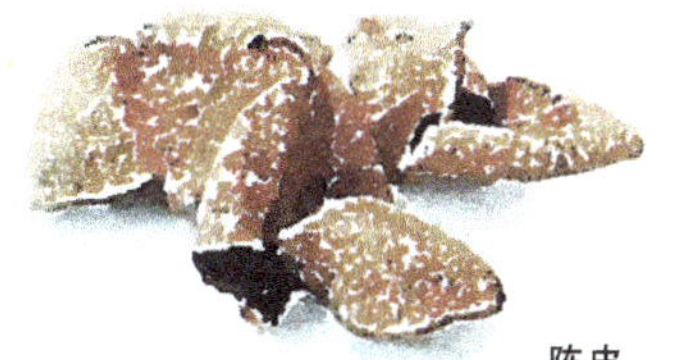
陈皮

【做法】

❶ 鸡腿去骨切 3~4cm 的块；猪瘦肉切 2cm 见方的块；一同放入沸水锅中焯透捞出。

❷ 鱼腥草洗净，去根叶取嫩茎，切成 2cm 长的小段，入沸水锅中焯烫 30 秒，捞出冲凉沥水；生姜切小片，小葱切葱花，陈皮切粒待用。

❸ 取一煲加花生油，下姜片煸香，放入猪瘦肉、陈皮、老抽、糖、生抽、盐，加 2 倍于猪瘦肉的水，大火烧开后加盖改小火煮 30 分钟。

❹ 将鸡腿肉放入③中，继续焖煮 15 分钟后放入鱼腥草，续煮 7~8 分钟后收浓汤汁，撒上葱花即可。

小满

Lesser Fullness of Grain

时间

5月20日~5月22日。

三候

苦菜秀；

靡草死；

秋麦至。

＊ 饮食习俗 ＊

○ 小满，夏熟作物的籽粒开始灌浆饱满，但还未成熟，故此节气得名为小满。

○《周书》有「小满之日苦菜秀」。农耕时代，宁夏、陕西等地区在小满时节农作物青黄不接之时，常食苦菜充饥。

○ 小满之际，气温会明显升高，雨量开始增多，湿热之气交结，饮食养生应注重清热健脾祛湿。

＊ 节气食材 ＊

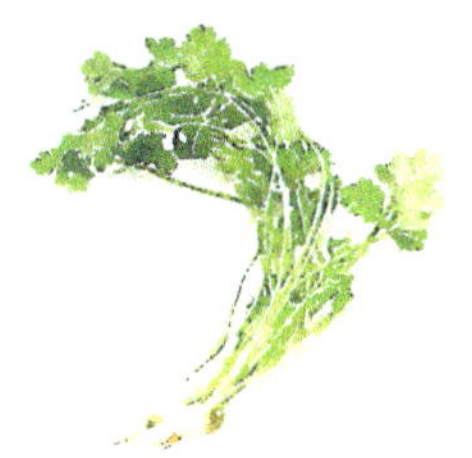

香菜 ▫ Caraway/Coriander

又名香菜，原产于亚洲西部及埃及一带，由阿拉伯人传入中国。多作为佐料用于凉拌、汤、面类菜中提味。香菜含有挥发油和挥发性香味物质、含有丰富维生素 C、胡萝卜素、钙、铁、磷、镁等营养成分。

中医认为，香菜有"发汗透疹，消食下气，醒脾和中"的功效。

热量（kcal）	33.00	蛋白质（g）	1.80
脂肪（g）	0.40	碳水化合物（g）	6.20
膳食纤维（g）	1.20		

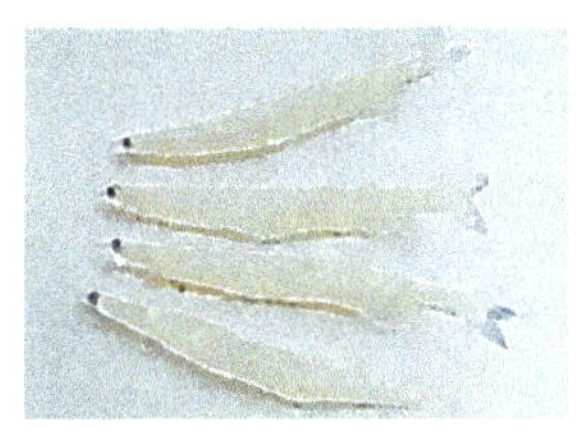

银鱼 ▫ Whitebait

一种鱼体细长、细嫩透明、色泽如银的淡水鱼，主要分布在我国东部近海（包括长江流域）和各大水系的河口，该鱼富含钙质和蛋白质，脂肪含量较低，体小无大刺，可用来炒菜、蒸羹、炖汤、煎饼等。

中医认为，银鱼有"补虚，健胃，益肺，利水"的功效。

热量（kcal）	105.00	蛋白质（g）	17.20
脂肪（g）	4.00	碳水化合物（g）	00.00
膳食纤维（g）	0.00		

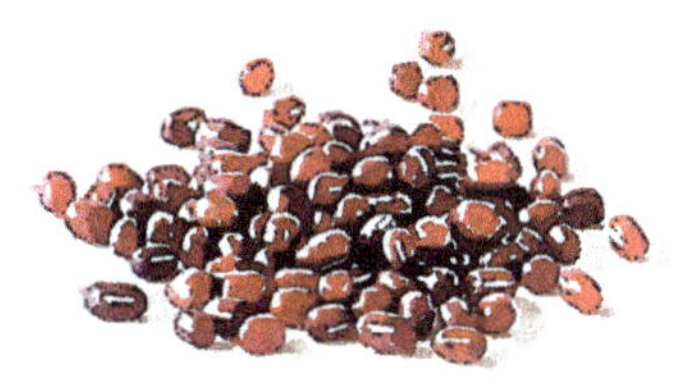

红豆 ▫ Azuki Beans

我国传统的药食同源食材。红豆富含淀粉、蛋白质和 B 族维生素等营养物质，多用于煮粥、煲汤、制馅做甜品。红豆种皮结构致密，烹煮前建议浸泡处理（水浸 4~8 小时）。

中医认为，红豆有"利水除湿，和血排脓，消肿解毒"的功效。

热量（kcal）	324.00	蛋白质（g）	20.20
脂肪（g）	0.60	碳水化合物（g）	63.40
膳食纤维（g）	7.70		

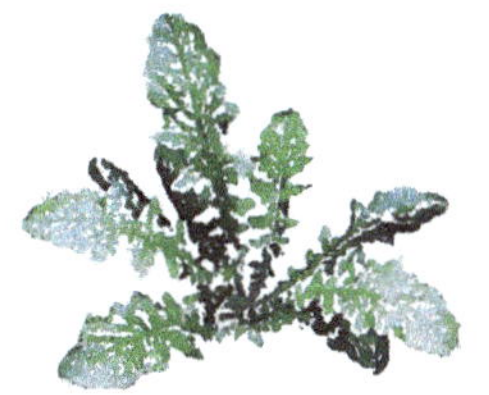

苦菜 ▫

苦菜，又名败酱草，为菊科植物山苦荬的全草或根，主产江苏、浙江、湖北、安徽。苦菜是一种药食两用的植物，其嫩根和叶皆可食用。多以焯水后凉拌，亦可烫熟后挤出苦汁，做汤、做馅、热炒、煮面等。

中医认为，苦菜有清热解毒化湿、凉血化瘀排脓的功效。

热量（kcal）	44.00	蛋白质（g）	2.80
脂肪（g）	0.60	碳水化合物（g）	4.60
膳食纤维（g）	5.40		

* 推荐菜肴 *

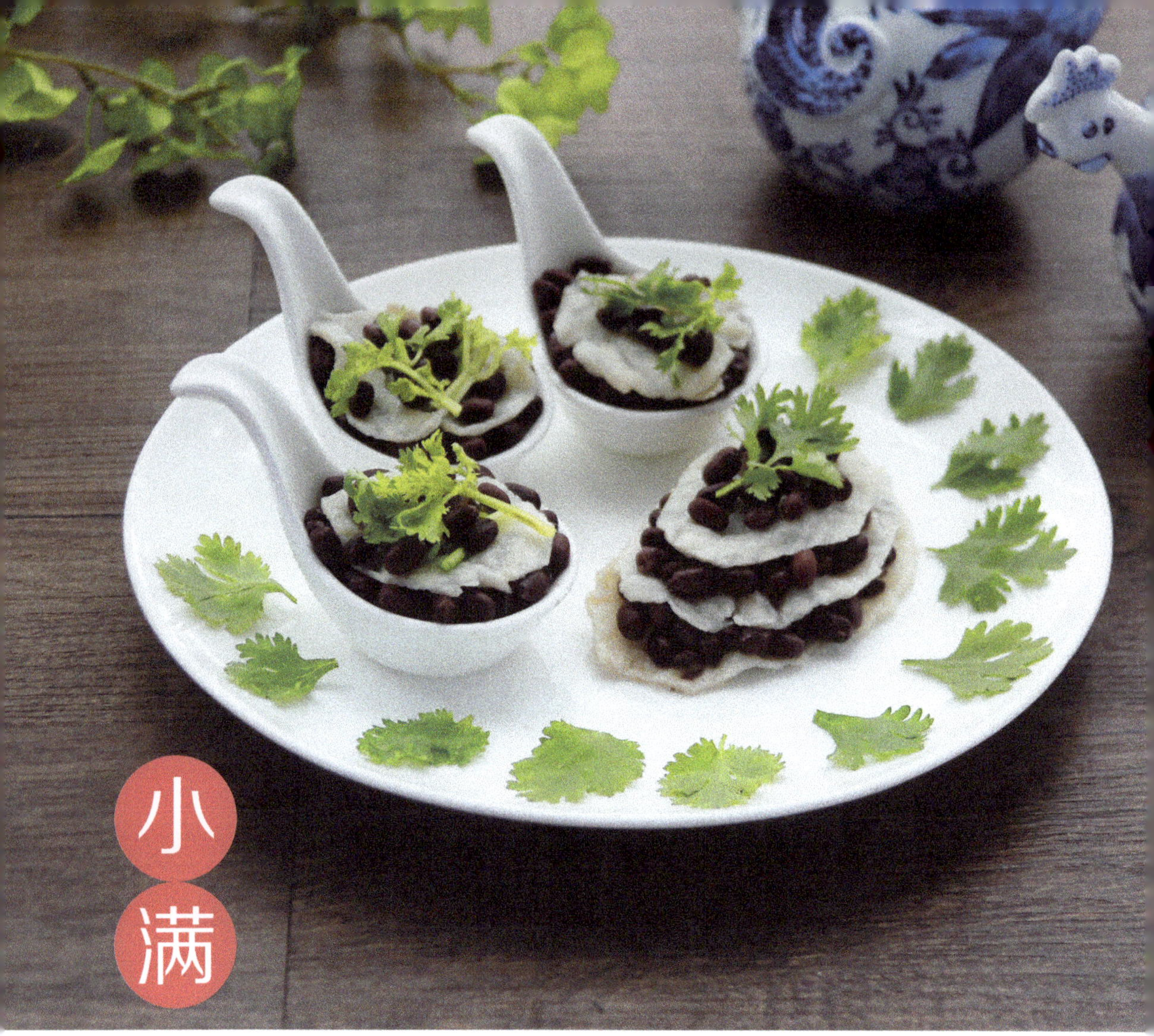

香菱红豆鸡肉

【原料（2人份）】

鸡脯肉 80g、红豆（干）20g、香菜 10g、生粉 10g、盐 1.5g、蜂蜜 5g。

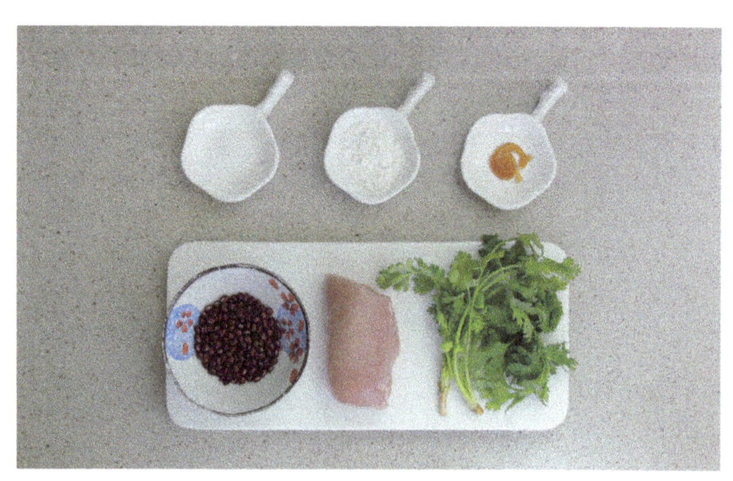

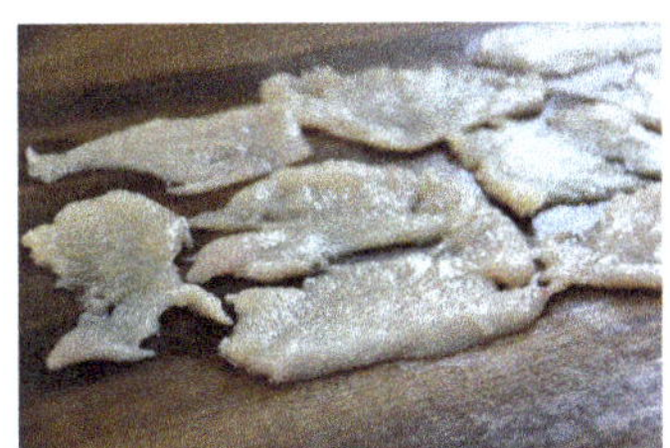
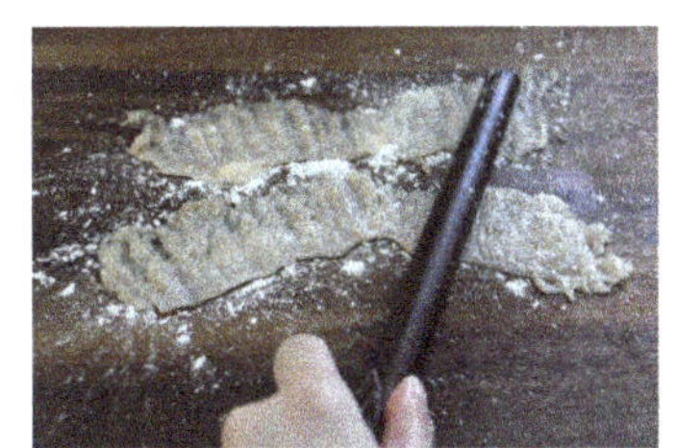
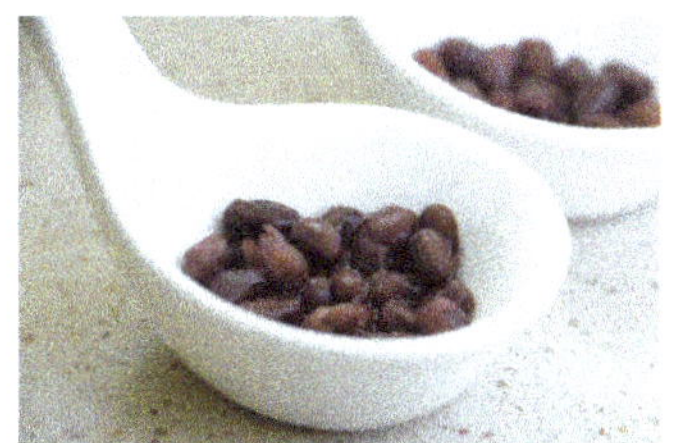
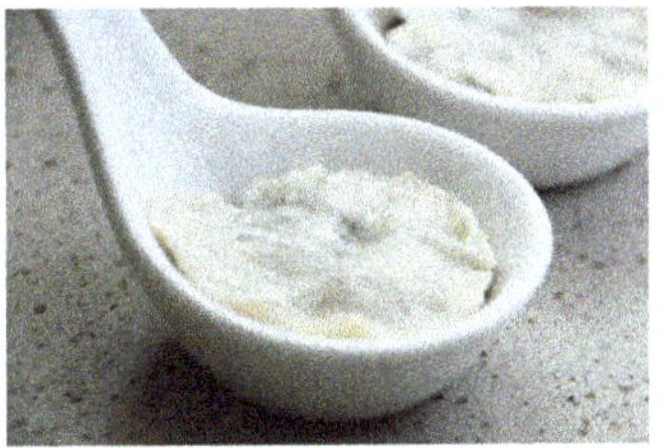
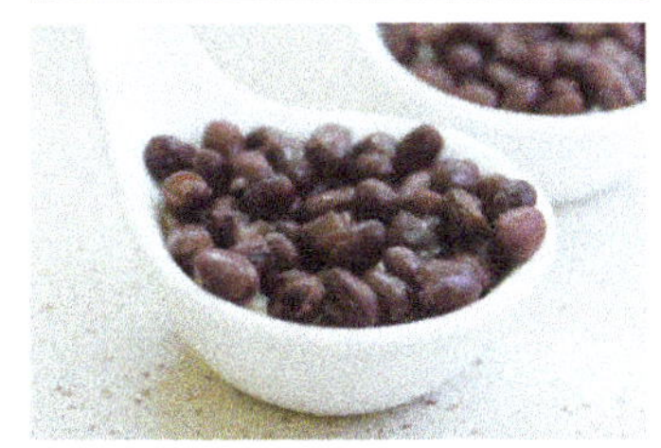
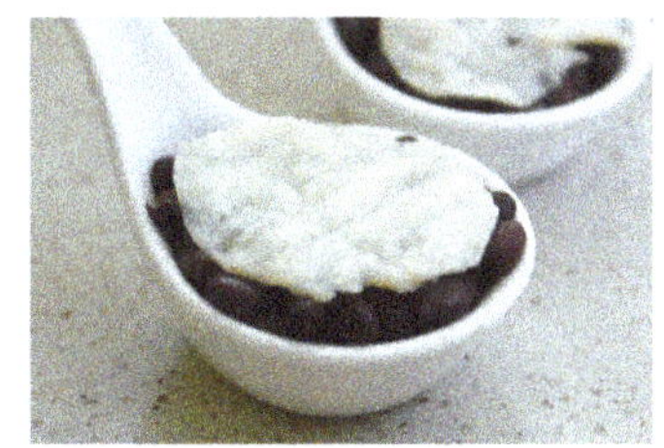
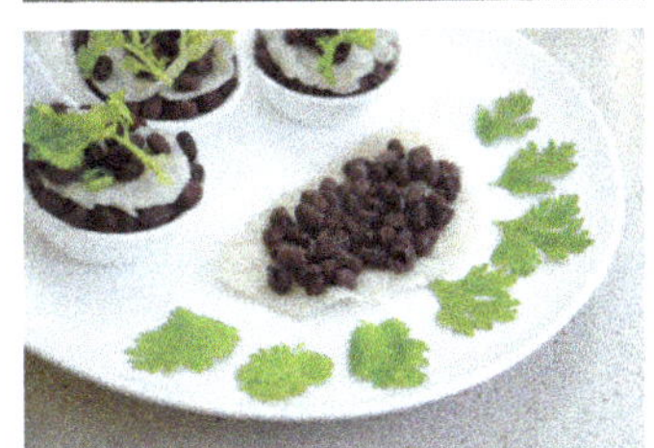
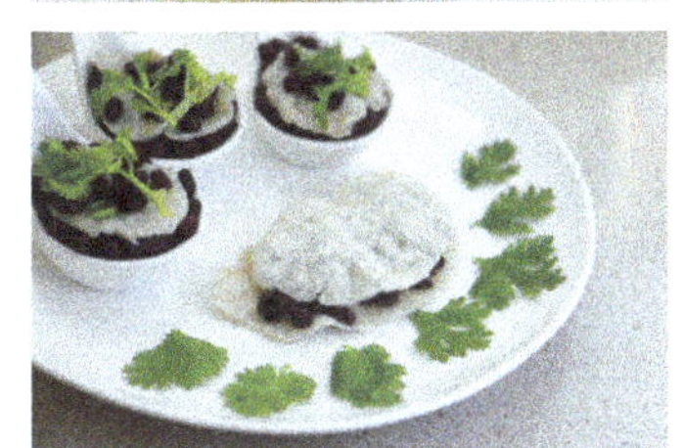
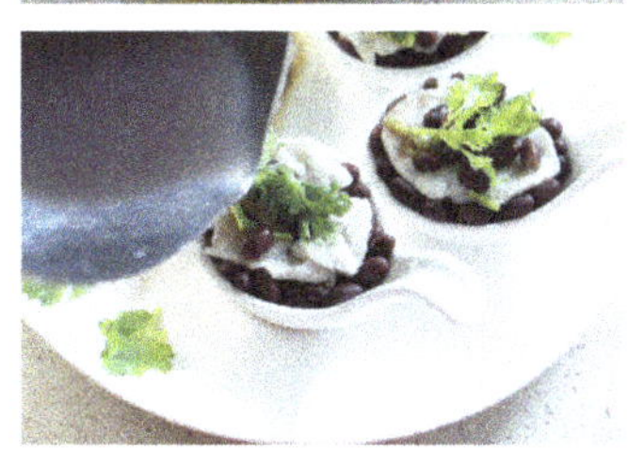

【食物成分表】（1人份）

热量（kcal）	112.57	蛋白质（g）	9.94
脂肪（g）	2.13	碳水化合物（g）	13.79
膳食纤维（g）	0.83	胆固醇（mg）	32.80
食用油（ml）	0.00		

【做法】

❶ 红豆隔夜冷水浸泡，带淡盐水（0.5g 盐）上笼蒸 35~40 分钟，捞出沥水，汤水留用；香菜洗净，沥水，切 1cm 段待用。

❷ 鸡脯肉洗净，擦干水分，放在案板上平片成 0.2cm 厚的大片，放入蔬菜汁中浸泡 1 小时，捞出沥干，平放于案板上，撒盐（1g）抹匀，再均匀地撒上生粉，用擀面杖从左到右轻敲成约 0.1cm 厚半透明的鸡片，改刀成适宜大小。

❸ 取碟或瓷勺撒一层红豆待用；水锅煮沸，改小火保持微滚，用筷子夹起鸡片在水中来回汆烫一下，转色即夹起平放在红豆上，如此反复在碟（或瓷勺）中叠成小宝塔状。

❹ 取少许汆烫鸡片的汤水，加少许红豆汁，加盐（0.5g）、蜂蜜混匀后淋在鸡肉上，放上香菜即可。

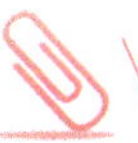

TIPS：鸡片敲打技巧

敲打力度不宜过重，以免将鸡片敲碎。敲打过程中如黏棒可再撒少许生粉，但不宜过多，否则成品易产生黏口感觉。

TIPS：红豆的蒸制

蒸制的红豆，原汁原味，营养成分保存良好，一般建议提前 1 天用冷水浸泡，如果气温低于 10℃ 则建议浸泡 48 小时，蒸制标准以酥软但未开花为佳。带淡盐水蒸制的红豆带有淡淡的咸味，入菜会更美味。建议一次可多蒸些，用不完的可带汤水分包冷冻保存。

POINT：创意装盘增食欲

在装盘上做些小小的创新，可以增加饮食的愉悦感。

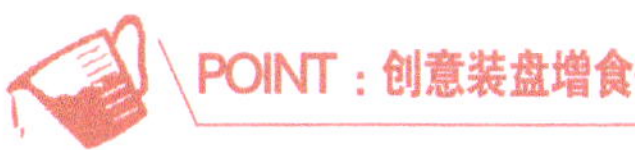

莼菜火腿银鱼羹

【原料】（2 人份）

银鱼 50g、莼菜 50g、火腿 20g、蛋清 10g、生姜 5g、香菜 2g、生粉 5g、盐 1g、料酒 3ml、胡椒粉 2g。

【做法】

❶ 银鱼洗净，用开水淋浇，沥水；莼菜洗净，入沸水锅中焯透，捞出冲凉沥水；火腿切成细丝；蛋清液在碗中打撒；生粉加水调成水淀粉；生姜切丝；香菜切碎。

❷ 将 200ml 的水注入锅中，水沸后放入火腿丝、姜丝小火煮 3 分钟；放入莼菜，再次煮沸后加盐、胡椒粉调味，倒入水淀粉勾薄芡，缓缓浇入蛋清液（不断用勺顺时针搅动使蛋白呈丝状），放入银鱼烧开，淋麻油撒入香菜即可。

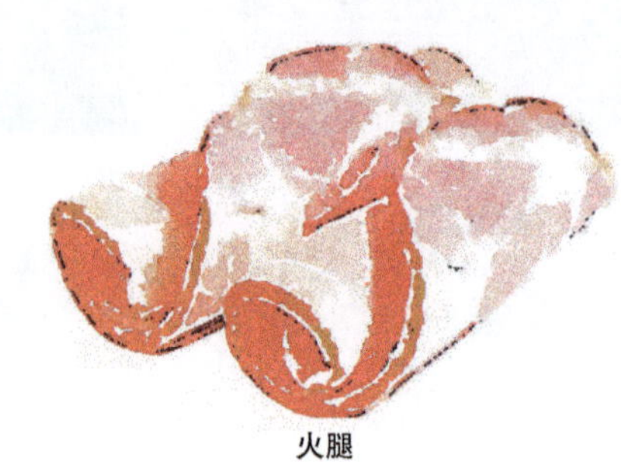

火腿

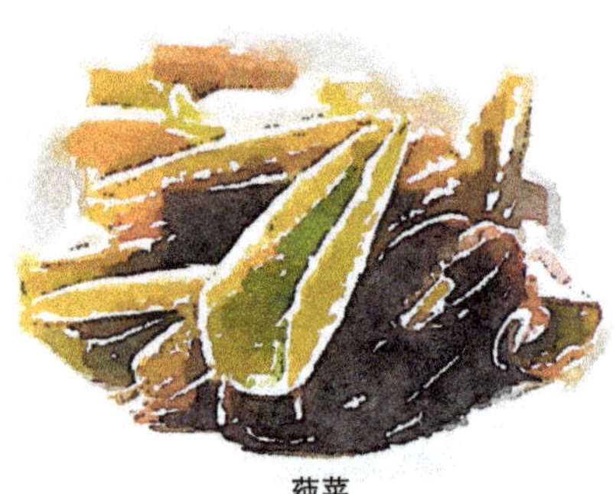

莼菜

樱桃肉

【原料】（2 人份）

猪五花肉 200g、鲜樱桃 50g、桂皮 3g、小葱 3g、生姜 3g、老抽 5ml、生抽 10ml、盐 0.5g、蜂蜜 4g、料酒 3ml。

【做法】

❶ 猪五花肉切 2.5cm 见方的块，入沸水锅焯透，捞出洗净血沫沥水；樱桃洗净，用方筷子捅去樱桃核；小葱打结，生姜切片。

❷ 将五花肉块、葱结、姜片放入锅中，小火干煸起香，加老抽、料酒上色，加水（没过肉块）、生抽、盐、蜂蜜、桂皮，大火煮开，改小火加盖焖 45 分钟至五花肉酥软。

❸ 将②中的葱、姜和桂皮挑出，放入去核樱桃略烧，大火收汁出锅。

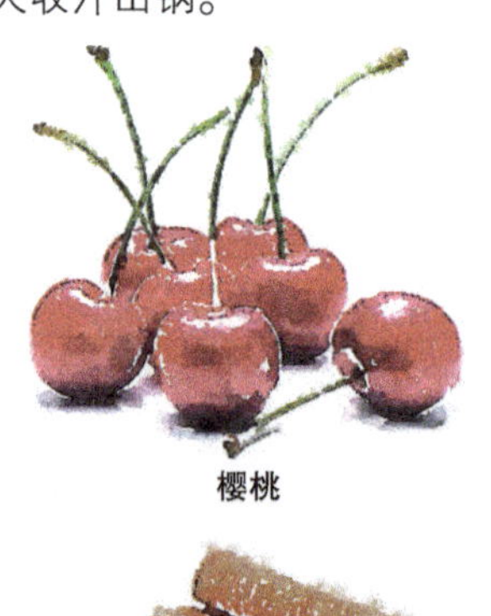

樱桃

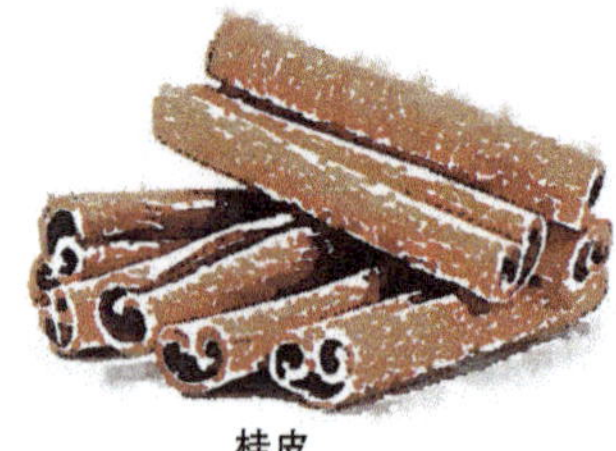

桂皮

鸡丝苦苣菜

【原料（2人份）】

鸡腿（带骨）200g、苦苣菜 100g、红彩椒 30g、生姜 4g、八角 3g、桂皮 3g、老抽 5ml、生抽 20ml、蜂蜜 3g、料酒 3ml、橄榄油 3ml。

【做法】

❶ 将鸡腿放入沸水锅中焯透，捞出沥水；苦苣菜切 3cm 长的寸段，红彩椒切 4cm 长的细丝，一同放入沸水锅中快速焯烫，捞出沥水待用。

❷ 将鸡腿放入锅中，注入清水（没过鸡腿），放姜片、八角、桂皮、老抽、生抽（10ml）、蜂蜜、料酒，大火煮开后改小火加盖卤煮直至鸡肉酥软，取出晾凉。

❸ 将卤好的鸡腿去皮去骨撕成鸡丝，和红椒丝、苦苣菜段一起放入碗中，加生抽（10ml），淋橄榄油拌均匀即可。

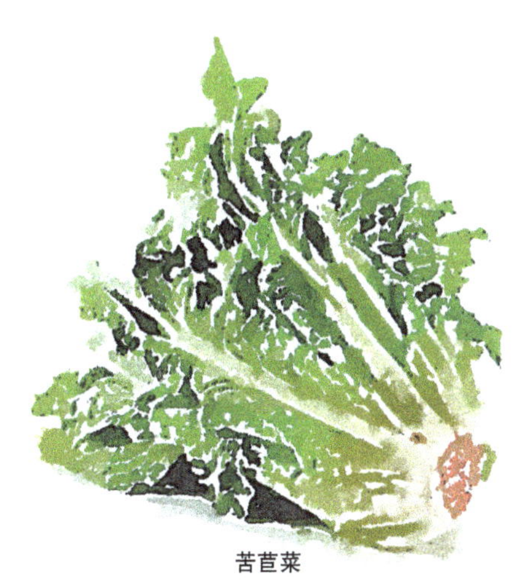

苦苣菜

杨梅汁三文鱼

【原料（2人份）】

三文鱼 100g、蘑菇 100g、杨梅汁 10ml、洋葱 50g、生菜 50g、大蒜籽 3g、盐 1.5g、蜂蜜 3g、橄榄油 5ml、胡椒粉 1g。

【做法】

❶ 新鲜杨梅洗净，入开水锅中煮 5 分钟，捞出沥水刮下杨梅肉，用粉碎机搅打呈泥茸状。

❷ 三文鱼肉切成 1cm 见方的丁；洋葱切成 1cm 见方的片；蘑菇切 0.2cm 厚的片；大蒜切成指甲状小片；生菜洗净沥水，切 2cm 宽的段。

❸ 蘑菇入沸水锅中焯烫转色后，放入三文鱼丁，转色断生后捞出沥水。

❹ 将橄榄油倒入炒锅，放蒜片、蘑菇片、洋葱煸香，关火拌入生菜，放入三文鱼丁，浇入杨梅汁，加盐、蜂蜜调味，撒少许胡椒粉均匀即可。

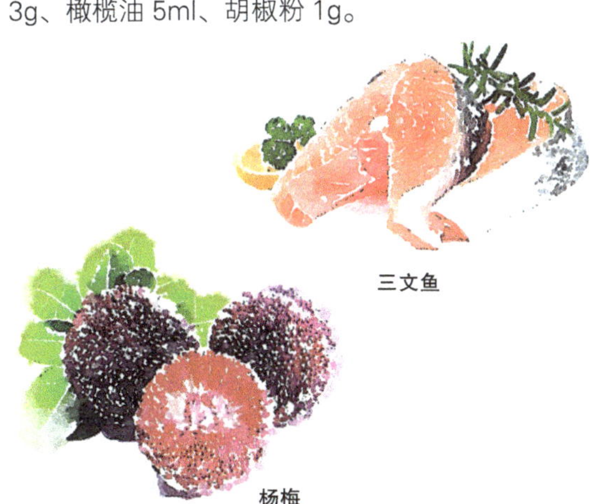

三文鱼

杨梅

芒*种

Grain in Beard

* 饮食习俗 *

□芒种，是指『有芒的麦子快收，有芒的稻子可种』，意味着仲夏农忙时节的开始，此时长江中下游地区开始进入梅雨季。

□芒种期间气候热蒸湿动。饮食调养宜掌握清淡祛湿、清热生津的原则。

时间

6月5日~6月7日。

三候

螳螂生；

鵙始鸣；

反舌无声。

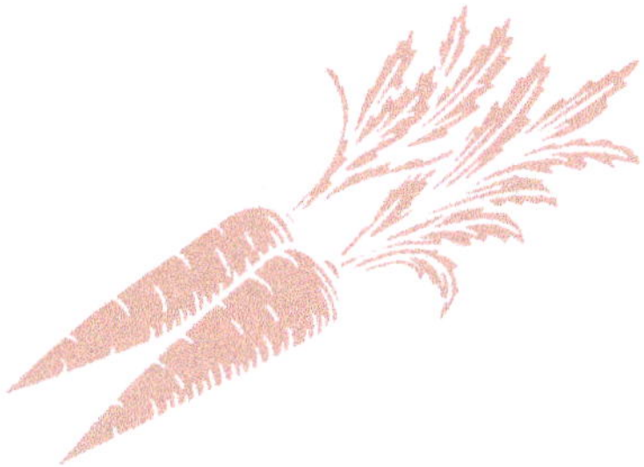

✳ 节气食材 ✳

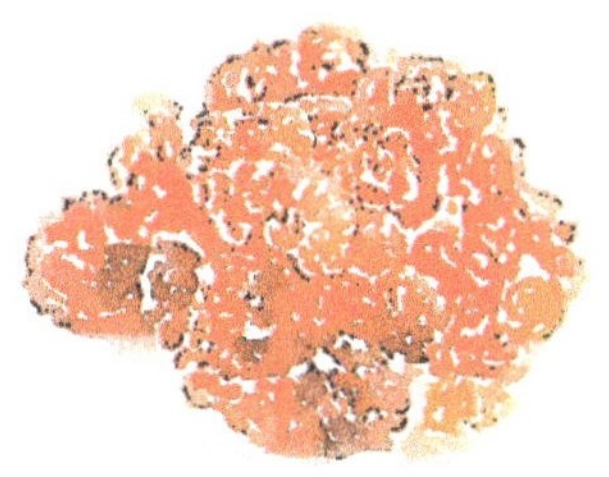

桃胶 ▫ Peach Gum

桃或山桃等树皮中分泌出来的树脂，夏季采收，用刀切割树皮，待树脂溢出后收集，洗去杂质后晒干而成。树胶的主要组成为半乳糖、鼠李糖、α 葡萄糖醛酸等。

《本草纲目》中记载：桃胶"和血益气，治下痢，止痛"。

热量（kcal）	149.62	蛋白质（g）	3.20
脂肪（g）	0.00	碳水化合物（g）	33.60
膳食纤维（g）	0.00		

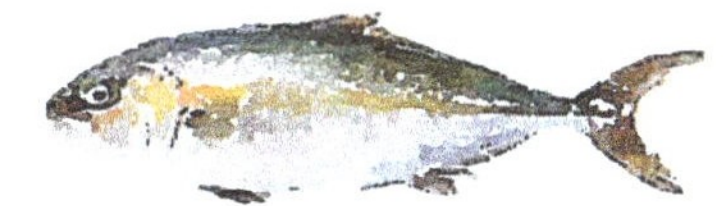

银鳕鱼 ▫ Silver Pout

学名裸盖鱼，属冷水域之深海鱼，主要分布于北冰洋、北太平洋。此鱼体内含有大量脂肪，主要成分是不饱和脂肪酸，由 DHA 和 EPA 组成。

热量（kcal）	170.00	蛋白质（g）	12.40
脂肪（g）	11.40	碳水化合物（g）	4.70
膳食纤维（g）	0.00		

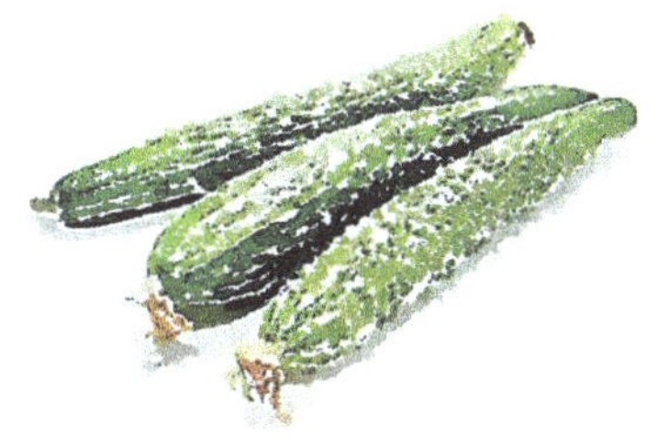

黄瓜 ▫ Cucumber

中国各地普遍栽培，为夏季主要蔬菜之一。黄瓜含水分 98%，富含维生素 B_2、维生素 C、维生素 E、胡萝卜素、尼克酸等营养成分。

《本草纲目》中记载，黄瓜有清热、解渴、利水、消肿之功效。

热量（kcal）	16.00	蛋白质（g）	0.80
脂肪（g）	0.20	碳水化合物（g）	2.90
膳食纤维（g）	0.50		

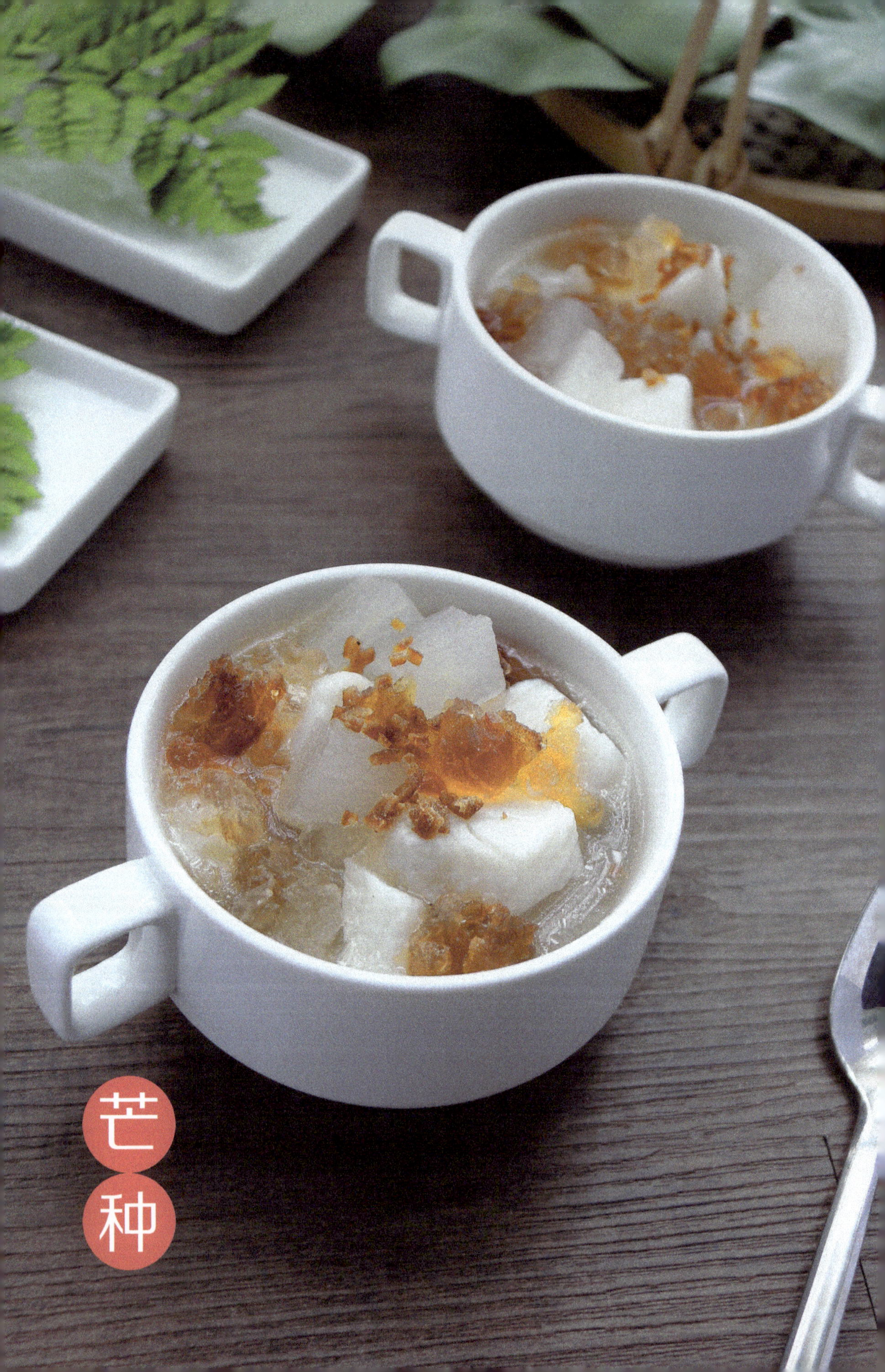
芒种

＊ 推荐菜肴 ＊

桃胶银鳕鱼

【原料】（2人份）

银鳕鱼 170g（去皮去骨后135g）、桃胶（泡发后）50g、冬瓜 180g、蛋清 5g、九制陈皮 3g、生粉 3g、蜂蜜 5g、盐 2g、白葡萄酒 1ml。

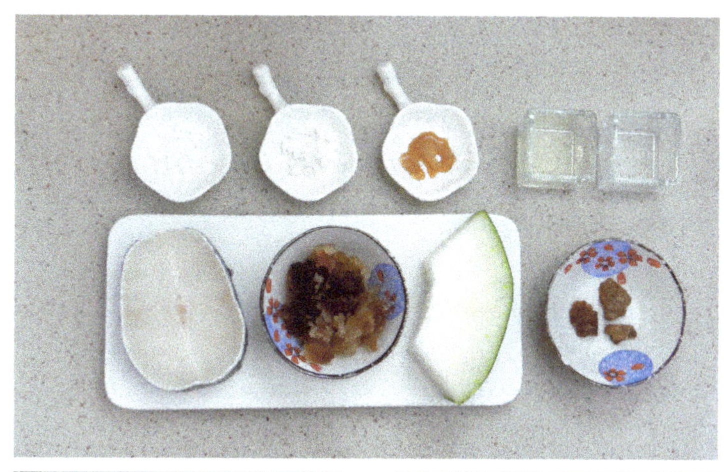

【做法】

❶ 桃胶清水浸泡过夜去沙，带水淘洗干净，掰成小块放入碗中，加水（与桃胶量相等）、蜂蜜上笼中火蒸 20 分钟；冬瓜去皮，切 1cm 见方的丁，放碗中加淡盐水（0.5g 盐，水与冬瓜平），上笼蒸 20 分钟至酥软；陈皮切末待用。

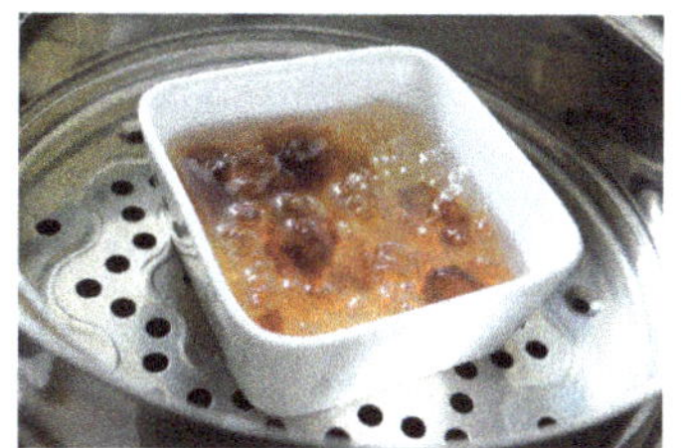
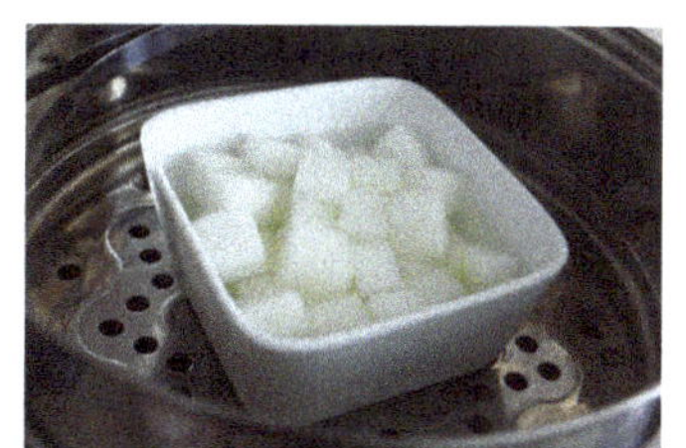

❷ 银鳕鱼去骨去皮，鱼肉切成 2cm 见方的丁块，用毛巾（或厨房纸）吸干水分，放入碗中加盐（1g），顺时针搅拌起黏（期间滴入白葡萄酒去腥起香），依次加入生粉、蛋清拌匀，覆保鲜膜入冷藏静渍 1 小时。

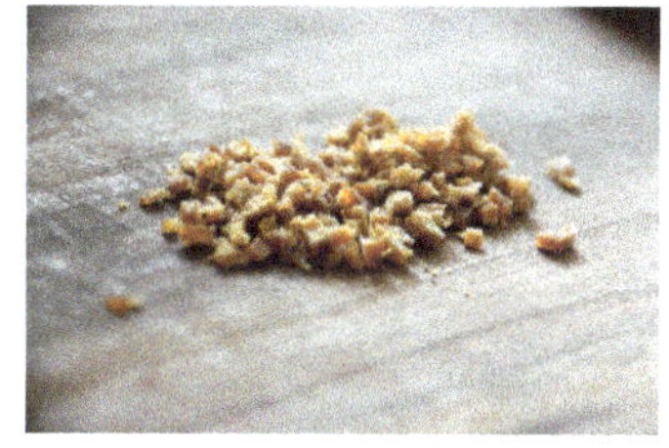
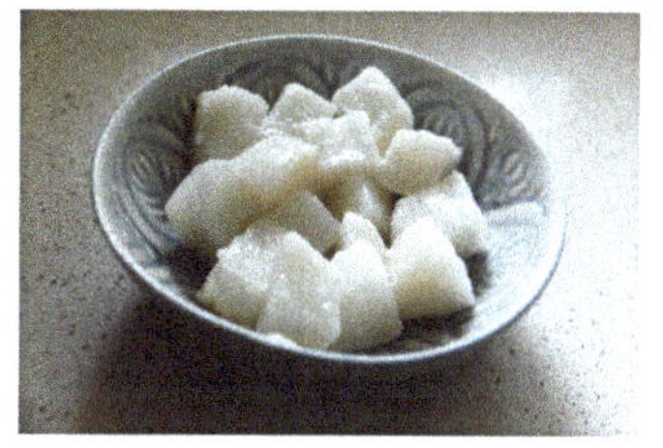

❸ 水锅煮沸，改小火保持微滚，均匀撒入银鳕鱼丁，煮 3 分钟至熟（期间用筷子轻轻搅

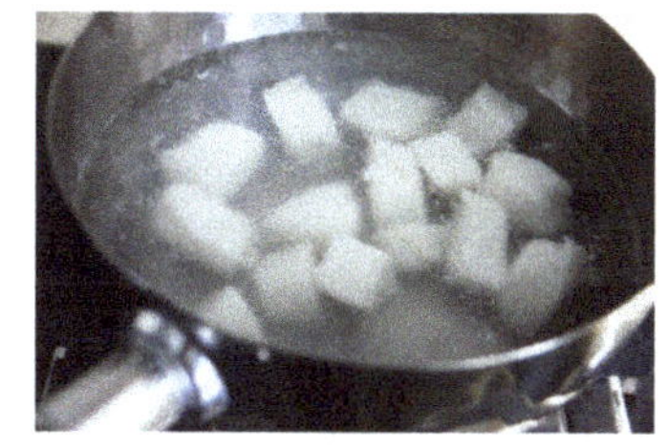
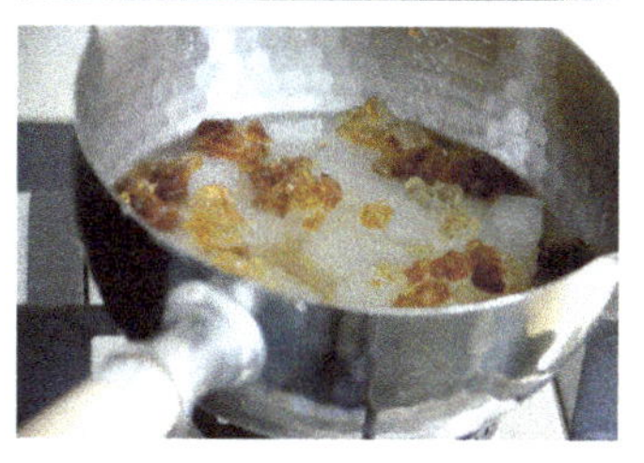

拌，使鱼肉丁散开均匀受热），捞出沥水。

❹ 将桃胶和冬瓜连汤汁一起倒入干净的锅中，加盐（0.5g）调味，放入银鳕鱼丁煮沸，关火盛入小碗，撒上陈皮末即可。

【食物成分表】（1人份）

热量（kcal）	109.19	蛋白质（g）	18.33
脂肪（g）	0.67	碳水化合物（g）	8.07
膳食纤维（g）	0.94	胆固醇（mg）	96.90
食用油（ml）	0.00		

 **TIPS：桃胶的挑选**

挑选橘黄微红琥珀色，微有弹性，颗粒大或块状均匀者为佳。

黄瓜赤豆炖鲤鱼

【原料（2人份）**】**

鲤鱼中段（带骨）200g、涨发赤小豆 20g、黄瓜 100g、京葱 20g、生姜 3g、老抽 5ml、生抽 10ml、盐 1g、糖 4g、料酒 5ml、生粉 3g、花生油 8ml。

【做法】

❶ 鲤鱼中段洗净，取两侧腩肉，去肚档，切成 4cm 长、3cm 宽的大块，两面拍少量生粉待用；黄瓜洗净，纵向剖开，去籽切 2cm 长段；生姜切片；京葱切 0.5cm 厚斜切段；赤小豆隔夜泡软，上笼蒸熟。

❷ 将油倒入不粘锅中，放入鲤鱼块两面煎香，下姜片和一半的京葱煸香，加水（没过原料）、老抽、生抽、盐、糖、料酒，大火煮沸后，改小火煮 5 分钟。

❸ 放入黄瓜段，小火续煮 5 分钟，舀入蒸熟的赤小豆和剩余一半的京葱段，续煮 2 分钟出锅。

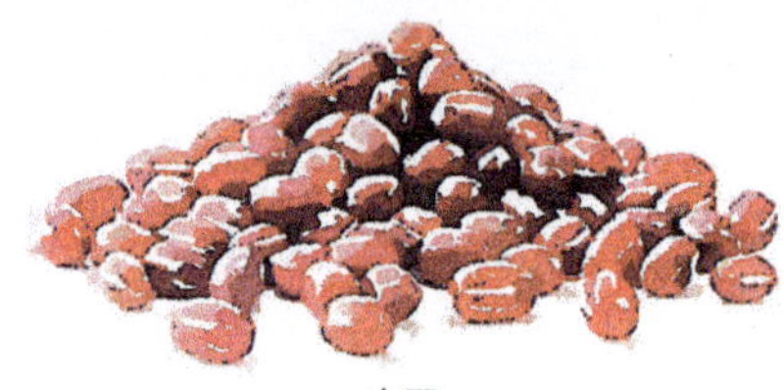

赤豆

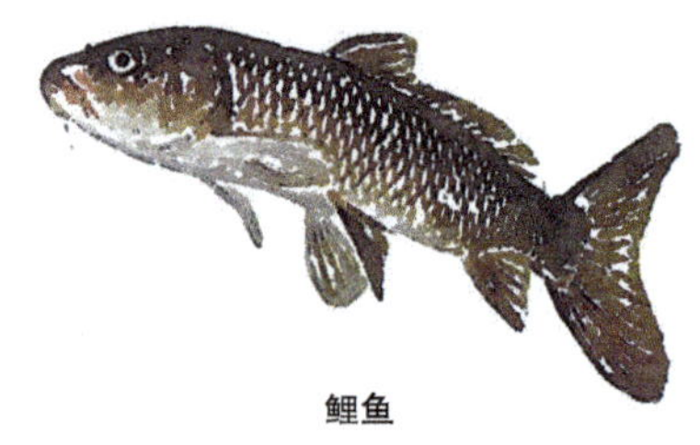

鲤鱼

枇杷叶刀豆炒鸡肶

【原料（2人份）**】**

鸡肶 120g、刀豆 100g、鲜枇杷叶 30g、白卤水（预制）500ml、大蒜籽 2g、生姜 2g、生抽 10ml，花生油 5ml。

【做法】

❶ 鸡肶洗净，入沸水锅中焯透捞出；刀豆撕去老筋，入沸水锅中焯熟，捞出冲凉沥水，斜切成 0.1cm 厚的薄片；枇杷叶洗净，撕成小片；蒜瓣和生姜切小片待用。

❷ 将 500ml 白卤水（做法详见 P29）倒入锅中，加枇杷叶片、鸡肶卤酥捞出，晾凉切成薄片。

❸ 将油倒入锅中，下姜、蒜片煸香，放入刀豆片，淋生抽，关火拌均匀，再拌入鸡肶片即可。

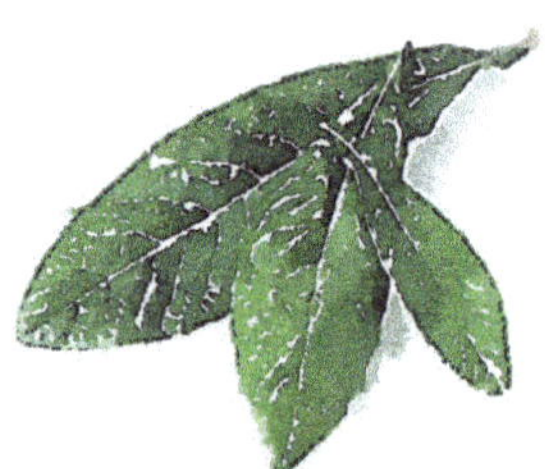

枇杷叶

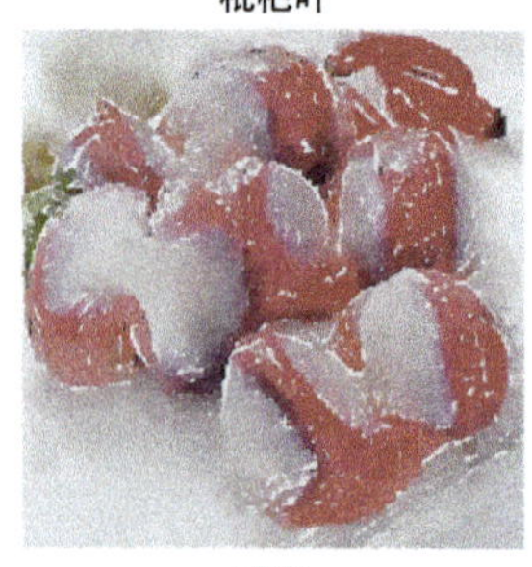

鸡脬

火龙果银鳕鱼

【原料】（2人份）

银鳕鱼 80g、火龙果肉（白色）100g、苦瓜 15g、蛋清 5g、生姜 3g、生粉 3g、盐 1.5g、花生油 5ml、白葡萄酒 2ml。

【做法】

❶ 银鳕鱼洗净，切 1.5cm 的丁，用毛巾吸尽水分，加盐（1g）、白葡萄酒、蛋清、生粉腌渍上浆，浸渍 30 分钟。

❷ 火龙果纵向对切成两半，取果肉切成 1cm 见方的丁，果壳留用；苦瓜洗净，纵向对剖，刮去籽囊，顺长切 1cm 宽的条，再斜切成 1cm 宽的菱形片，入沸水锅中焯烫，捞出晾凉；生姜切成姜末。

❸ 水锅煮沸，放入火龙果肉快速焯烫捞出沥水；同锅放入银鳕鱼丁焯至变色，捞出沥水。

❹ 将油倒入炒锅，下姜末煸香后放入各料，加盐（0.5g）调味，轻轻拌匀，盛入火龙果壳内即可。

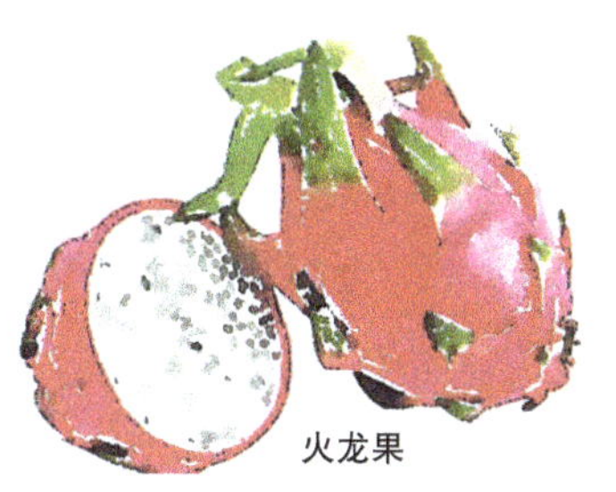

火龙果

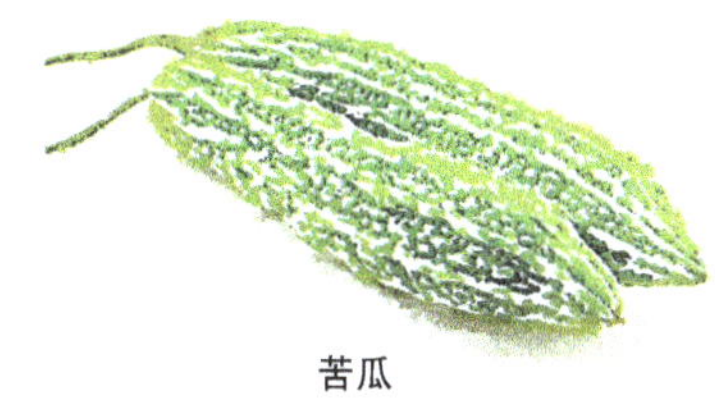

苦瓜

桑椹银耳牛心菜

【原料】（2人份）

牛心菜 120g、银耳（水发）30g、鲜桑椹 20g、盐 1.5g、原味酸奶 30g。

【做法】

❶ 牛心菜洗净，切 1cm 的片；银耳温水泡开，撕成小片待用；鲜桑椹用少量盐水浸泡洗净，捞出沥水。

❷ 水锅煮开，放入牛心菜和银耳焯烫，待牛心菜转色变软，和银耳一同捞出沥水晾凉；桑椹入锅烫一下，立即捞出沥水。

❸ 将各料放入碗中，加入盐拌匀，再次控去水分，浇上原味酸奶拌食即可。

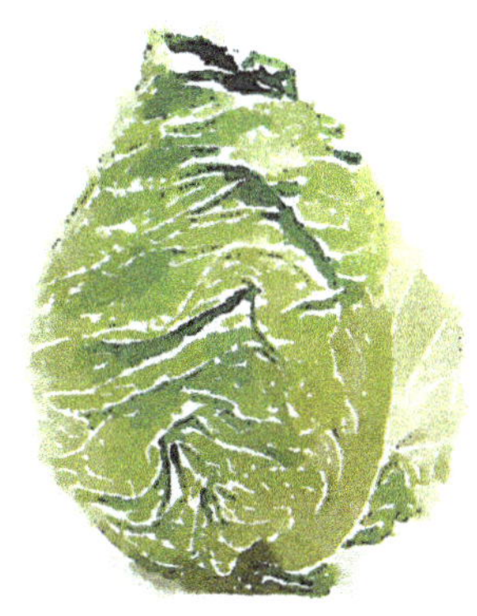

牛心菜

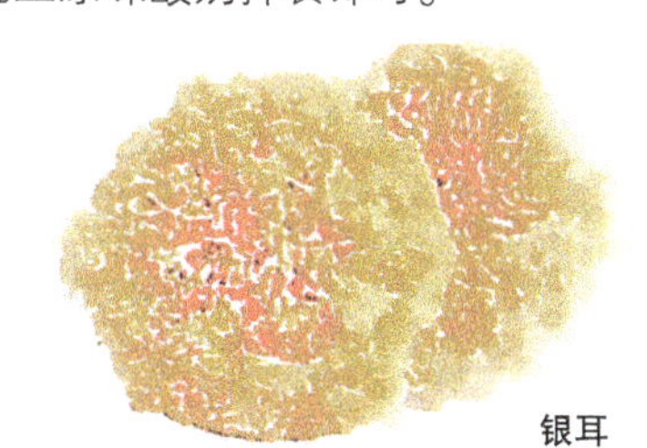

银耳

夏·至

the Summer Solstice

时间

6月20日～6月22日。

三候

鹿角解；
蝉鸣始；
半夏至。

＊ 饮食习俗 ＊

▫ 夏至，是一年中白昼最长、夜晚最短的一天。

▫ 夏至食俗中，南方有「夏至食个荔，一年都无弊」，北方有「冬至饺子夏至面」。

▫ 夏至的气候特点为暑湿双至，中医认为暑湿易伤心脾。饮食养生以清心解暑、健脾养胃、生津止渴为宜。

* 节气食材 *

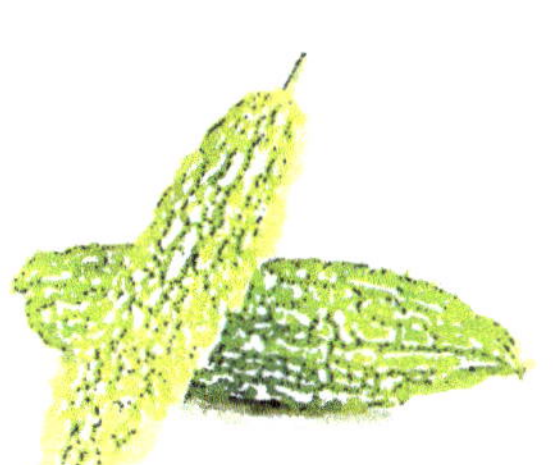

凉瓜 ☐ Bitter Gourd

又名苦瓜，原产于印度，广泛栽培于世界热带到温带地区。中国南北均普遍栽培。夏季时蔬，味极苦，一般用来荤素炒食或者凉拌。

中医认为，苦瓜有"清热解毒、明目祛暑、清肝降火"的功效。

热量（kcal）	22.00	蛋白质（g）	1.00
脂肪（g）	0.10	碳水化合物（g）	4.90
膳食纤维（g）	1.40		

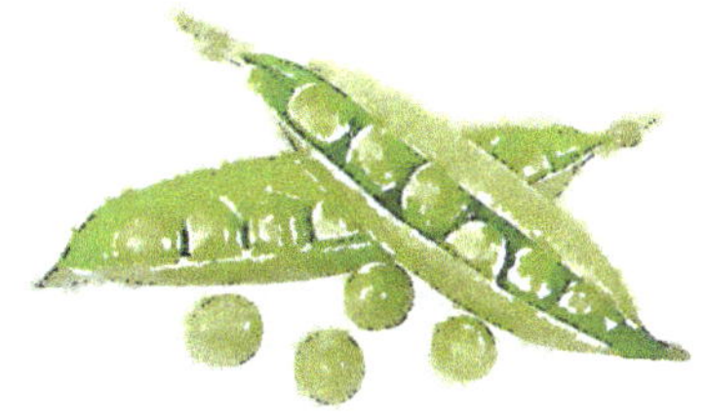

豌豆 ☐ Pea

上海地区称"小寒豆"，其淀粉含量高，可作主食，豌豆粉是制作糕点、豆馅、粉丝、凉粉、面条、风味小吃的原料。豌豆富含蛋白质和膳食纤维及铜、铬等微量元素。

热量（kcal）	111.00	蛋白质（g）	7.40
脂肪（g）	0.30	碳水化合物（g）	21.20
膳食纤维（g）	3.00		

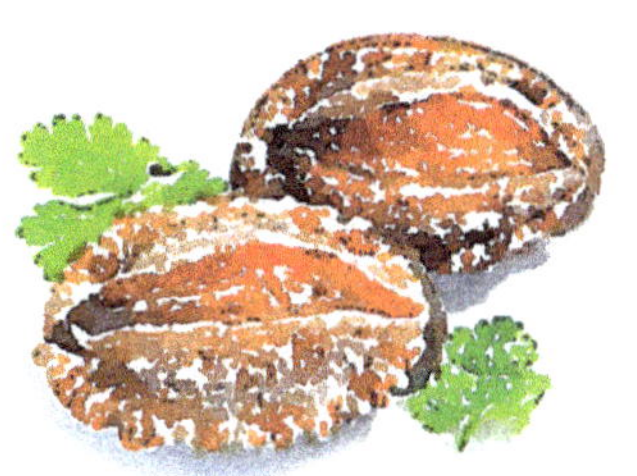

鲍鱼 ☐ Abalone

一种原始的海洋贝类，属于单壳软体动物，是中国传统的名贵食材。鲍鱼含有丰富的蛋白质、钙、铁、碘和维生素 A 等营养元素。

鲍鱼干的泡发比较复杂，先用冷水浸泡 4 小时，再放入 60℃左右的热水中浸泡 4 小时，再换清水放入锅内微火煮开，开后立即捞出置入凉水盆中，反复几次直至鲍鱼膨胀。

中医认为，鲍鱼有"平肝潜阳、解热明目、止渴通淋"的功效。

热量（kcal）	84.00	蛋白质（g）	12.60
脂肪（g）	0.80	碳水化合物（g）	6.60
膳食纤维（g）	0.00		

夏至

推荐菜肴

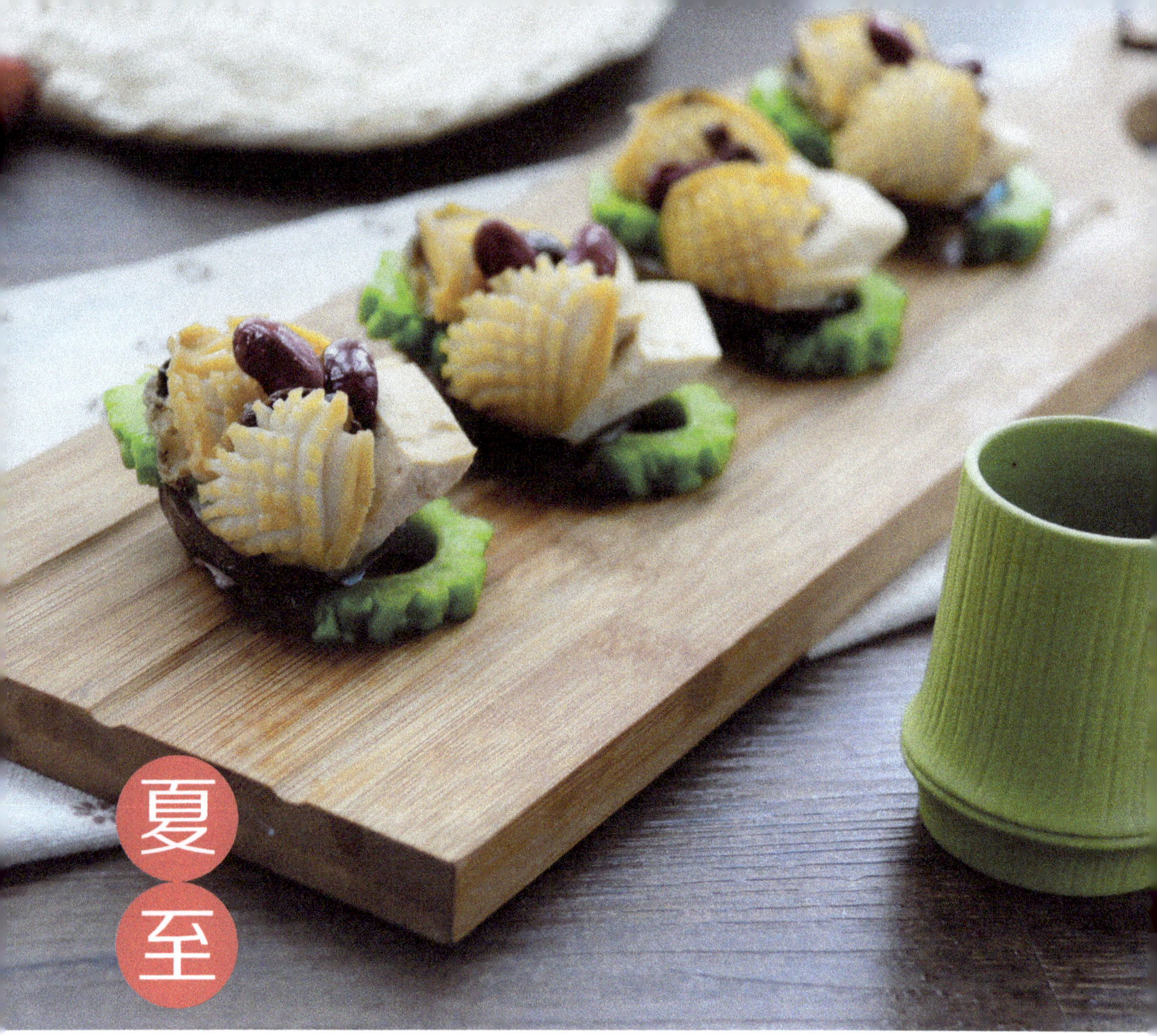

腰豆凉瓜鲍鱼

【原料（2人份）】

小鲍鱼（新鲜去壳约4个）80g、苦瓜30g、红腰豆（涨发）20g、香干30g、桂圆肉5g、生姜2g、葱结3g、盐0.5g、麻油3ml、料酒2ml、白卤水300ml。

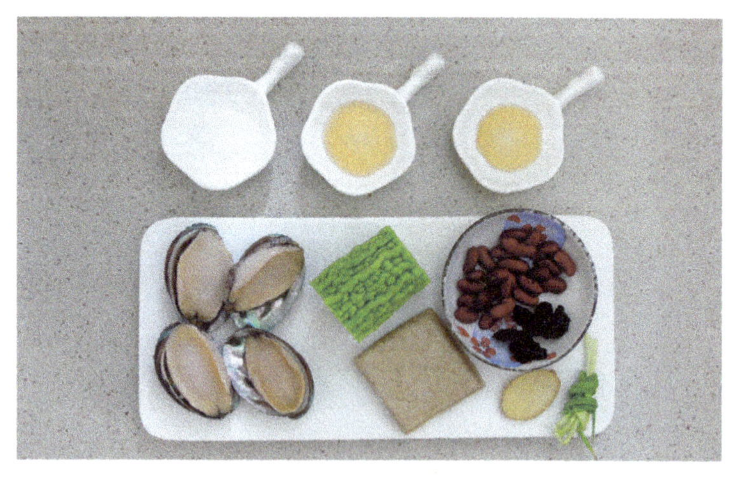

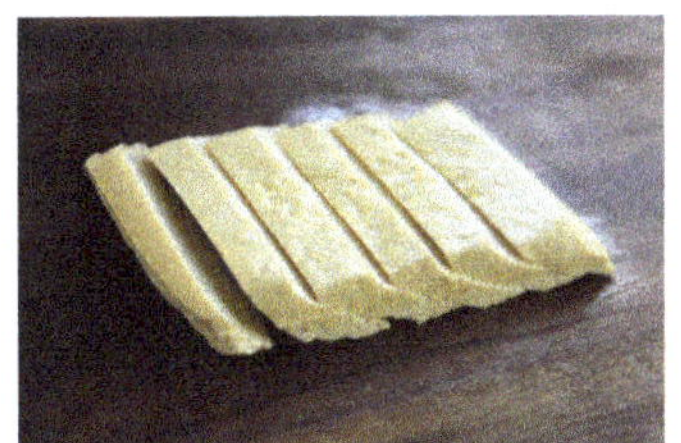
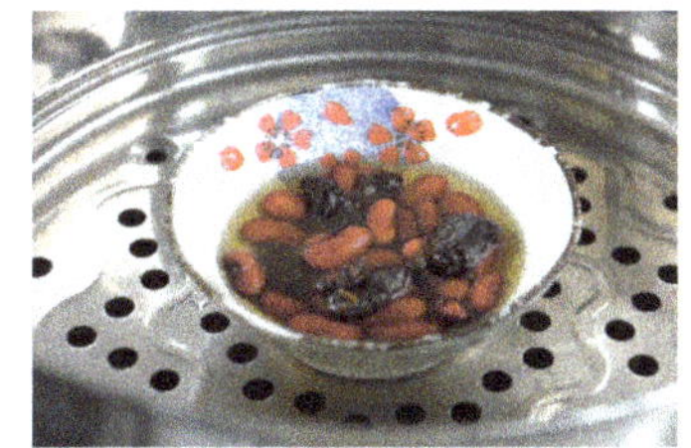
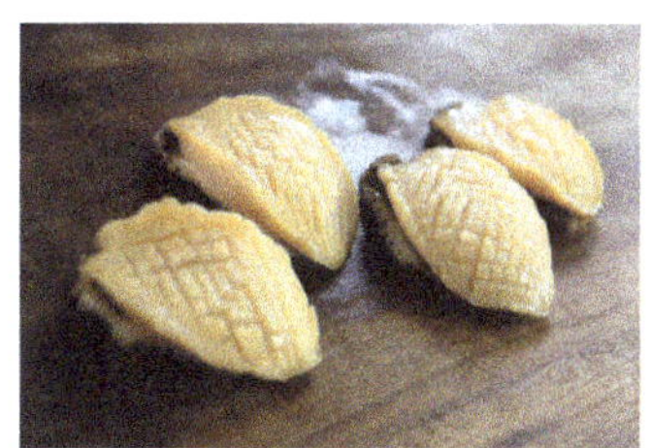

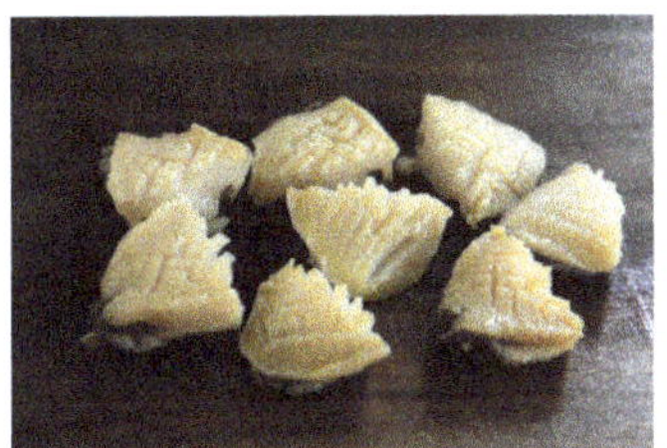
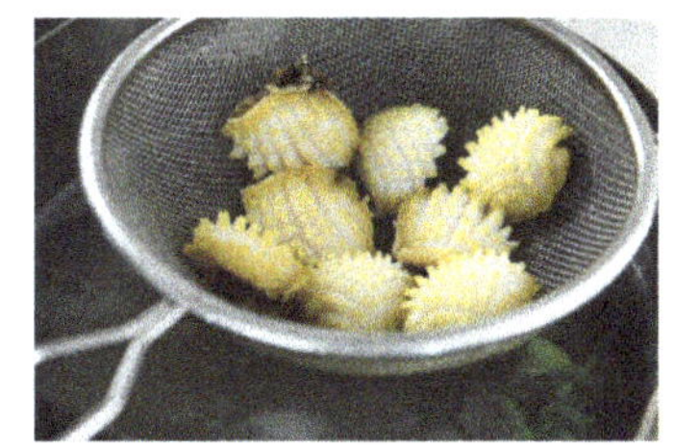
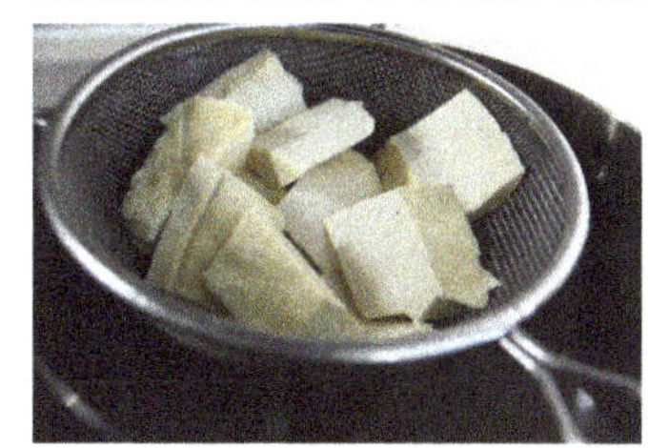

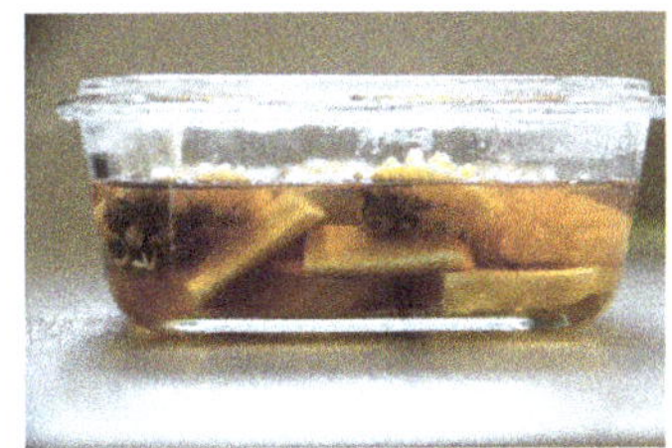
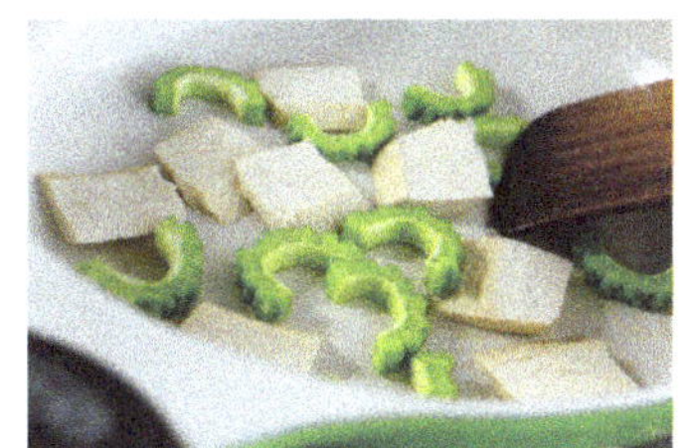
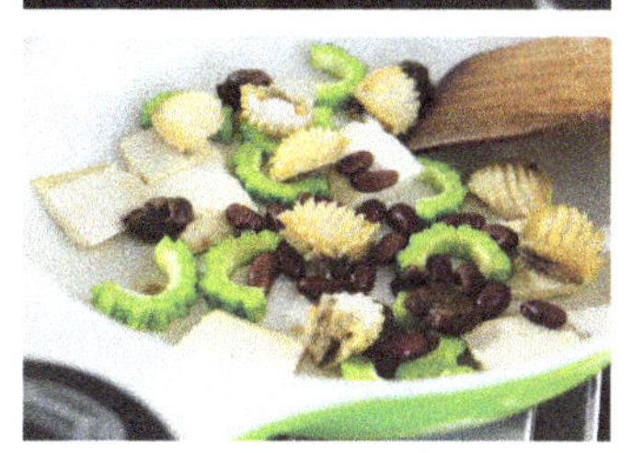

【食物成分表（1人份）】

热量（kcal）	97.46	蛋白质（g）	8.26
脂肪（g）	2.60	碳水化合物（g）	9.50
膳食纤维（g）	1.23	胆固醇（mg）	96.80
食用油（ml）	1.50		

【做法】

❶ 苦瓜洗净，对剖开后用不锈钢调羹刮去囊籽，直刀切 0.1cm 厚的薄片，入沸水锅中焯烫，变色捞出入冰水泡凉；香干切斜刀 1.5cm 小片。

❷ 红腰豆浸泡 24 小时，带淡盐水（盐 0.5g）放入桂圆肉，中火上笼蒸至红豆酥软，取出晾凉，将豆子斜刀一切二待用。

❸ 小鲍鱼凸面朝上平放案板，剞 0.2~0.3cm 刀深的十字花刀，再一切二。

❹ 取不锈钢小锅放入葱、姜、料酒，煮沸后放入小鲍鱼肉焯烫 10 秒迅速捞出，放入冷白卤水中浸泡 3 小时至入味；香干微烫，取出沥水后也放入卤水中，浸 30 分钟捞出。

❺ 小锅洗净，放麻油小火煸炒苦瓜、香干至热，关火，放入小鲍鱼和红腰豆拌匀，出锅装盘，淋上腰豆汁和卤水汁即可。

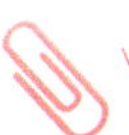

TIPS：小鲍鱼的预处理

可挑选 8 头大连小鲍鱼，宰杀去壳，剪去尾部肛肠口，刮尽黑膜，冲洗干净。

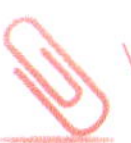

TIPS：红腰豆的蒸制

需提前 1 天浸泡，蒸制约需 2 小时，以豆子酥软不开花为佳，也可放入电饭锅中煮 1 小时；由于蒸煮所需时间较长，故建议一次可多蒸制些，用不完的连汤水分包冷冻保存。

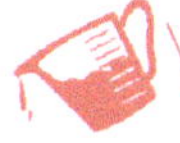

POINT：夏日冷卤

夏日卤菜清爽开胃，可预制白卤水晾凉后使用。
小鲍鱼肉质紧实，建议浸泡 3 小时；豆干则浸 30 分钟即可，可提前取出，否则过咸。

酸枣仁洋葱炒猪心

【原料】（2人份）

猪心 100g、洋葱 90g、红枣 10g、香菜 5g、酸枣仁 2g、白卤水 500ml、小葱 3g、生姜 3g、盐 1g、蜂蜜 2g、花生油 5ml。

【做法】

❶ 猪心洗净，纵向剖开，放在冷水中漂净血水，入沸水锅中焯透捞出。

❷ 将白卤水倒入锅中，放入猪心，加小葱、生姜、酸枣仁、蜂蜜，大火煮沸后改小火卤至猪心酥软，捞出晾凉，切成 2cm 宽、4cm 长、0.1cm 厚的薄片。

❸ 洋葱切 2cm 见方的片；红枣温水泡软，去核，切成 0.2cm 厚的片；香菜切成 2cm 长的段，沥水待用。

❹ 将油倒入锅中，放入洋葱和红枣片煸香，加盐调味，关火放入猪心片、香菜拌均匀即可。

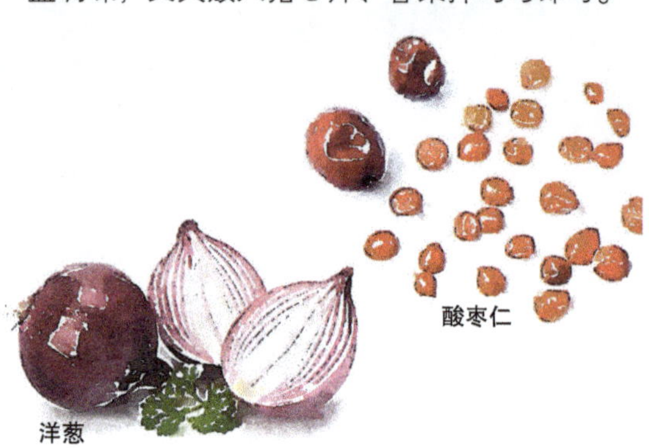

牛油果炒面

【原料】（2人份）

面条 100g、牛油果 30g、牛里脊 20g、小番茄 20g、洋葱 10g、罗勒叶 2g、生姜 3g、橄榄油 5ml、生抽 15ml、蚝油 5ml、姜汁 1ml、生粉 5g。

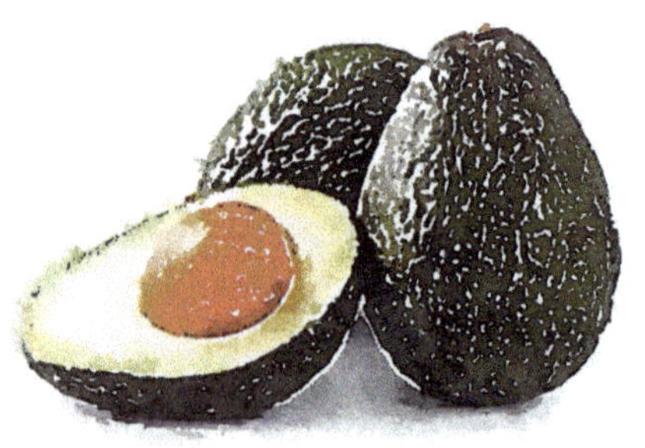

【做法】

❶ 牛里脊肉洗净，切成 0.3cm 见方的粒状，加蚝油、姜汁、生粉腌渍待用；牛油果纵向剖开，去核，用小刀在果肉上划切出 1cm 见方的方格，再用不锈钢调羹挖出果肉丁。

❷ 小番茄洗净，纵向对切；洋葱切成米粒大小的颗粒；罗勒叶和生姜分别切末。

❸ 水锅煮沸放入面条，面条断生（期间需加 1~2 次冷水）后迅速捞出冲凉，沥干水分。

❹ 将油倒入不粘锅中，放姜末、洋葱末、牛肉粒煸香，依次放入面条和罗勒叶炒透，再放入小番茄和牛油果翻拌，加生抽调味，关火装盘。

子姜蛤蜊烧豆腐

【原料（2人份）】

中豆腐 120g、蛤蜊肉 30g、猪五花肉茸 20g、糟姜丝 10g、小葱 3g、盐 1.5g、料酒 3ml、胡椒粉 2g。

【做法】

❶ 豆腐切 1cm 见方的丁，入沸水锅中焯烫，捞出冲凉；蛤蜊洗净焯水至壳开缝，挑出蛤蜊肉，汤水澄清待用；小葱切葱花；糟姜（将子姜泡入糟卤腌制）切丝。

❷ 取少量蛤蜊汤水（约 100ml）注入锅中，放入五花肉茸调开，加姜丝、料酒煮沸，转中小火煮 5 分钟。

❸ 将豆腐丁放入②中续煮 5 分钟，最后放入蛤蜊肉，加盐调味，撒胡椒粉和葱花出锅。

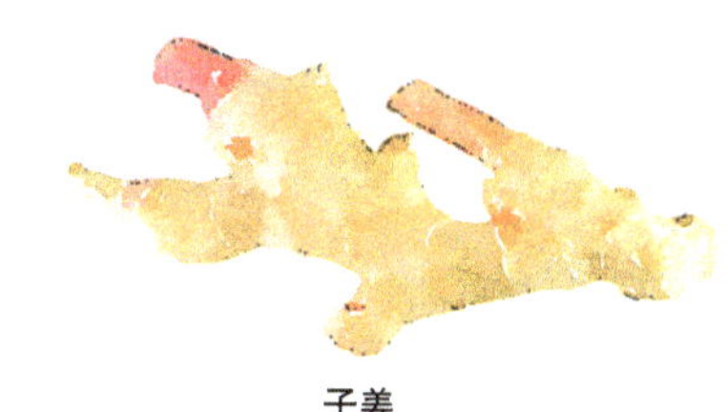

子姜

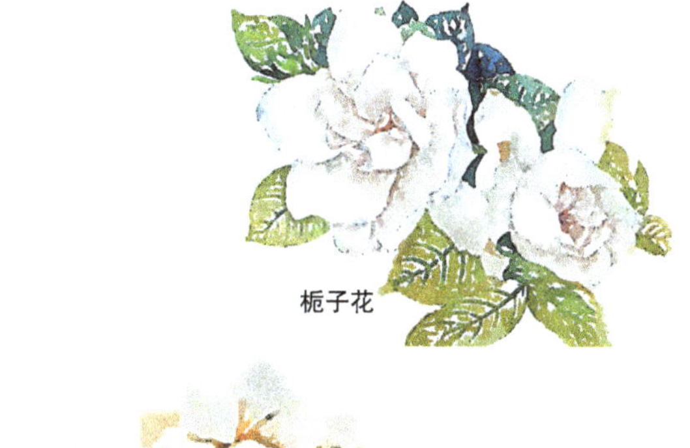

蛤蜊

栀子花茯苓豌豆糕

【原料（2人份）】

小豌豆 100g、糯米粉 100g、鲜栀子花瓣 20g、茯苓粉 50g、甜菊叶 2g。

【做法】

❶ 甜菊叶加水（约 1000ml）煮成糖水，晾凉；栀子花瓣剥下，用纯净水浸泡洗净，撕成小碎片。

❷ 小豌豆入沸水锅中焯烫，变色立即捞出冲凉；用粉碎机将豌豆搅打成泥，期间可加入甜菊叶糖水稀释；过筛滤去豌豆皮取豌豆浆。

❸ 糯米粉和茯苓粉用糖水调成粉浆汁，继而拌入豌豆浆调匀。

❹ 取 3cm 高的深盆（或碗），抹少量的油（以免粘壁）放入蒸屉，水沸后在盘中浇入一层③中的粉浆，中小火蒸熟后再浇一层，蒸熟，分 3~4 次完成。

❺ 蒸盘取出，晾凉后将豌豆糕翻出，切成 3cm 边长的菱形块装盘，撒上栀子花碎瓣即可。

栀子花

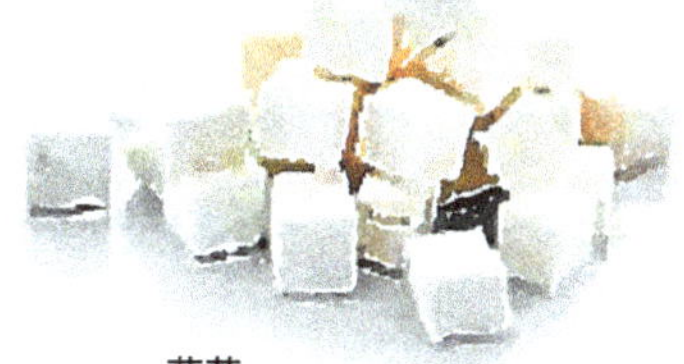

茯苓

小暑

Lesser Heat

时间

7月6日～7月8日。

三候

温风至；
蟋蟀居辟；
鹰乃学习。

＊ 饮食习俗 ＊

- 小暑，标志着出梅和入伏。小暑为小热。

- 民间有『小暑黄鳝赛人参』的食俗。

- 俗语云：『小暑大暑，上蒸下煮。』容易引起烦躁、疲倦和食欲不振，宜多食具有补气健脾、清暑利湿作用的食物，不可贪食寒凉之品。

✳ 节气食材 ✳

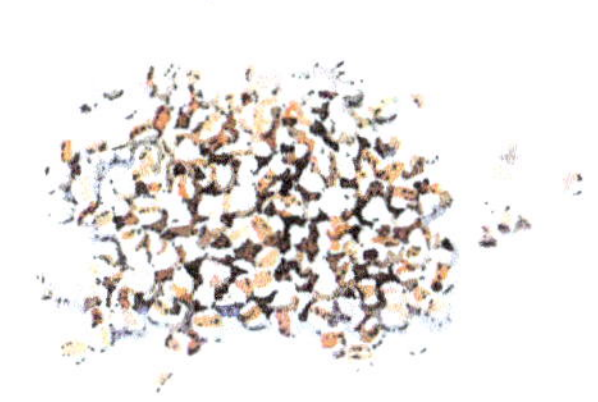

薏苡仁 ▫ Adlay

又名薏米，中国各地均有栽培，长江以南各地有野生。富含淀粉、蛋白质、多种维生素及人体所需的多种氨基酸。

中医认为，薏苡仁具有"健脾利湿、清热排脓"等功效。

热量（kcal）	361.00	蛋白质（g）	12.80
脂肪（g）	3.30	碳水化合物（g）	71.10
膳食纤维（g）	2.00		

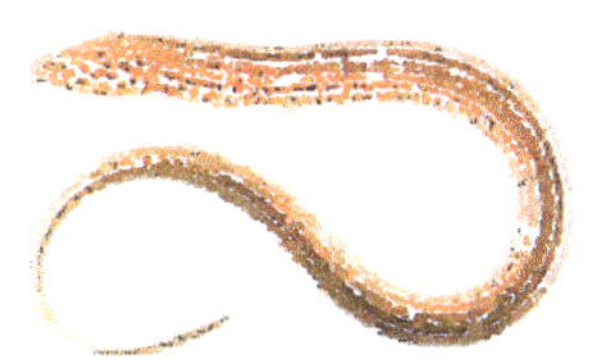

鳝鱼 ▫ Finless Eel

又名黄鳝，主要栖息于稻田、池塘、河流与沟渠等泥质地的水域，现在多为人工养殖。鳝鱼含有丰富的蛋白质、DHA 和卵磷脂，脂肪含量极低。

《本草纲目》记载，黄鳝有"补血、补气、消炎、消毒、除风湿"等功效。

热量（kcal）	89.00	蛋白质（g）	18.00
脂肪（g）	1.40	碳水化合物（g）	1.20
膳食纤维（g）	0.00		

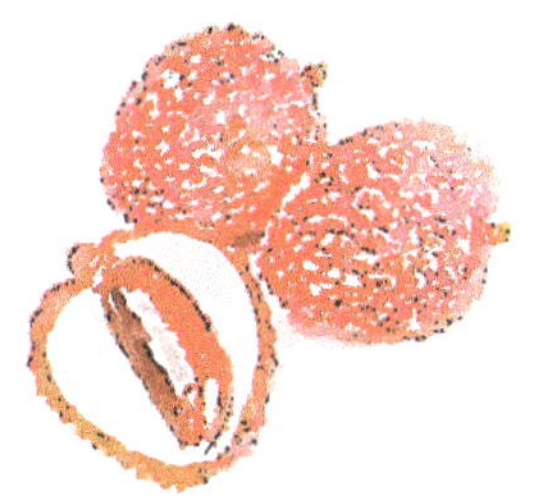

荔枝 ▫ Lichee

原产于中国南部，新鲜果肉呈半透明凝脂状，多汁而甜甘，所含糖分非常丰富。

《本草纲目》记载，荔枝有"补脾益肝、生津止呃、消肿痛、镇咳养心"等功效。

热量（kcal）	71.00	蛋白质（g）	0.90
脂肪（g）	0.20	碳水化合物（g）	16.60
膳食纤维（g）	0.50		

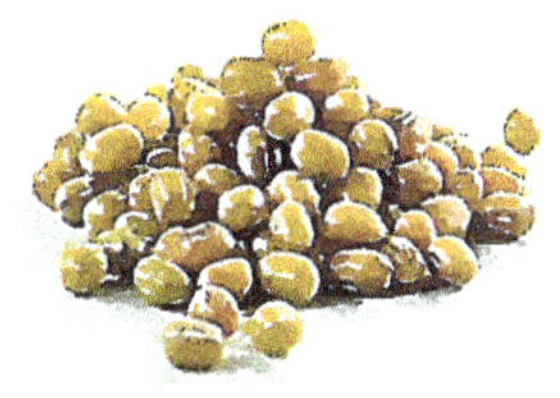

绿豆 ▫ Mung Beans

绿豆原产于印度、缅甸地区，是我国传统的药食同源食材。绿豆中的淀粉和蛋白质含量很高，多种维生素、钙、磷、铁等矿物质含量都高于粳米。

中医认为，绿豆可以入药，具有"清热解暑、清血利尿、明目"的功效。

热量（kcal）	329.00	蛋白质（g）	21.60
脂肪（g）	0.80	碳水化合物（g）	62.00
膳食纤维（g）	6.40		

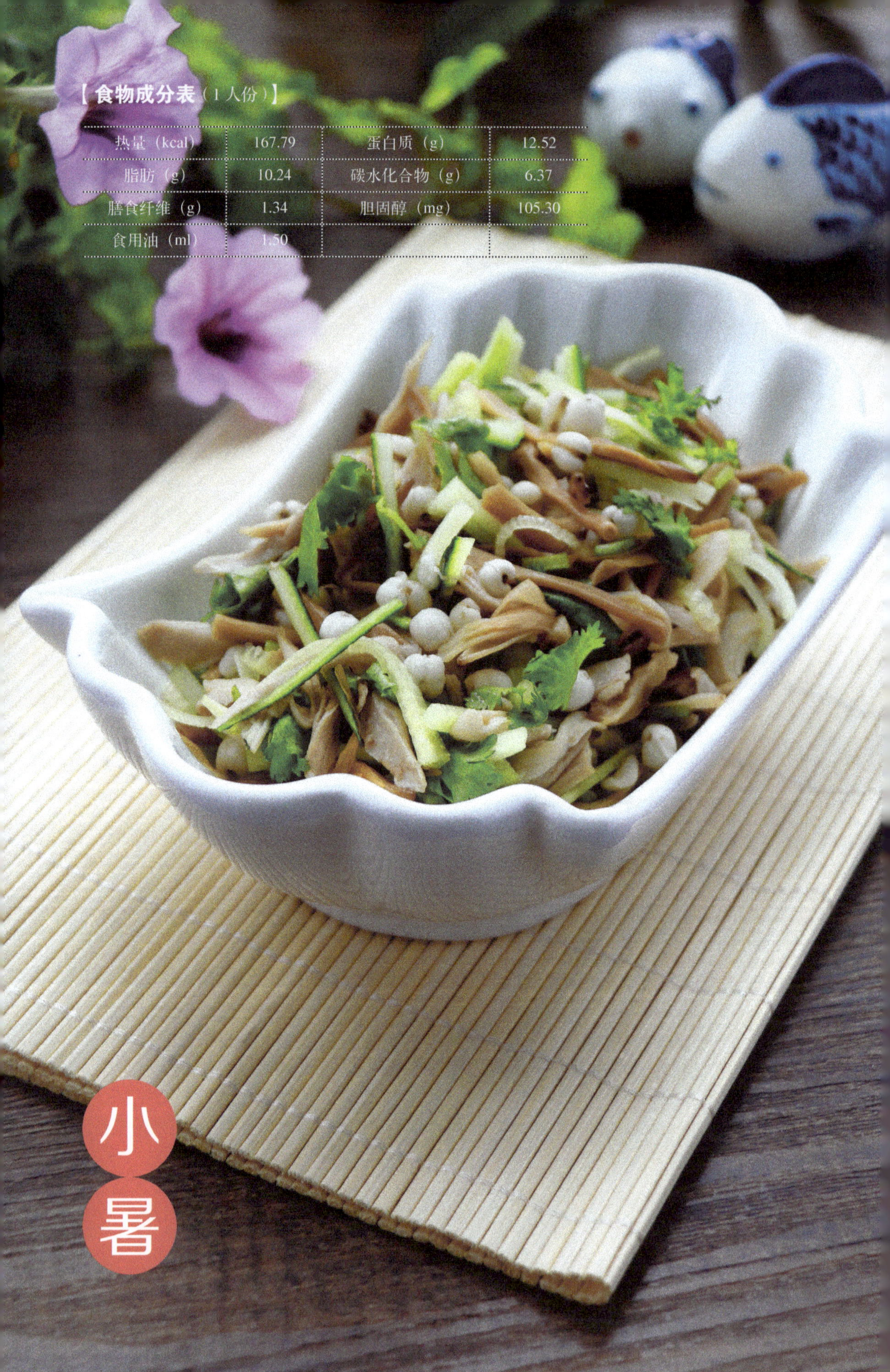

【食物成分表】（1人份）
热量（kcal）　167.79　蛋白质（g）　12.52
脂肪（g）　10.24　碳水化合物（g）　6.37
膳食纤维（g）　1.34　胆固醇（mg）　105.30
食用油（ml）　1.50
小暑

✳ 推荐菜肴 ✳

金针薏米鸡丝

【原料（2 人份）】

鸡腿（带骨琵琶腿）130g、薏苡仁（涨发）10g、金针菜（涨发）30g、黄瓜 50g、香菜 5g、麻油 3ml、红卤水（预制）500ml。

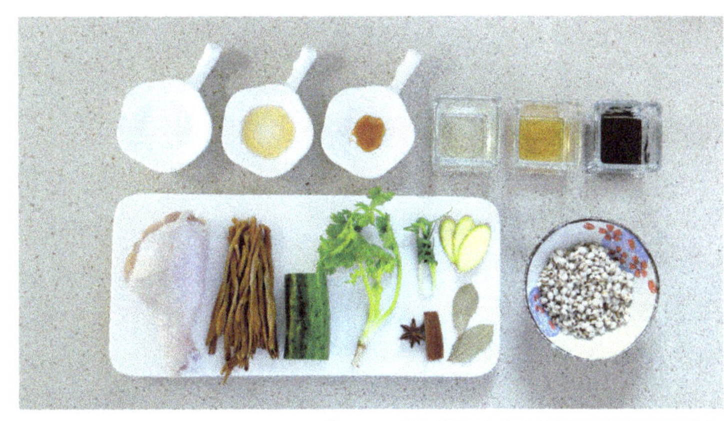

【做法】

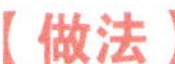 鸡腿冷水入锅，水沸后转中火续煮 5 分钟，捞出冲凉洗净血沫。

❷ 将预制的红卤水倒入锅中，放入鸡腿，大火煮沸后改小火焖 30 分钟，捞出鸡腿晾凉，去皮剔骨撕成鸡丝。

❸ 薏苡仁隔夜浸泡，带少量水上笼蒸 35 分钟，取出晾凉；金针菜水发泡软，去除老根，撕成细条，切成小段，入沸水锅中焯烫，捞出冲凉沥干；黄瓜洗净，顺长对剖，用不锈钢调羹去囊，切成细丝；香菜洗净，切成小段待用。

❹ 将麻油倒入炒锅，放入金针菜略炒，关火后放入鸡丝、熟薏苡仁、黄瓜丝和香菜段拌匀，出锅装盘，淋少量鸡腿卤汁调味即可。

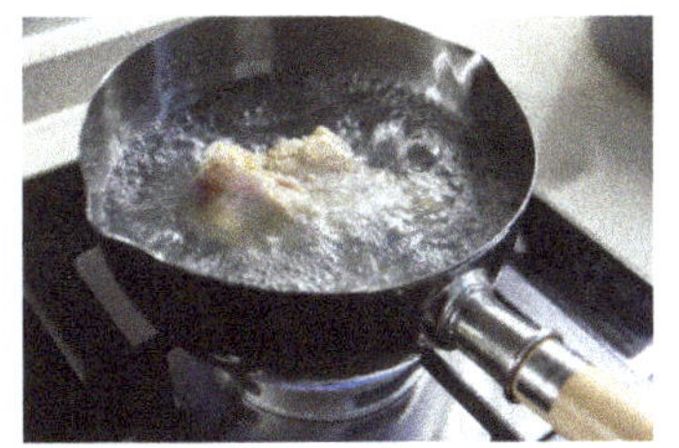

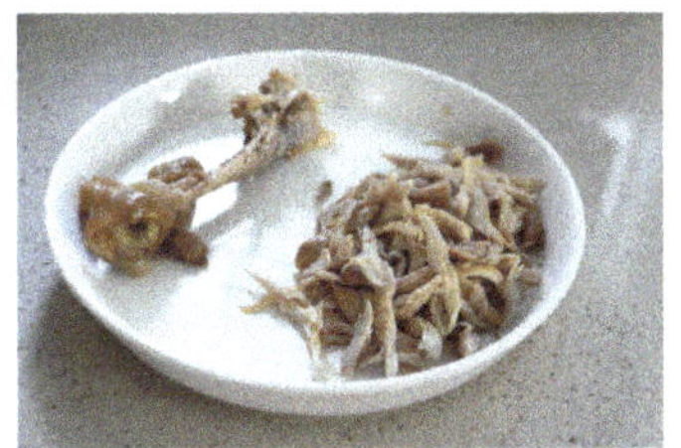

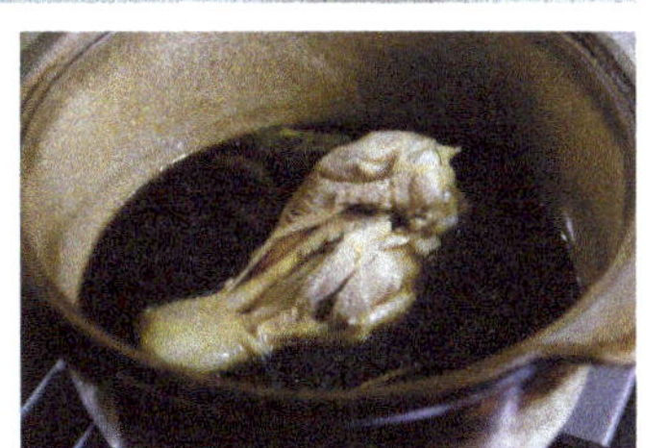

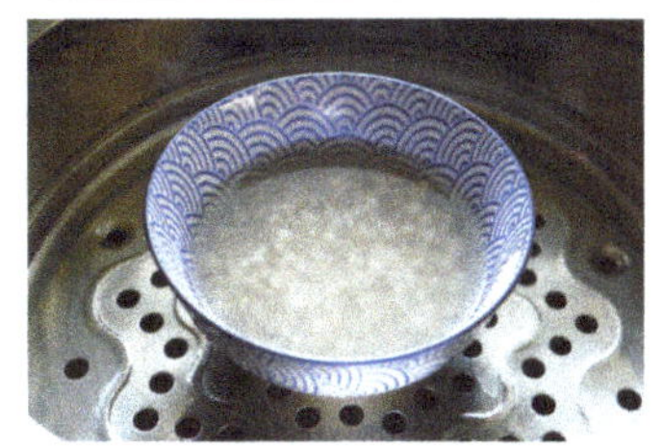

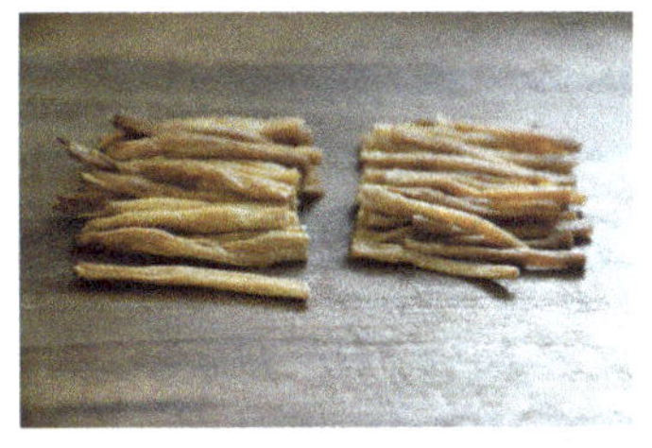

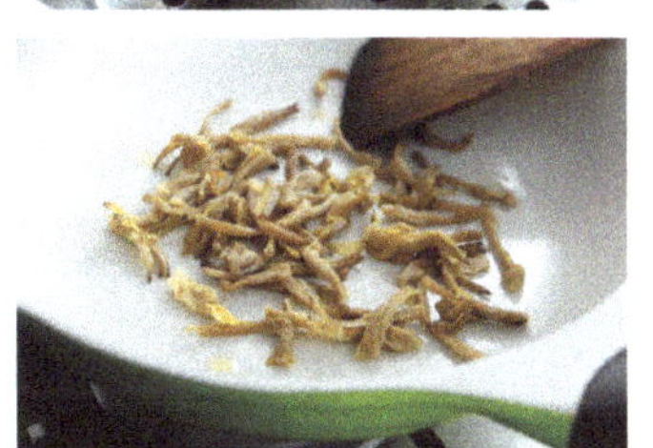

POINT：五谷杂粮入菜

薏苡仁等五谷杂粮制熟后入菜也是别样风味。

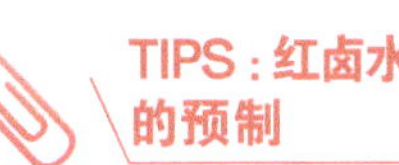

TIPS：红卤水（清爽型）的预制

原料：八角 7g、香叶 5g、桂皮 3g、陈皮 5g、山柰 2g、盐 6g、老抽 10ml、蜂蜜 5g、葱姜 6g、花雕酒 20ml、水 500ml。

做法：将各料放入锅中，加水煮沸后，改小火煮 10 分钟。

红卤水用过后过滤煮沸，冷却后可装入保鲜袋冷冻保存，作为老卤反复使用。

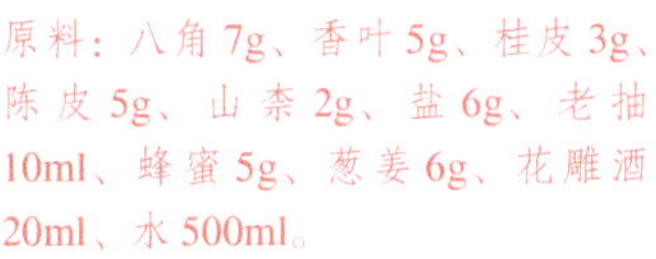

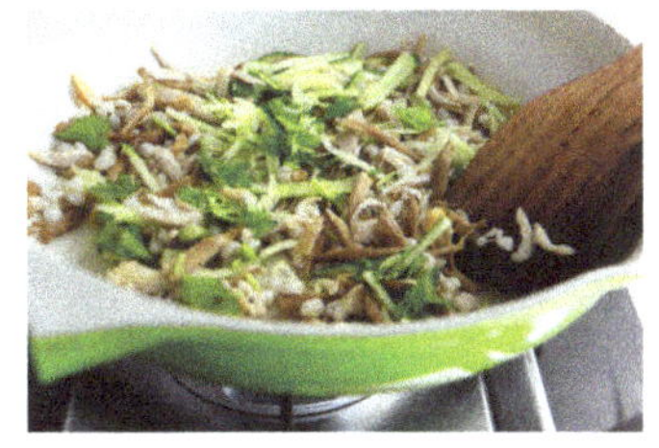

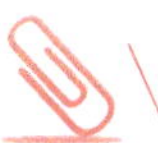

TIPS：薏苡仁的预制

隔夜浸泡后，带汤水蒸至软熟的薏苡仁可以分包冷冻，随用随取。

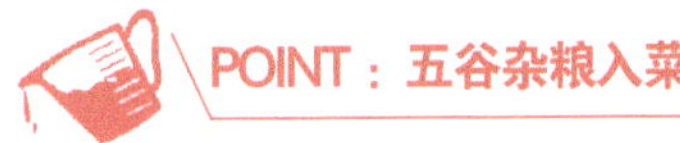

荷香骨肉莲心

【原料】（2 人份）

猪肋排（带脆骨）200g、新鲜莲子 50g、新鲜荷叶 30g、生姜 4g、小葱 3g、盐 1.5g、料酒 3ml。

【做法】

❶ 猪肋排冷水入锅焯透，捞出洗净血沫；莲子去壳去心，同荷叶一起入沸水锅中焯烫，捞出冲凉沥水；生姜切片，小葱打结。

❷ 将猪肋排放入锅中，加水（没过原料），加姜片和葱结、料酒，大火煮沸后改小火煮 35 分钟；放入莲子、荷叶续煮 10 分钟。

❸ 待锅内汤汁收浓，挑去姜片、葱结、荷叶，加盐调味略烧即可。

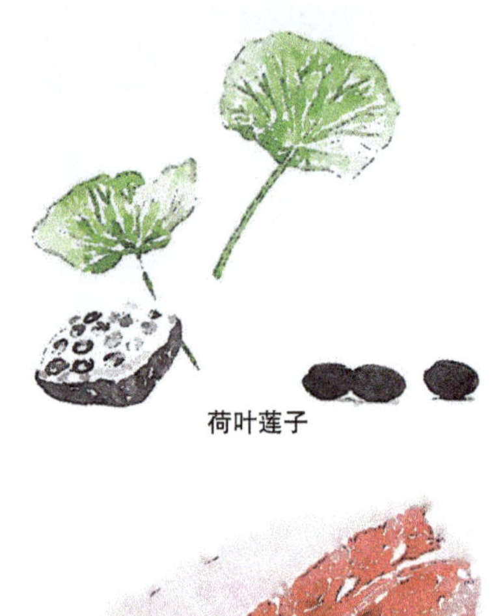

荷叶莲子

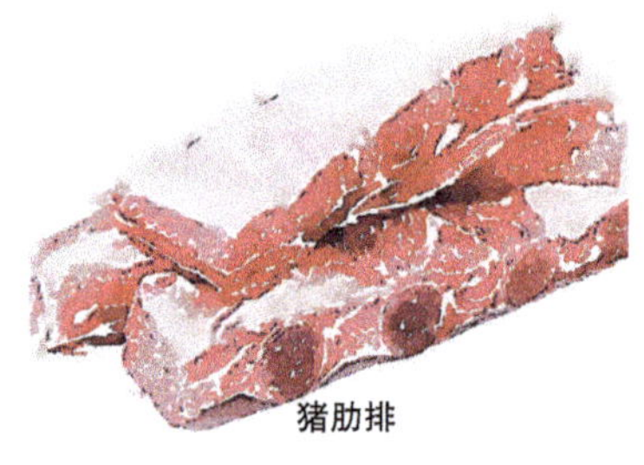

猪肋排

糟姜绿豆粉

【原料】（2 人份）

绿豆（泡软）50g、嫩姜 10g、黄瓜 10g、红黄彩椒 10g、绿豆淀粉 25g、香菜 5g、蒜泥 2g、生抽 8ml、麻油 3ml。

【做法】

❶ 嫩姜洗净，沥干水分，切薄片，放入糟卤中浸泡 24 小时以后成糟姜，取出切成细丝。

❷ 黄瓜、红黄彩椒洗净，去籽切丝，入沸水锅中快速焯烫，捞出晾凉；香菜洗净切 1cm 段待用。

❸ 绿豆温水浸泡至豆壳裂开，放入粉碎机中搅打成茸（边打边加入清水，水量为绿豆量的 1.5 倍），用纱布滤渣取汁；绿豆淀粉加水（约 50ml）调成水淀粉待用。

❹ 将③中滤出的绿豆汁倒入锅中，煮沸后转小火，缓缓调入水淀粉勾芡成厚糊状，出锅倒入抹过油的方形容器中冷却。

❺ 待④冷透凝结成凉粉后翻出，切成 1cm 见方、3cm 长的粉条，拌入糟姜丝、黄瓜丝、彩椒丝和香菜段，加生抽调味，淋麻油拌匀即可。

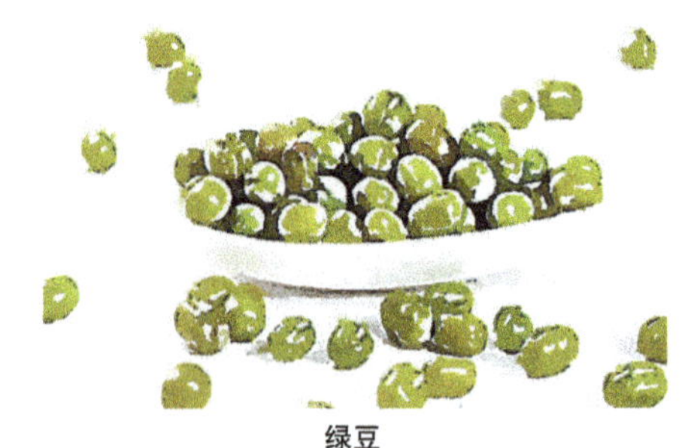

绿豆

芒果荔枝虾

【原料】（2人份）

活草虾 150g、鲜荔枝 50g、芒果 20g、姜汁 3ml、盐 1.5g、料酒 5ml、生粉 5g、橄榄油 3ml。

【做法】

❶ 草虾剥壳留凤尾，加盐、料酒、姜汁、生粉腌渍上浆，醒 20 分钟。

❷ 荔枝剥壳，在果肉上划一小刀去果核；芒果去皮、核后取果肉，切 1cm 见方的丁。

❸ 水锅煮沸，改小火保持微滚，氽入凤尾虾仁，转色迅速捞出沥水，加橄榄油拌匀后逐一塞入去核的荔枝肉中。

❹ 将芒果丁铺入盘中，入微波炉高火转 1 分钟取出，摆上②中的荔枝凤尾虾，和芒果丁一起拌食。

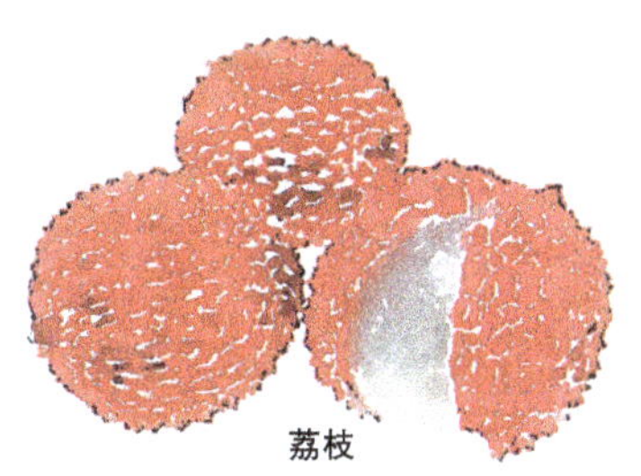

荔枝

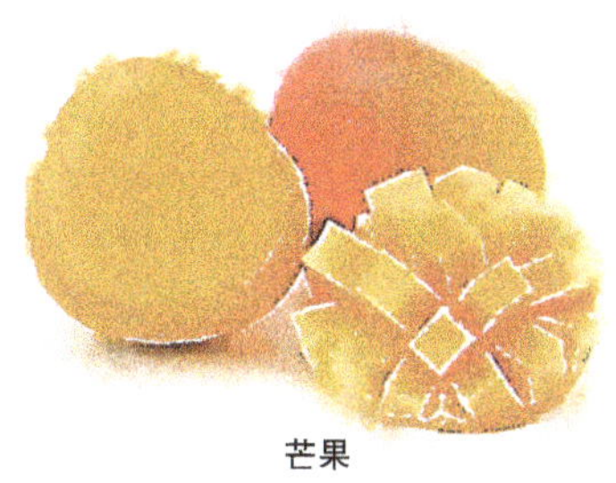

芒果

金针银杏煲鳝鱼

【原料】（2人份）

黄鳝 150g、金针菜（水发）20g、银杏（带壳）50g、大蒜籽 10g、姜片 10g、生抽 15ml、料酒 5ml、胡椒粉 2g、花生油 5ml。

【做法】

❶ 黄鳝宰杀洗净，入沸水锅中稍烫，捞出洗净，切 2cm 长的段；金针菜加水泡开，去根切 2cm 长的段，入沸水焯烫后，另取小锅加水煮酥待用；银杏去壳，焯水捞出待用。

❷ 将油倒入锅中，下姜片煸香，放入鳝段，加生抽、料酒、胡椒粉和少量水，小火煮 20 分钟。

❸ 将金针菜、银杏放入②中，继续小火焖煮 15 分钟出锅。

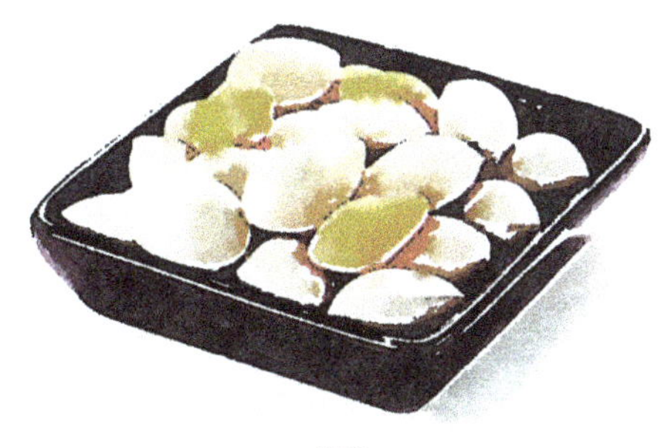

银杏

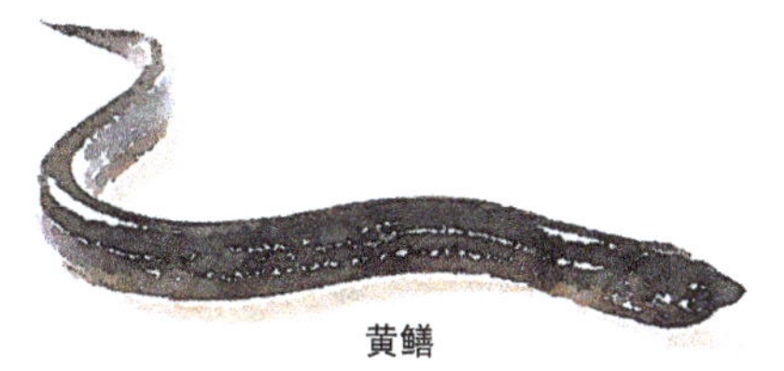

黄鳝

大＊暑

Greater Heat

时间

7月22日～7月24日。

三候

腐草为萤；
土润溽暑；
大雨时行。

＊ 饮食习俗 ＊

▫ 大暑，是一年中最热的节气。

▫ 大暑天气酷热，出汗较多，容易耗气伤阴，俗话有『无病三分虚』。

▫ 大暑饮食养生以清为补为原则，宜多食补气清暑，养阴生津的食物。

✳ 节气食材 ✳

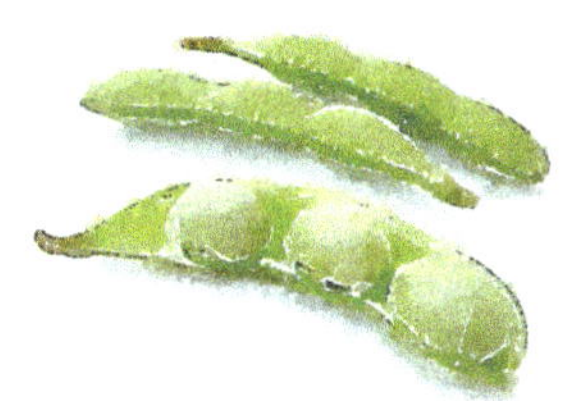

毛豆 ▫ Green Soybean

约有 5000 多年的栽培历史，起源于中国，为夏、秋鲜食豆类蔬菜。毛豆中不仅富含大量的优质植物蛋白质和多种矿物质、维生素，膳食纤维的含量也非常高。

热量（kcal）	131.00	蛋白质（g）	13.10
脂肪（g）	5.00	碳水化合物（g）	10.50
膳食纤维（g）	4.00		

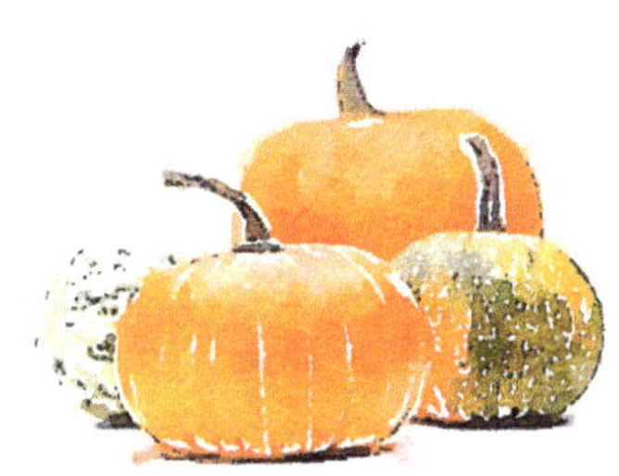

南瓜 ▫ Pumpkin

原产墨西哥到中美洲一带，明代传入我国，各地广泛种植。南瓜营养丰富且全面，果实内含有糖类、维生素、多种氨基酸、无机盐和微量元素，其中类胡萝卜素含量非常高，是维生素A 的优质来源。

《本草纲目》中记载有补中气、补肝气、益心气、益肺气、益精气的作用。

热量（kcal）	23.00	蛋白质（g）	0.70
脂肪（g）	0.10	碳水化合物（g）	5.30
膳食纤维（g）	0.80		

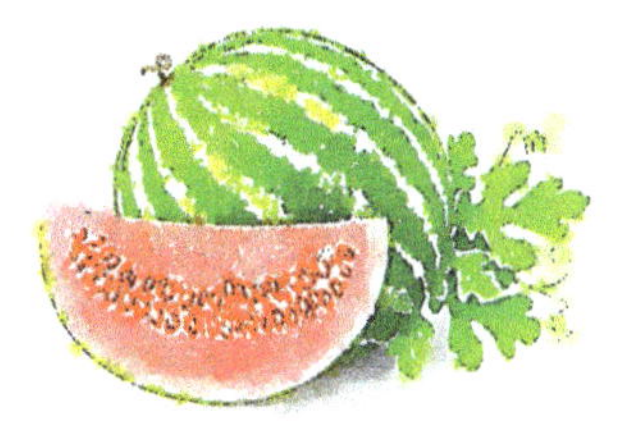

西瓜皮 ▫ Watermelon Peel

西瓜的果皮，别名西瓜翠衣。西瓜堪称"盛夏之王"，甘甜多汁，清爽解渴。果肉吃完，削去残留的果肉和外层青皮，所得的翠色瓜皮，洗净后入菜青口脆爽，凉拌、爆炒、腌渍均可。西瓜皮中不仅含有丰富的维生素和烟酸，还含有多种有机酸和钙、磷、铁等矿物质。

中医认为，西瓜皮具有"清暑除烦，解渴利尿"的功效。

热量（kcal）	26.00	蛋白质（g）	0.60
脂肪（g）	0.10	碳水化合物（g）	5.80
膳食纤维（g）	0.30		

【食物成分表（100g）】

热量（kcal）	141.99	蛋白质（g）	17.49
脂肪（g）	4.46	碳水化合物（g）	8.65
膳食纤维（g）	1.46	胆固醇（mg）	62.90
食用油（ml）	0.00		

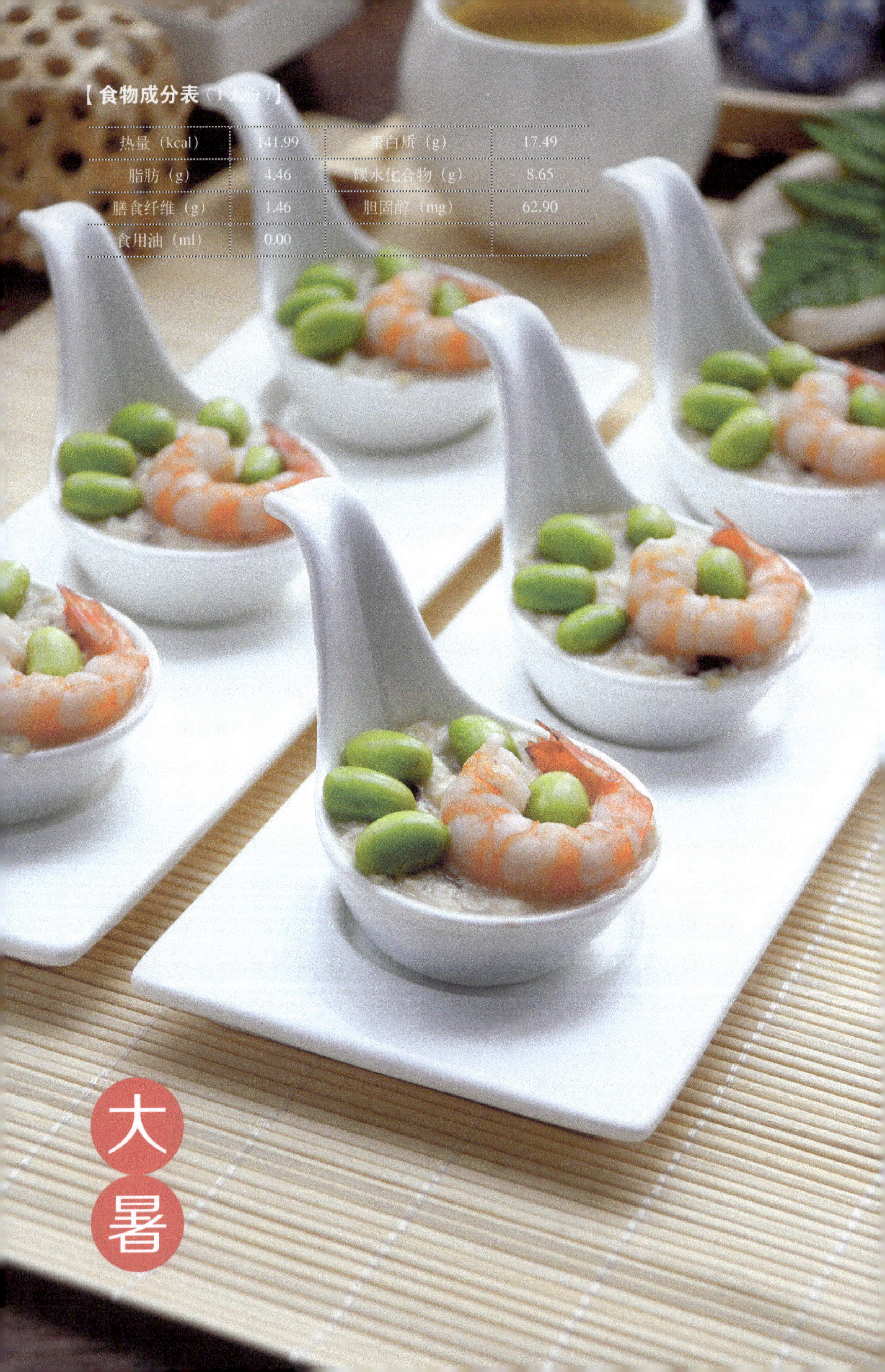

大暑

小米玉脂虾

【原料（2人份）】

草虾 85g（约 6 只，去壳后虾仁 45g）、卤水豆腐 180g、毛豆 30g、小米金汤 30g、鲜香菇 30g、生粉 0.5g、盐 2g。

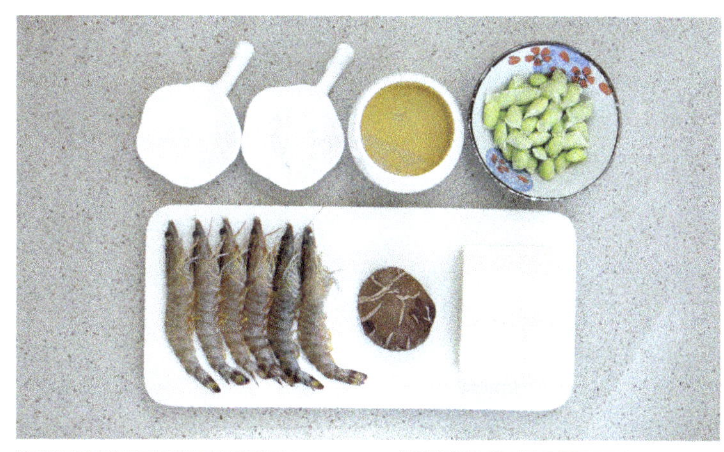

【做法】

❶ 草虾卸头去壳留凤尾，加盐（1g）、姜汁抓黏，加生粉腌渍上浆，静渍 30 分钟。

❷ 卤水豆腐切去老皮，直刀切 2cm 厚的大片，冷水入锅焯烫至水开，保持微滚 5 分钟，捞出冲凉后沥干水分，置于案板上用刀按塌成泥。

❸ 毛豆入沸水锅中焯烫，变色迅速捞出，投入冰淡盐水中泡凉；鲜香菇洗净，沸水焯烫后冲凉，沥干水分后切 0.5cm 的小丁。

❹ 将香菇丁拌入豆腐泥中，加盐（1g）、生粉拌匀成馅，盛入抹过猪油的瓷勺中，分别摆上 1 个虾仁和几颗毛豆；将瓷勺移入平盘，蒸笼旺火上气，蒸 5 分钟取出。

❺ 另取小锅，撇入平盘中的汤汁，加小米金汤煮沸，浇在虾仁豆腐上即可。

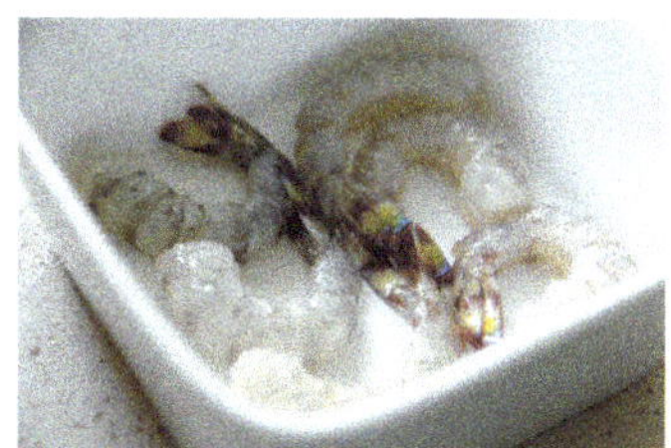

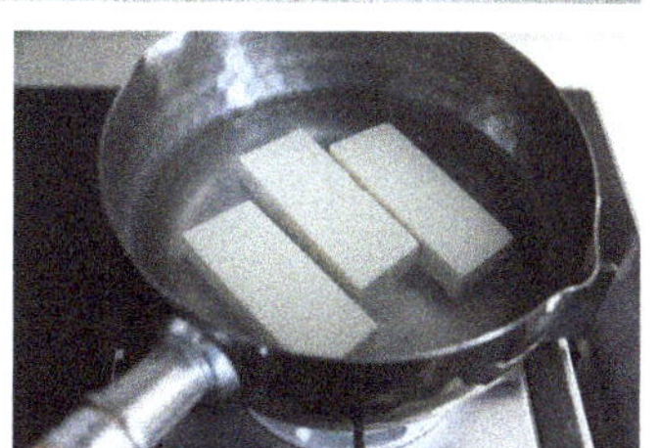

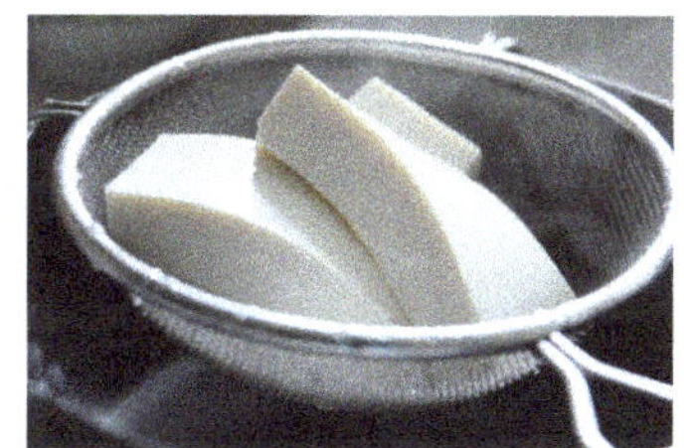

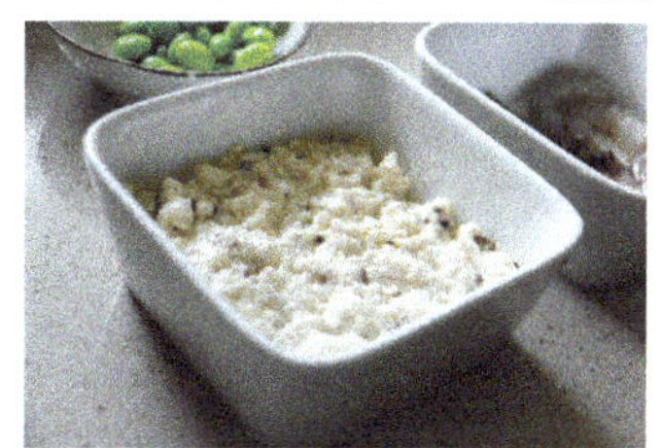

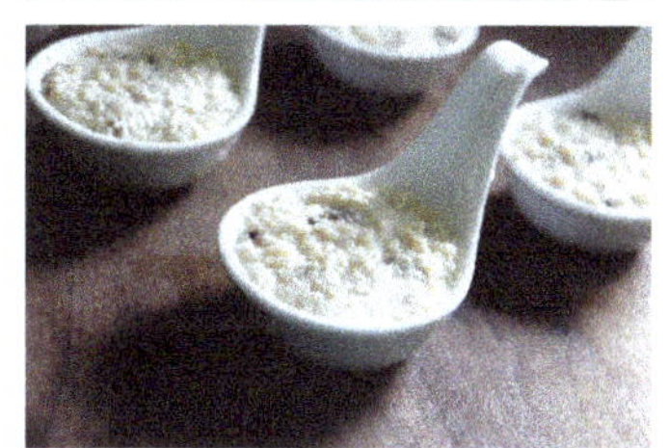

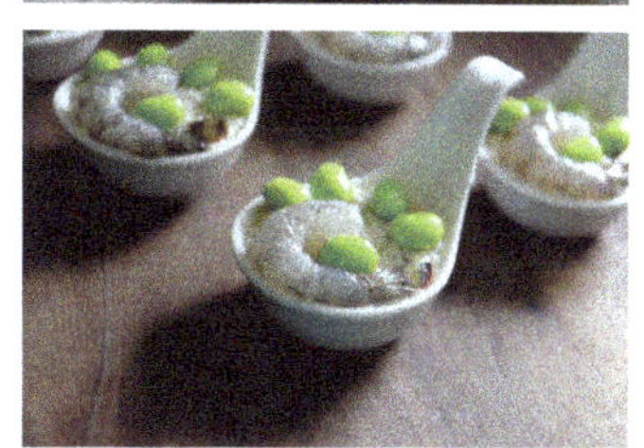

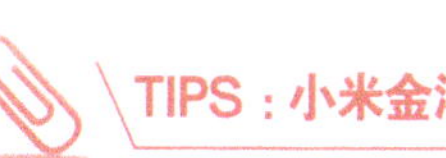

📎 **TIPS：小米金汤的预制**

【原料（1人份）】
小米、国产长南瓜、鸡汤（或水）、盐。
【做法】
1. 小米洗净，带少量的水上笼蒸熟；南瓜蒸熟刮出瓜茸。
2. 鸡汤（或水）入锅，加盐调味，加入小米和南瓜茸煮沸，用纱布滤渣取金汤汁待用。

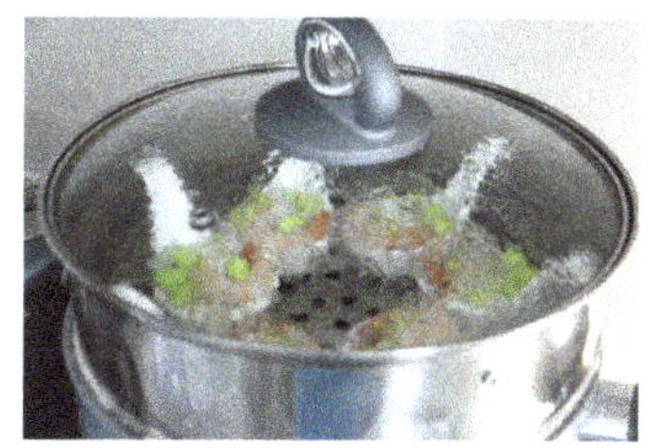

海蜇酒酿西瓜皮

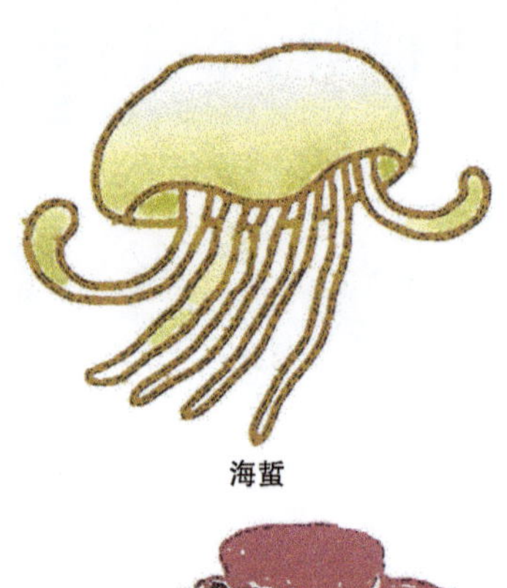

海蜇

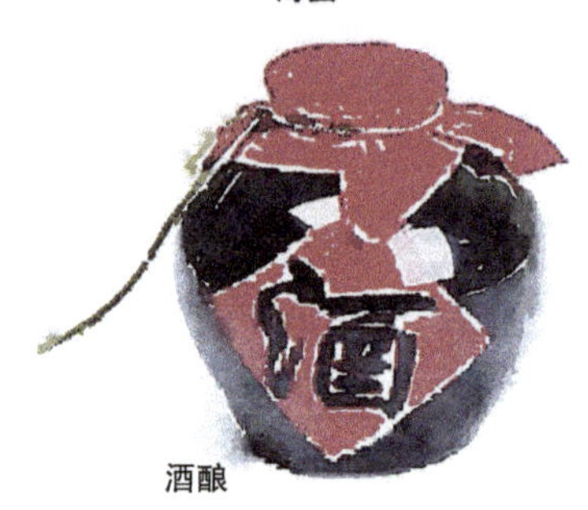

酒酿

【原料】（2人份）

海蜇头 100g、西瓜皮 150g、葱花 10g、盐 1.5g、生抽 10ml、甜酒酿 10g、花生油 5ml。

【做法】

❶ 海蜇头斜片成 0.2cm 厚、3~4cm 长宽的片，放入冷水漂去多余盐味，捞出后再投入沸水锅中快速焯烫，捞出沥水。

❷ 西瓜皮（青色厚皮瓜为佳）洗净，用刀片下白色瓜皮肉，切成 0.1cm 厚、2~3cm 长宽的薄片，撒盐腌 10 分钟后，用纯净水冲洗，沥水待用。

❸ 将油倒入锅中，下葱花煸香关火，放入西瓜皮和海蜇片，加生抽、甜酒酿拌匀出锅。

瓜仁肉松空心菜

【原料】（2人份）

空心菜 150g、肉松 15g、西瓜子仁 10g、盐 1g、花生油 4ml。

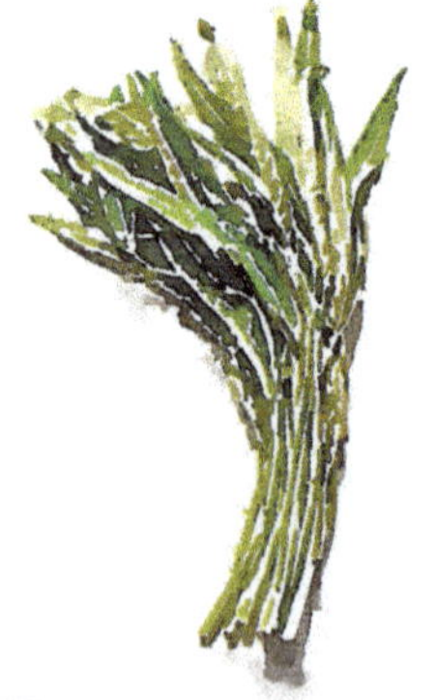

空心菜

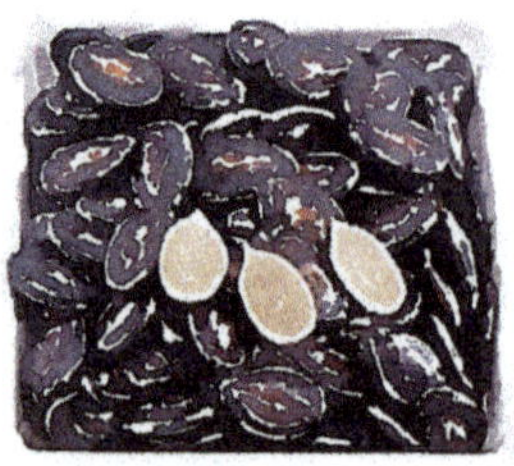

西瓜子仁

【做法】

❶ 空心菜摘去老根和老叶，洗净切 2cm 长的段，沥水待用。

❷ 将油倒入锅中，加热后放入空心菜煸炒，半熟时加入瓜子仁，加盐调味，略微翻炒后出锅装盘。

❸ 将肉松撒在空心菜上，吃时拌开即可。

PS

瓜子仁可预先烤熟，冷却后放入密封容器内保存，使用时按需取用。

南瓜淮山寸骨

【原料（2 人份）**】**

猪肋排 200g、南瓜 30g、淮山片（干）10g、
生姜 3g、盐 2g、料酒 3ml。

【做法】

❶ 猪肋排斩成 4~5cm 长的寸骨，冷水入锅焯
透，捞出洗净血沫沥水待用；南瓜削皮，挖去
籽囊，瓜肉切成大块。

❷ 将肋排放入锅中，加水（没过肋排），放淮
山片、生姜片、料酒大火煮沸后改小火焖煮 40
分钟。

❸ 将南瓜块放入②中继续焖煮 10 分钟直至各
料酥烂，挑去姜片，加盐调味即可。

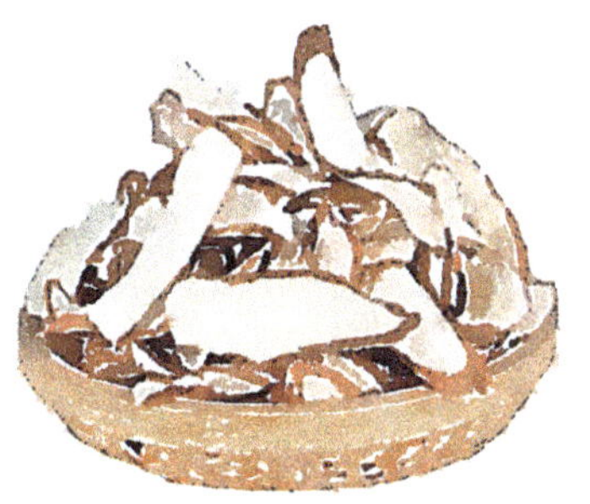

淮山药

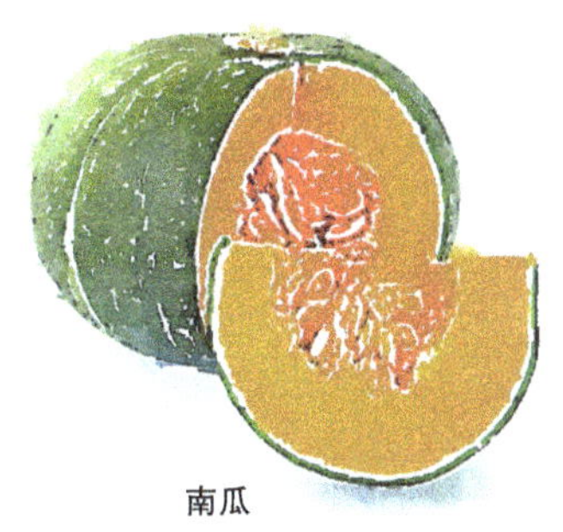

南瓜

虫草竹叶童子鸡

【原料（2 人份）**】**

童子鸡 300g、虫草花 20g、干竹叶 2g、生姜
3g、盐 2g、料酒 3ml。

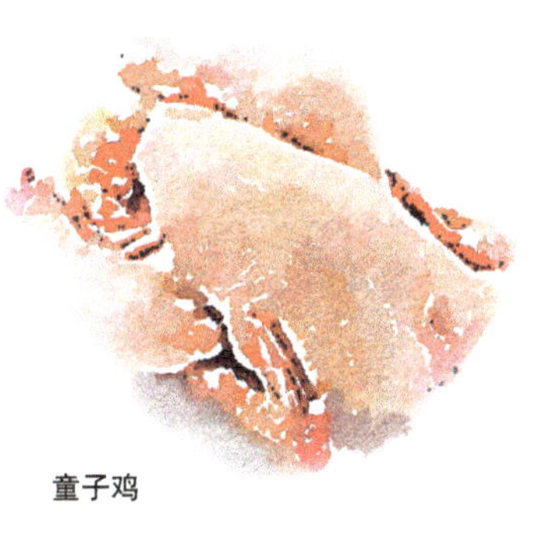

童子鸡

【做法】

❶ 童子鸡洗净斩块，冷水入锅焯透，捞出冲净
血沫，沥水待用。

❷ 虫草菇温水泡软，去老根洗净；干竹叶温水
泡软；生姜切片。

❸ 取 1000ml 大小的煲仔，放入鸡块、虫草
花、姜片、竹叶，加料酒、清水（原料的 1.5
倍），大火煮沸后改小火焖至鸡肉酥软，挑去
竹叶、葱姜后加盐调味即可。

竹叶

夏季常见食材

丝瓜

鱼腥草

蚕豆

香荽

杨梅

河虾

苦瓜

豌豆

鳝鱼

荔枝

绿豆

西瓜

甜瓜

毛豆

豇豆

茭白

金橘

青椒

茄子

空心菜

桃子

番茄

苋菜

西葫芦

冬瓜

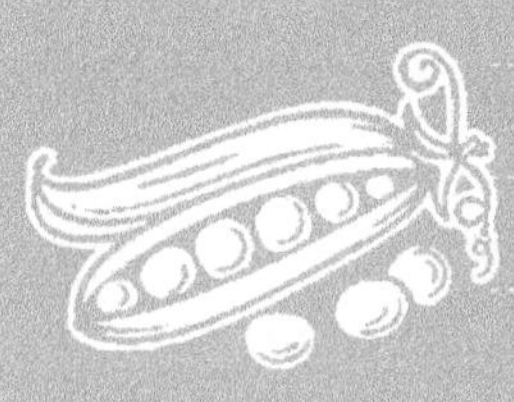

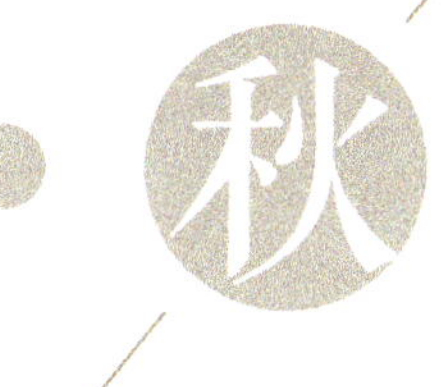
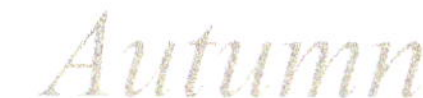

Autumn · 秋 · Autumn

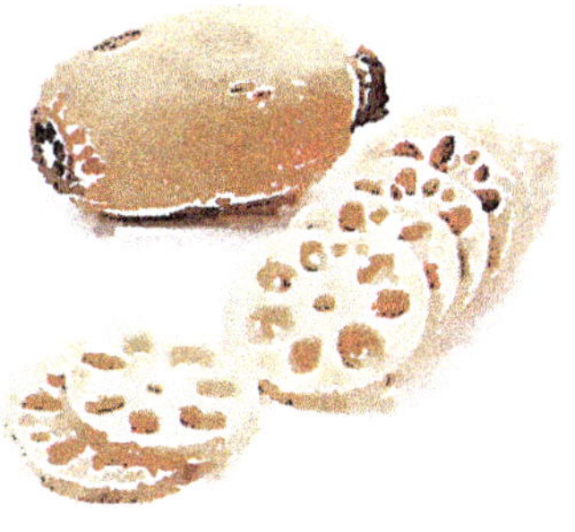

立秋

处暑

白露

秋分

寒露

霜降

立 * 秋

the Beginning of Autumn

时间

8月7日~8月9日。

三候

凉风至；

白霜降；

寒蝉鸣。

* 饮食习俗 *

口 立秋是秋季的第一个节气，预示着秋天的来临。但仍处在高温闷热的中伏之中。

口 清代有「立秋预日，陈冰瓜，蒸茄脯，煎香薷饮，谓秋后无余暑疟痢之疾」的食俗记载。民谚也有「立秋吃茄子」的说法。

口 中医认为，秋属金，在脏属肺，主燥。秋季的饮食养生，应遵循「秋冬养阴」的原则，宜多食用滋阴润燥的食物。

* 节气食材 *

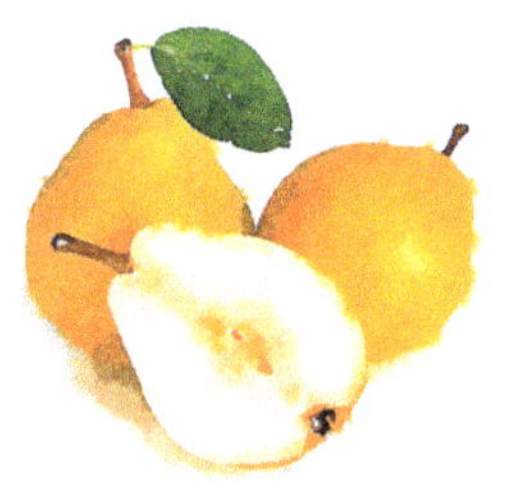

雪梨　¤ Pear

柔嫩如白雪，多汁儿甘甜，味甘性寒，含苹果酸、柠檬酸、多种维生素和纤维素，可生食，也可蒸煮后食用。

中医认为，雪梨具"生津润燥、清热化痰"的功效，尤其适合秋天食用。

热量（kcal）	79.00	蛋白质（g）	0.90
脂肪（g）	0.10	碳水化合物（g）	20.20
膳食纤维（g）	3.00		

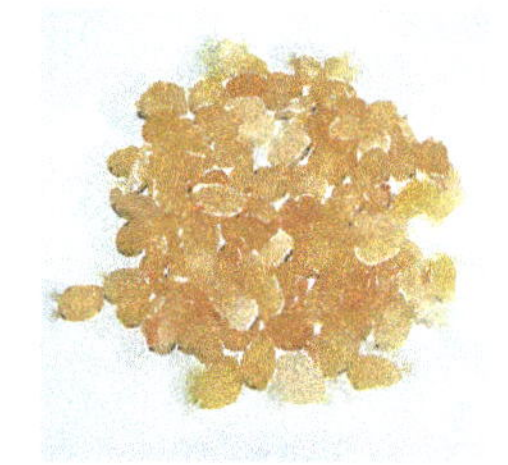

雪莲子　¤ Lotus Son

学名皂角米，是皂荚的果实，主要产于云南、贵州等地。秋季果实成熟时采收，剥取种子晒干而成，属高热量、高碳水化合物、低脂肪食物。干品需浸泡水发，适宜炖煮。

中医认为，雪莲子有"润燥通便，祛风消肿"的功效。

热量（kcal）	364.00	蛋白质（g）	17.00
脂肪（g）	2.00	碳水化合物（g）	67.00
膳食纤维（g）	1.20		

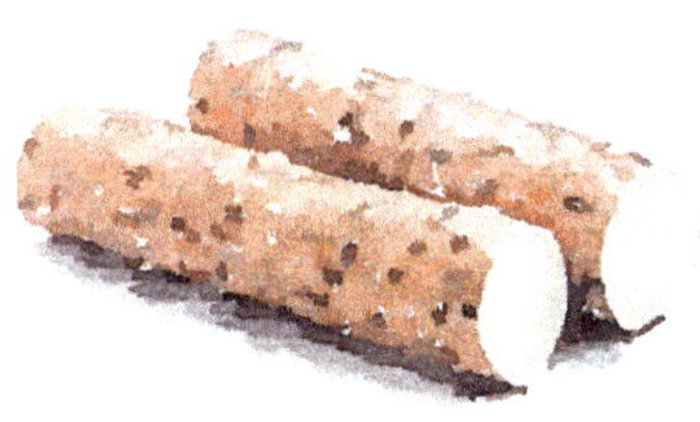

山药　¤ Yam

学名薯蓣，我国传统的药食同源食材，含有大量的黏液蛋白、维生素及微量元素，生食、熟食均可。

《本草纲目》中记载山药有"益肾气，健脾胃，止泄痢，化痰涎，润皮"的功效。

热量（kcal）	56.00	蛋白质（g）	1.90
脂肪（g）	0.20	碳水化合物（g）	12.40
膳食纤维（g）	0.80		

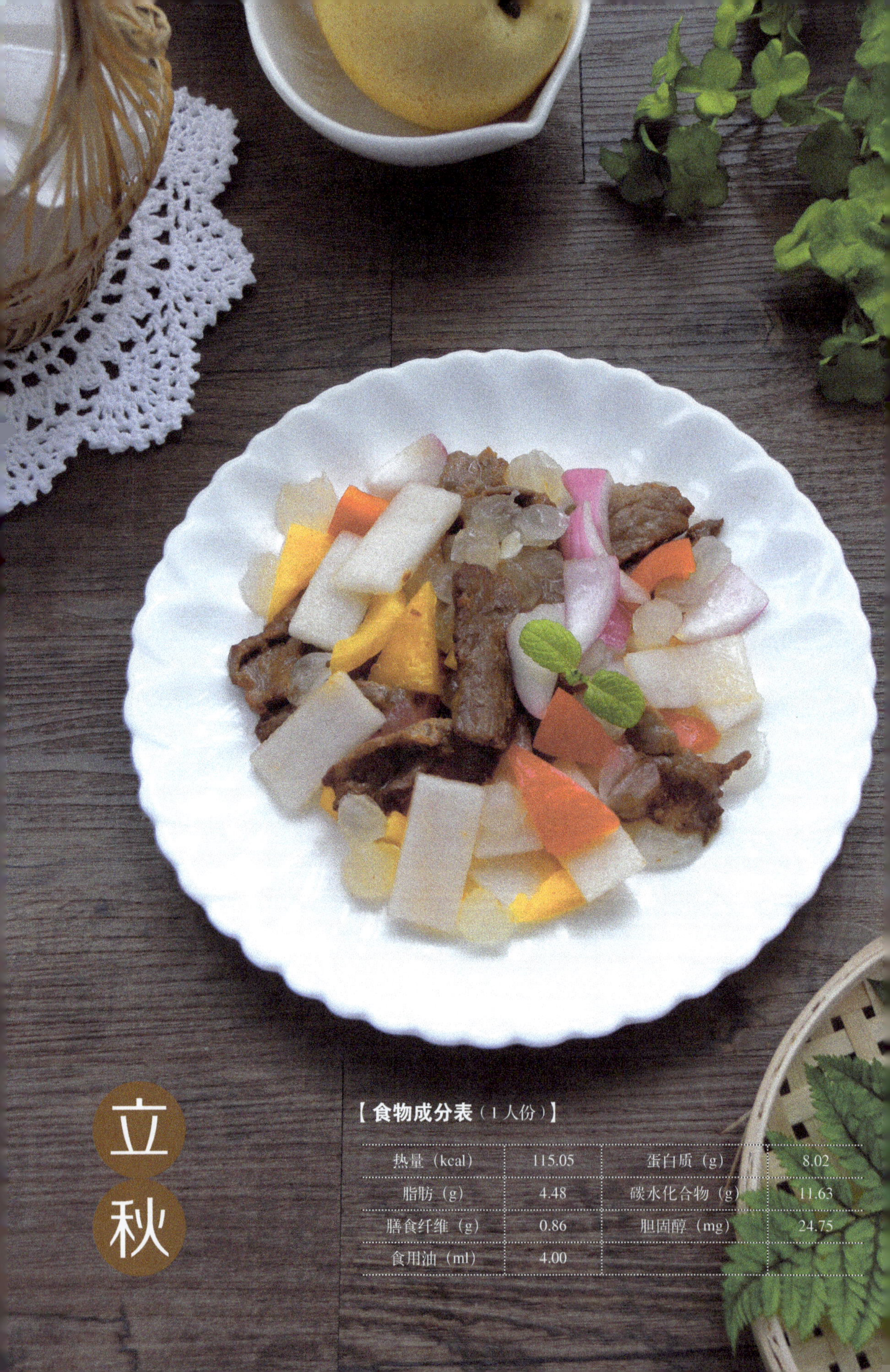

【食物成分表（1人份）**】**

热量（kcal）	115.05	蛋白质（g）	8.02
脂肪（g）	4.48	碳水化合物（g）	11.63
膳食纤维（g）	0.86	胆固醇（mg）	24.75
食用油（ml）	4.00		

双雪牛里脊

【原料】（2 人份）

牛里脊肉 60g、雪梨 50g、雪莲子（干）20g、红黄彩椒共 50g、洋葱 25g、蚝油 5ml、生抽 3ml、老抽 3ml、花雕 2ml、生粉 3g、蛋液 2g、雪碧 3ml、食用油（实际用量）8ml、盐 0.5g。

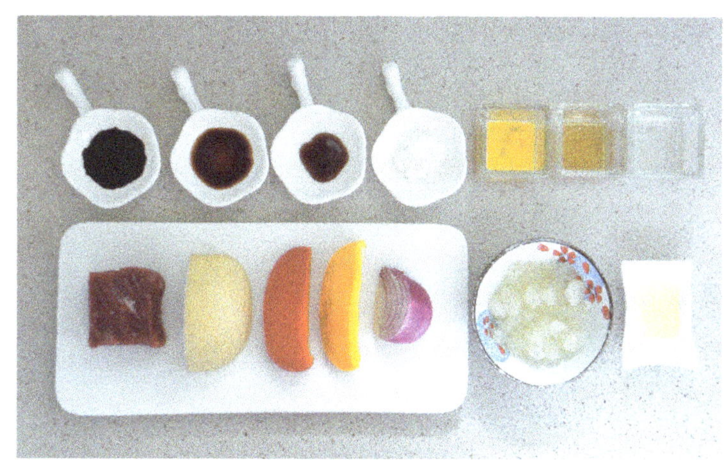

【做法】

❶ 牛里脊顶丝切 2.5cm 见方、0.2cm 厚的片，用小苏打（10g/500g 牛肉）拌入渍 30 分钟，放冷水冲尽碱味，沥水后平铺于干净的毛巾上，卷起吸干水分，入盆依次加生抽、蚝油、老抽、花雕顺时针搅拌上劲，再加入生粉、蛋液、雪碧拌均匀，覆保鲜膜入冰箱冷藏静渍 2~3 小时。

❷ 雪莲子隔夜泡软，挑去杂质，带水上笼蒸 30~40 分钟，取出晾凉；雪梨去皮去核，切 2cm 见方的片，入沸水锅中焯烫 1 分钟捞出，入冷盐水泡凉；青黄彩椒和洋葱分别切 2cm 见方的三角片。

❸ 将 2 倍于牛肉的花生油倒入炒锅，烧制四成（120~150℃），中火保持油温，均匀放入牛肉片，用筷子轻轻搅动（以防粘连），5~6 分钟待牛肉转色成熟，倒入铁丝漏网沥油。

❹ 依次将洋葱、彩椒倒入③的锅中（不洗锅）煸炒，加盐调味，关火放入雪莲子、牛肉片、雪梨拌均匀即可。

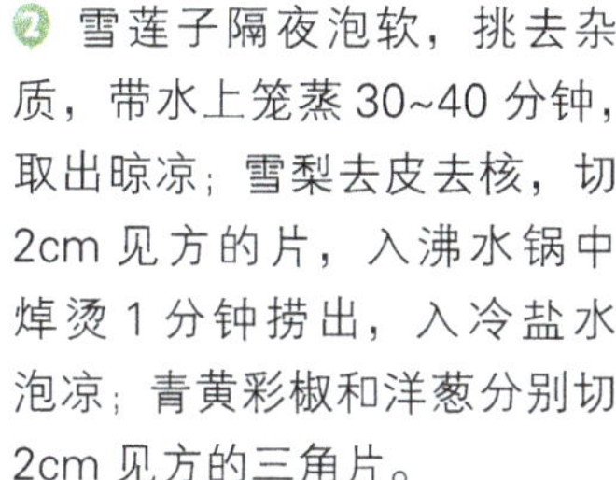

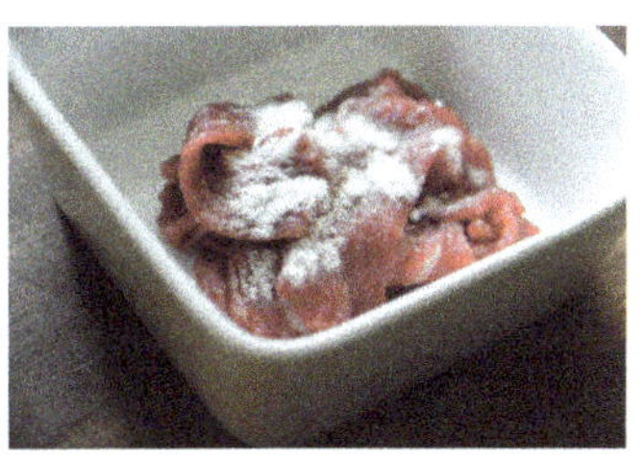

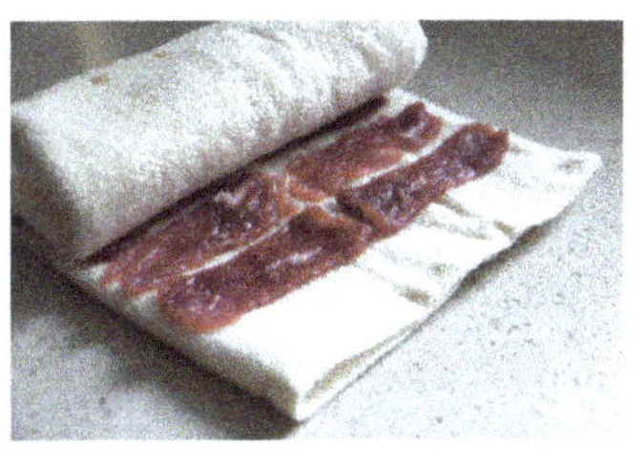

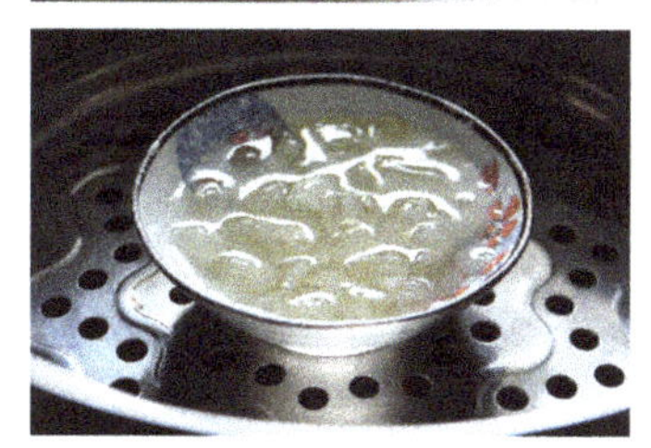

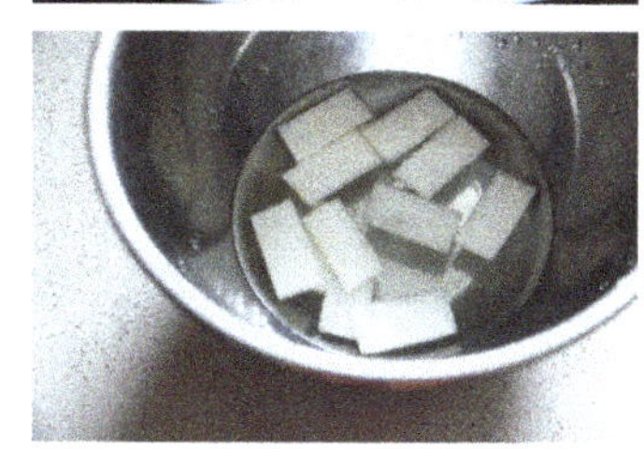

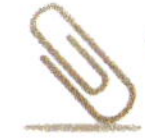 **TIPS：小苏打嫩肉处理**

牛肉中加入小苏打可使肉质变嫩，但渍后一定要用冷水冲洗，否则残留的碱味会影响肉的口感。

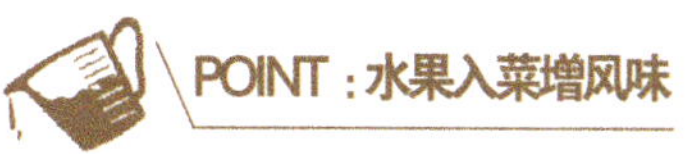 **POINT：水果入菜增风味**

将雪梨等应季水果加入菜肴，可增加菜品新意，丰富口感。

黄精煨猪肘

【原料（4 人份）**】**

猪蹄膀（去骨）200g、山药 50g、黄精 4g、小葱 3g、生姜 3g、盐 2g、料酒 3ml。

【做法】

❶ 蹄膀冷水入锅，焯透后捞出洗净血沫，沥水待用。

❷ 山药去皮，切 0.5cm 厚的大片；黄精洗净沥水；小葱打结，生姜切片。

❸ 取中等煲仔，放入蹄膀、葱结、姜片、黄精、料酒，加水（2 倍于原料）大火煮沸后，转小火焖煮 1 小时，加盐调味，放入山药片，续煮 30 分钟即可。

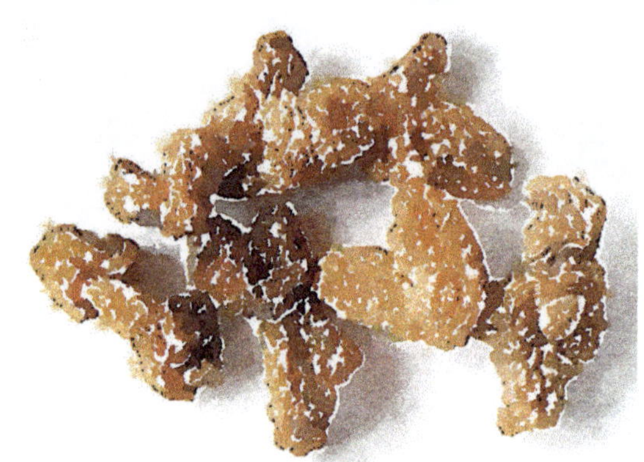

黄精

琥珀冬瓜

【原料（2 人份）**】**

冬瓜 150g、肉汁 50ml、小米金汤 50ml、生粉 2g、盐 1.5g。

【做法】

❶ 冬瓜洗净，去皮去籽，切 3cm 见方的块，直刀切十字花刀，刀深至 2/3，入沸水锅中焯烫，捞出沥水；生粉加水调成水淀粉待用。

❷ 将冬瓜块放入碗中，浇入肉汤和小米金汤，加盐调味，用保鲜膜封上碗口上笼蒸至冬瓜酥软。

❸ 撇出汤汁入锅，加水淀粉勾薄芡浇在冬瓜上即可。

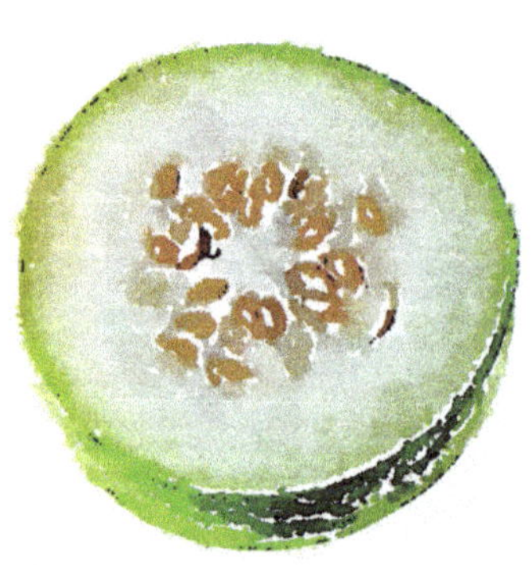

冬瓜

PS

肉汁为平时炖排骨或猪肉时的汤汁，去油分包后可冷冻保存，随用随取。小米金汤为小米和南瓜混合熬制的杂粮汤汁，具体做法详见 P73。

百合莲子柠檬鱼

【原料】（2人份）

龙利鱼 120g、鲜百合 20g、莲子（涨发）20g、柠檬 10g、小葱 3g、生姜 3g、生粉 2g、盐 2g、白葡萄酒 4ml、蜂蜜 2g。

【做法】

❶ 龙利鱼切 2cm 宽、4cm 长、0.2cm 厚的片，用厨房纸吸去水分后，加盐（1g）、柠檬汁（柠檬挤汁 1~2 滴）、白葡萄酒腌渍 20 分钟。

❷ 百合掰开分瓣洗净；莲子去心浸泡，上笼蒸酥；柠檬切薄片；小葱切 2cm 长段，生姜切小片；生粉加水调成水淀粉待用。

❸ 将百合、莲子、葱段、姜片、柠檬片放入锅中，加水（没过原料）煮沸，转小火煮至百合酥软，挑出葱、姜和柠檬片，加盐（1g）、蜂蜜调味。

❹ 水锅煮沸，改小火保持微滚，汆入龙利鱼片，鱼肉转色迅速捞出放入③中，煮沸后加水淀粉勾薄芡即可。

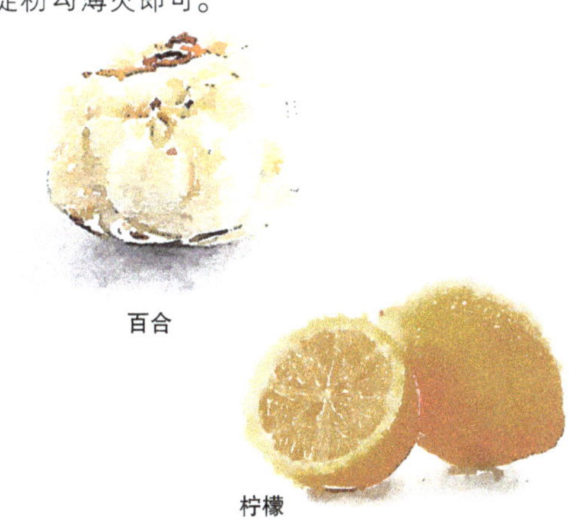

百合

柠檬

豇豆杭菊炖豆腐

【原料】（2人份）

中豆腐 150g、豇豆 50g、杭白菊 5g、猪五花肉茸 20g、生姜 3g、盐 2g、料酒 3ml。

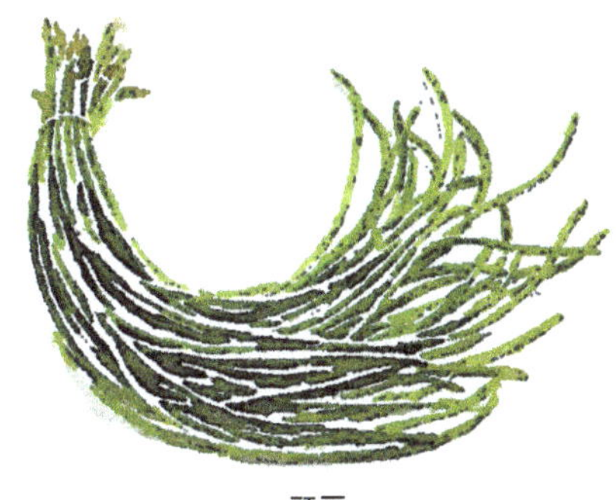

豇豆

【做法】

❶ 豆腐切 2cm 见方的块，入沸水锅中焯水，捞出冲凉沥水待用。

❷ 豇豆洗净，直刀切末；生姜切末；杭白菊用 50ml 温水浸泡 20 分钟，取汤水待用。

❸ 炒锅滑油，下姜末煸香后，放入五花肉茸和豇豆末煸炒，加菊花水、盐、料酒调味，放入豆腐小火炖 5 分钟后出锅入碗。

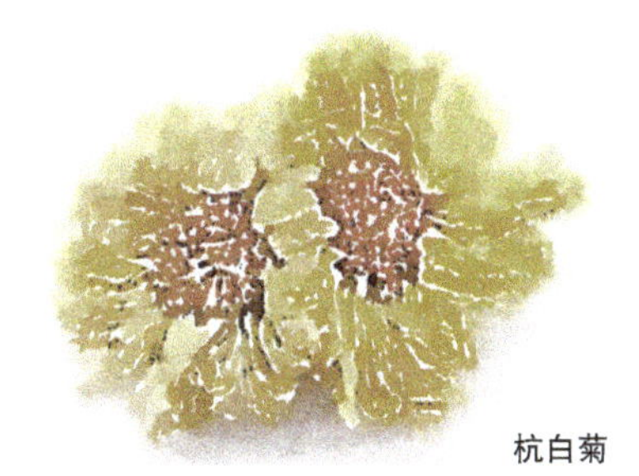

杭白菊

处 ＊ 暑

the End of Heat

＊ 饮食习俗 ＊

时间

8月22日~8月24日。

三候

鹰乃祭鸟，
天地始肃，
禾乃登。

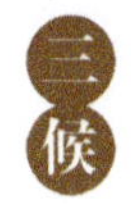

▢ 处暑，暑气至此而止矣。处暑过后天气转凉，中午热，早晚凉，昼夜形成较大的温差。人体内的阴阳之气也随之转换。

▢ 处暑节气宜食清热安神之品，以起到调养身心的作用。

✳ 节气食材 ✳

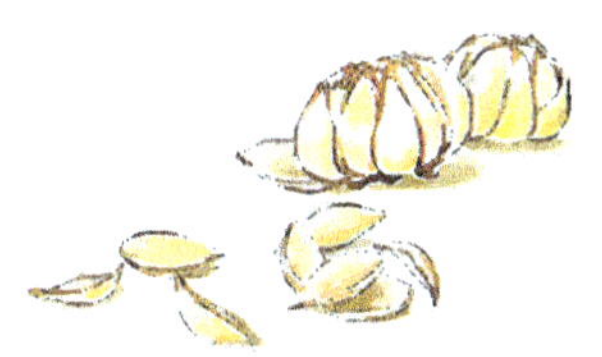

百合 ▫ Lilium Brownii

原产于中国，各地都有栽培，秋季采挖，可鲜食可干制，可入菜亦可入药。百合中除了含有淀粉、蛋白质、脂肪、钙、磷、铁和多种维生素等营养物质，还含有秋水仙碱等多种生物碱。中医认为，百合有"润肺止咳，清心安神"的功效。

热量（kcal）	162.00	蛋白质（g）	3.20
脂肪（g）	0.10	碳水化合物（g）	38.80
膳食纤维（g）	1.70		

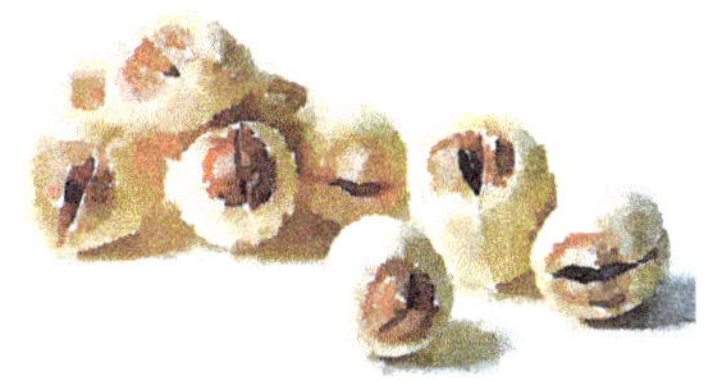

莲子 ▫ Lotus Nut

莲藕的种子。莲子营养十分丰富，除含有大量淀粉外，还含有 β 谷甾醇、生物碱及丰富的钙、磷、铁等矿物质和维生素。
中医认为，莲子有"清热、固精、安神、强心"的功效。

热量（kcal）	350.00	蛋白质（g）	17.20
脂肪（g）	2.00	碳水化合物（g）	67.20
膳食纤维（g）	3.00		

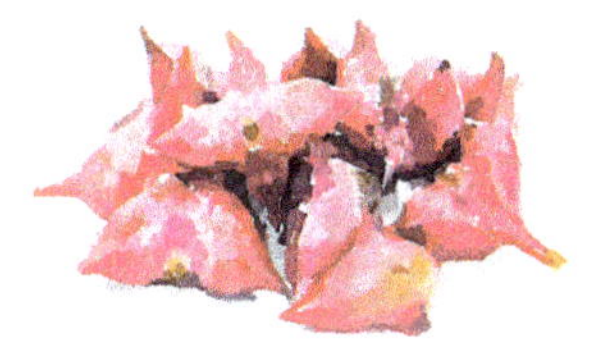

菱角 ▫ Water Chestnut

原产欧洲，中国南方，尤其以长江下游太湖地区和珠江三角洲栽培最多，8月份左右成熟。菱角可生食亦可蒸煮后食用，亦可熬粥食。菱角含有丰富的蛋白质、不饱和脂肪酸及多种维生素和微量元素。《本草纲目》中记载：菱角能补脾胃，强股膝，健力益气。

热量（kcal）	101.00	蛋白质（g）	4.50
脂肪（g）	0.10	碳水化合物（g）	21.40
膳食纤维（g）	1.70		

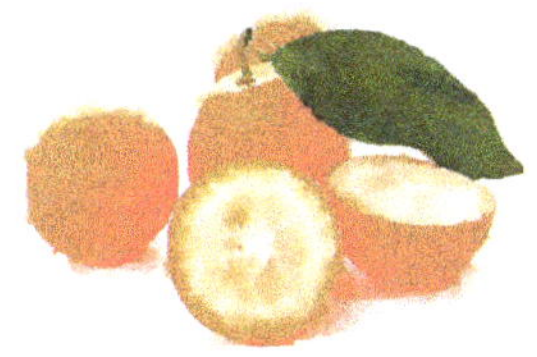

金橘 ▫ Cumquat

又名金柑，原分布中国东南沿海各地，其中广东地区种植和食用金柑的历史最悠久，是名副其实的金橘之乡。金橘果实含有丰富的维生素C、金橘苷等成分，洗净后可直接嚼食，也可榨汁喝，或制成蜜饯。金橘皮的营养物质比金橘肉还要多，所以最好果皮和果肉一起吃。
中医认为，金橘有"行气解郁，消食化痰，生津利咽，醒酒"的功效。

热量（kcal）	58.00	蛋白质（g）	1.00
脂肪（g）	0.20	碳水化合物（g）	12.30
膳食纤维（g）	1.40		

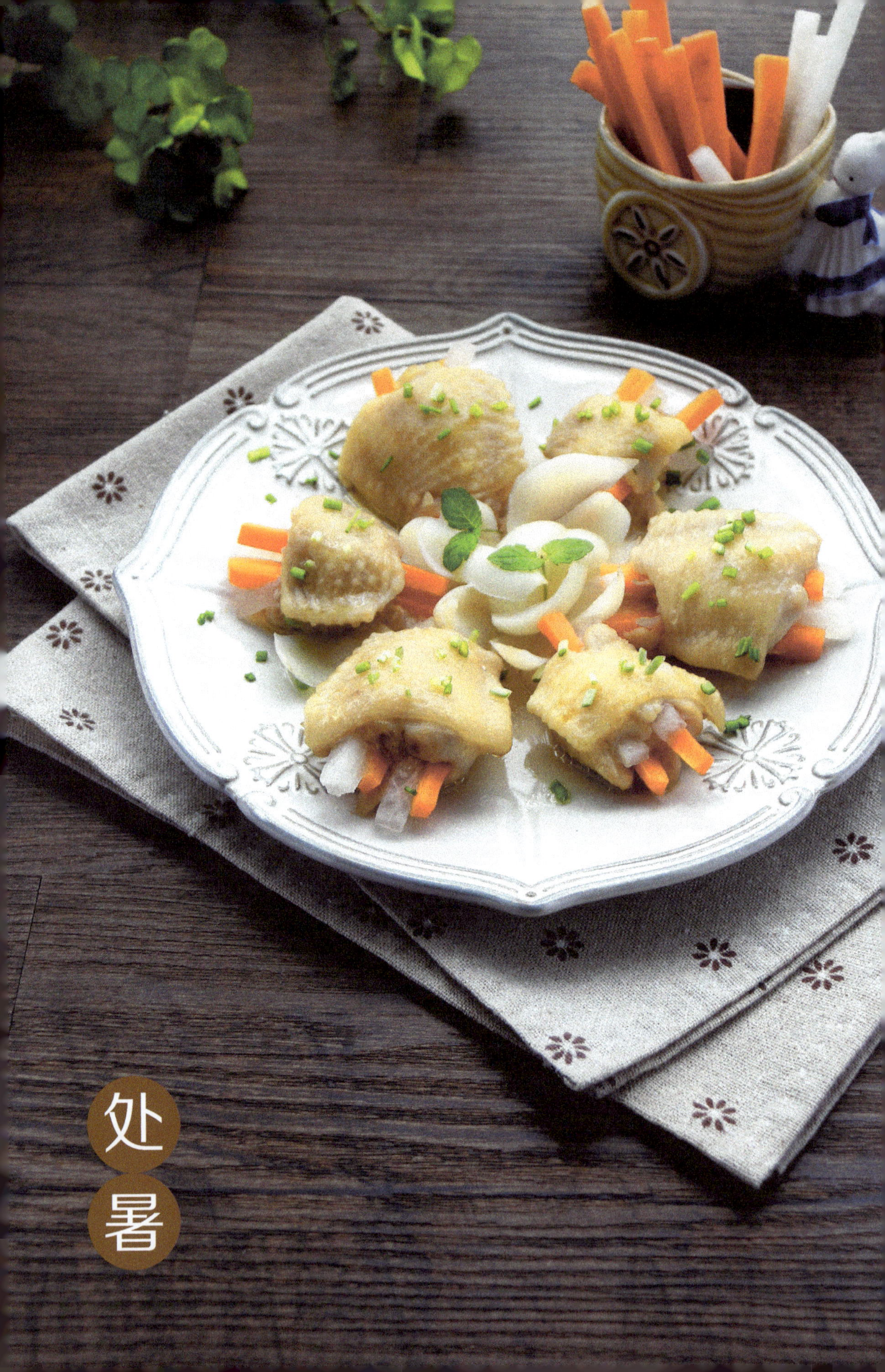
处
暑

百合酿鸡翼

【原料】（2 人份）

鸡中翅（3 个带骨）100g（去骨后 80g）、百合 15g、胡萝卜 50g、冬瓜 50g、小葱 3g、生粉 2g、盐 2.5g、生葱油 2g（花生油制）、白葡萄酒 1ml、淀粉 2g。

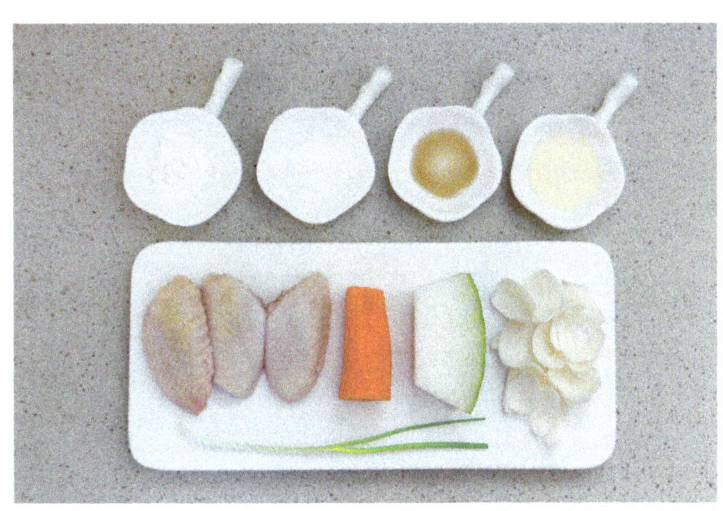

【做法】

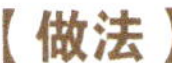 鸡翅洗净，去骨切成 2 段，加盐（1.5g）、白葡萄酒、葱、姜腌渍 30 分钟，挑去葱、姜，再加生粉续腌 30 分钟。

❷ 百合去根洗净，掰成小片带少量水上笼蒸 15 分钟；冬瓜去皮去囊，胡萝卜去皮，分别切 3cm 长、0.5cm 见方的条；小葱切葱花；淀粉加水调成水淀粉待用。

❸ 将胡萝卜条和冬瓜条穿入鸡翅，整齐码放于盘中（鸡翅间留有一定间隙），上笼旺火蒸 8 分钟取出。

❹ 撇出鸡翅碟中的汁水，加少量百合水，加盐（1g）调味，加葱花烧香，加水淀粉勾琉璃芡。

❺ 把百合撒在鸡翅上，浇上④的芡汁即可。

【食物成分表】（1 人份）

热量（kcal）	135.34	蛋白质（g）	9.33
脂肪（g）	7.02	碳水化合物（g）	9.65
膳食纤维（g）	0.33	胆固醇（mg）	56.50
食用油（ml）	1.00		

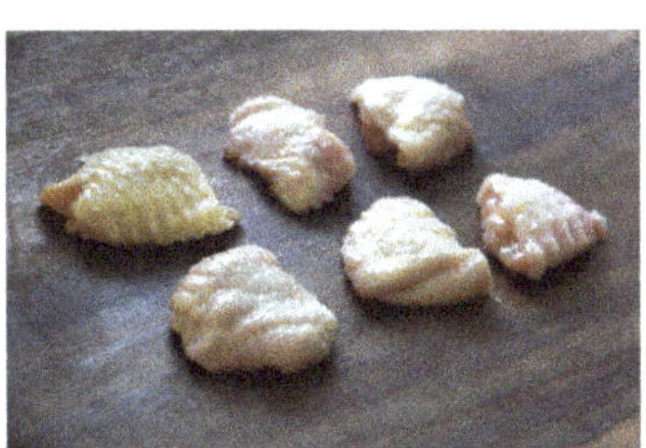
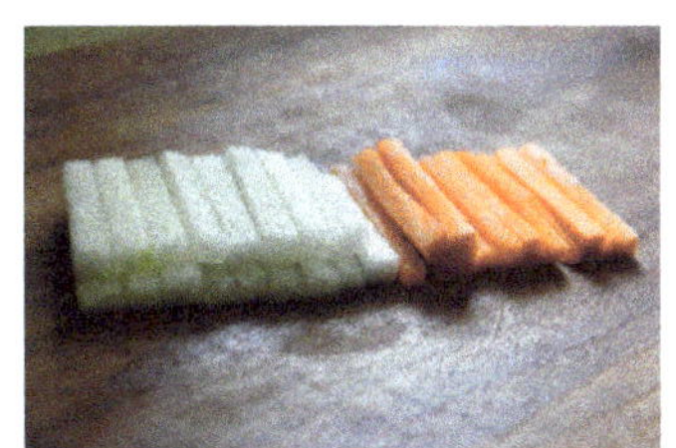
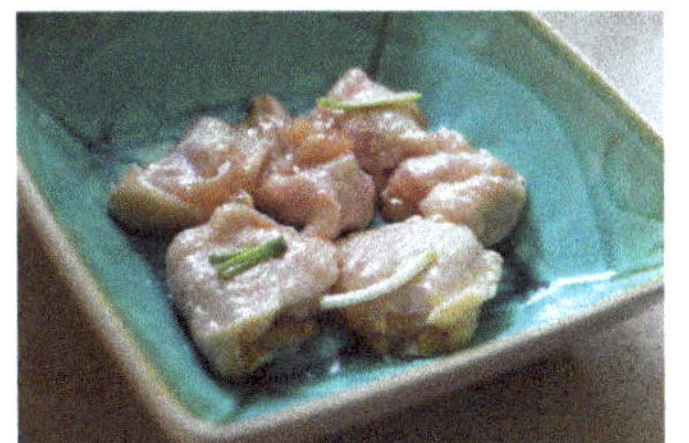
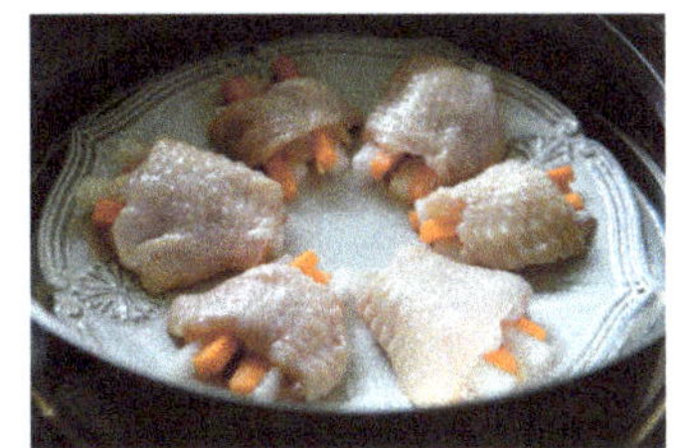
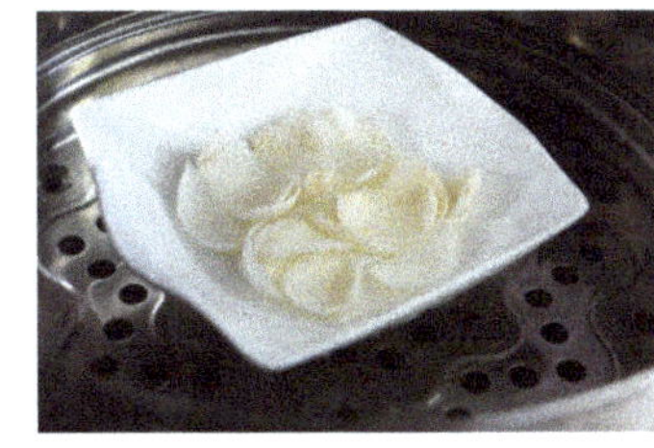

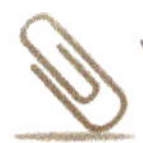

TIPS：鸡翅去骨法

用斩刀斩去鸡翅两头尖角，再从中间将鸡翅斩成两段，斩时落刀干脆利落、刀口齐平、美观，轻推抽去大骨即可。

陈皮香茅肉

【原料（5人份）】

猪五花肉 400g、陈皮 10g、香茅 3g、八角 3g、小葱 3g、生姜 3g、盐 1.5g、糖 5g、老抽 5ml、生抽 5ml、料酒 3ml。

【做法】

❶ 五花肉整块洗净，放入锅中，加入生姜、香茅、陈皮、八角、料酒、老抽、水（2 倍于原料）大火煮沸后，加盐、糖调味，改小火卤 50 分钟至肉块酥软，捞出晾凉。

❷ 将晾凉的五花肉切成 0.1cm 厚、2~3cm 见方的薄片，码入盘中。

❸ 将①中的汤汁挑去卤料，收浓后浇在②上，撒上葱花即可。

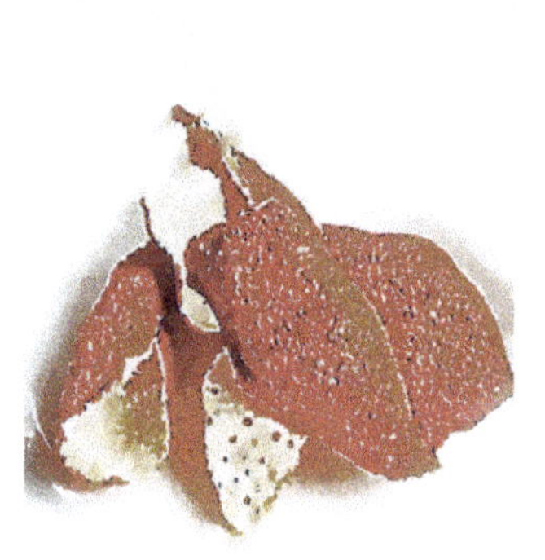

陈皮

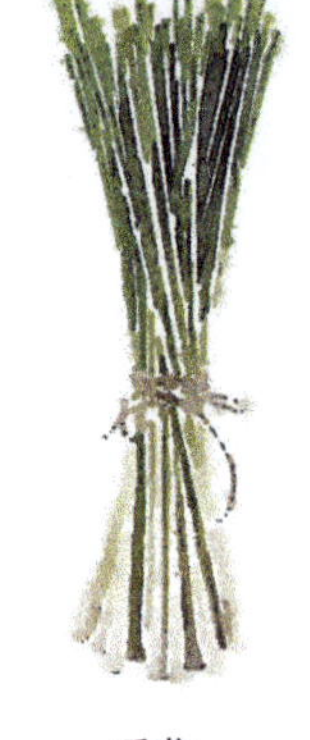

香茅

湖塘月色

【原料（2人份）】

河虾仁 75g、鲈鱼腩肉 75g、菱角肉 10g、莲藕 10g、鲜莲子 10g、海鲜菇 10g、青豆 10g、泽泻汁 10ml、盐 2g、料酒 6ml、生粉 8g、花生油 5ml。

【做法】

❶ 泽泻（6g）洗净，加 250ml 水浸泡 30 分钟，小火煎 30 分钟成汁待用。

❷ 鲈鱼腩肉切 1cm 见方丁，虾仁挑去沙肠，分别加盐（0.75g）、料酒（3ml）、生粉（4g）腌渍上浆；放入冰箱冷藏静渍 30 分钟。

❸ 菱角带壳放入水锅，小火煮 20 分钟，捞出冲凉去壳取菱角肉，改刀成 1.5cm 见方的丁；莲藕洗净去皮，改刀 1cm 见方菱形丁，上笼蒸酥；莲子去皮焯水，捞出晾凉；海鲜菇去根焯水，捞出冲凉，挤干水分切 1.5cm 长的段；青豆入沸水焯透，捞出冲凉沥水；小葱切葱花待用。

❹ 水锅煮沸，改小火保持微滚，余入虾仁和鱼丁，转色捞出沥水。

❺ 将花生油倒入炒锅，下葱花煸香，放菱角丁、藕丁、莲子、海鲜菇、青豆、泽泻汁（10ml），加盐（0.5g）调味翻拌，再放入虾仁、鱼丁轻轻拌均匀即可。

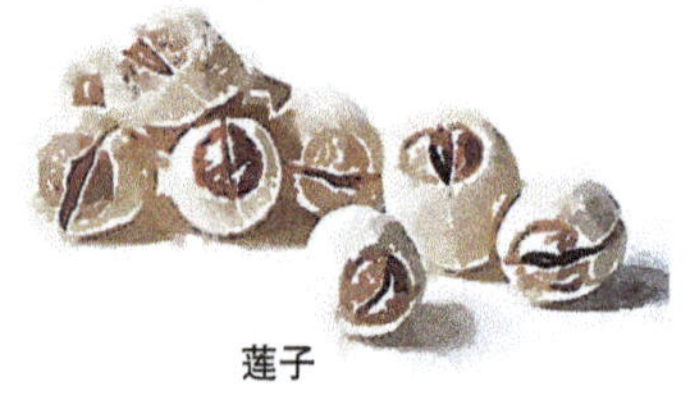

莲子

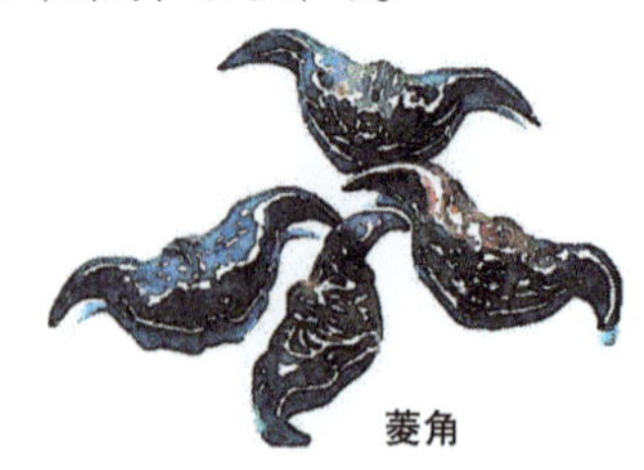

菱角

紫苏香菇牛肉片

【原料】（2 人份）

牛里脊肉 80g、鲜香菇 160g、紫苏叶 5g、青黄彩椒 20g、生姜 3g、大蒜籽 3g、老抽 5ml、蚝油 5ml、料酒 3ml、糖 4g、生粉 5g、生抽 6ml、花生油（实际用油量）8ml。

【做法】

❶ 牛里脊肉切 2cm 宽、4cm 长、0.2cm 厚的片，用老抽、蚝油、料酒、糖、生粉腌渍上浆，静渍 30 分钟。

❷ 香菇洗净，入沸水锅中烫软，捞出沥水晾凉，切 1cm 宽的条；青黄彩椒洗净切 2cm 见方菱形片；京葱洗净，切 0.5cm 厚的片；大蒜籽、生姜切指甲片；紫苏叶洗净，切末。

❸ 炒锅滑油，保持中火加入牛肉片煸炒散开，待色变肉熟，连油带肉一起出锅，滤网沥油（还可用吸油纸吸去牛肉表面的浮油）。

❹ 炒锅不洗，下蒜姜片、京葱片煸香，再放入彩椒片、香菇条煸炒，加生抽调味，关火拌入牛肉和紫苏叶碎即可。

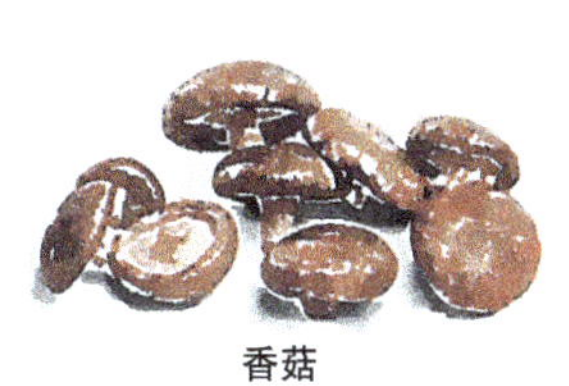

香菇

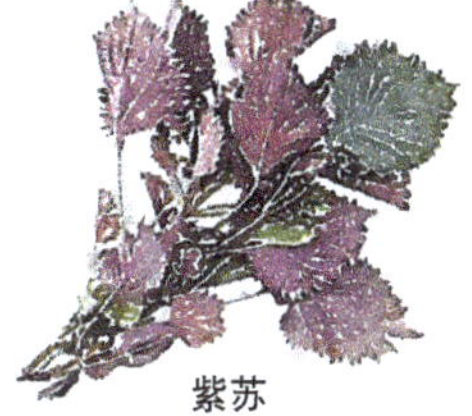

紫苏

金橘炖鲫鱼

【原料】（2 人份）

鲫鱼（带骨）250g、金橘 50g、鲜蘑菇 20g、生姜 5g、小葱 3g、盐 2g、料酒 3ml、胡椒粉 1g、花生油 8ml。

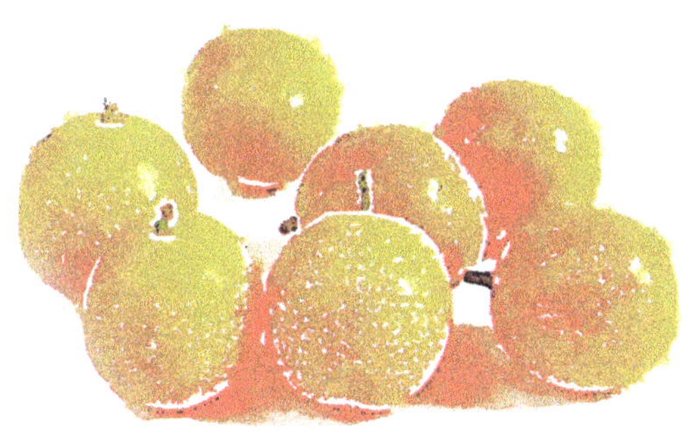

金橘

【做法】

❶ 鲫鱼宰杀洗净沥水；蘑菇洗净切 0.2cm 片；金橘洗净直刀切 0.3cm 圆片，去籽；生姜切片，小葱打葱结。

❷ 油入锅加热，下葱、姜略煸，放入鲫鱼两面煎香，烹料酒，加入约 3 倍于原料的开水，大火煮沸后改小火将鱼汤滚白，加入蘑菇煮 5 分钟后，再放入金橘煮 2 分钟，加盐、胡椒粉调味即可。

白露

White Dew

＊ 饮食习俗 ＊

白露，是草木上可见到白色露水的意思，是天气转凉的象征。白露是整年中昼夜温差最大的一个节气。

在饮食调节上，宜以清润养阴的食物为主，增强体质，多喝汤粥以补充水分，预防秋燥。

时间

9月7日～9月9日。

三候

鸿雁来；

玄鸟归；

群鸟养羞。

＊ 节气食材 ＊

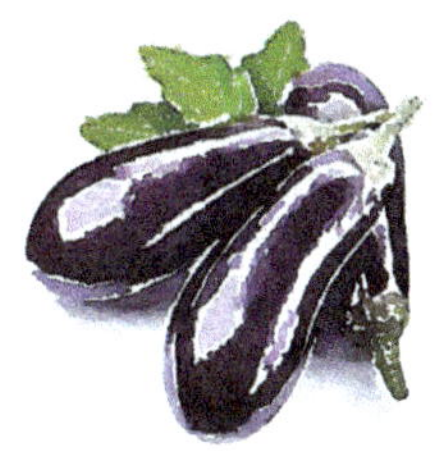

茄子 ▫ Eggplant

茄子最早产于印度，公元 4~5 世纪传入中国，我国各地均有栽培。茄子形状有长或圆，大小变异极大，颜色有白、红、紫等。茄子的吃法荤素皆宜，既可炒、烧、蒸、煮，也可油炸、凉拌、做汤。茄子中维生素 P 的含量很高，维生素 P 能增强毛细血管的弹性，降低脆性及渗透性。

热量（kcal）	23.00	蛋白质（g）	1.10
脂肪（g）	0.20	碳水化合物（g）	4.90
膳食纤维（g）	1.30		

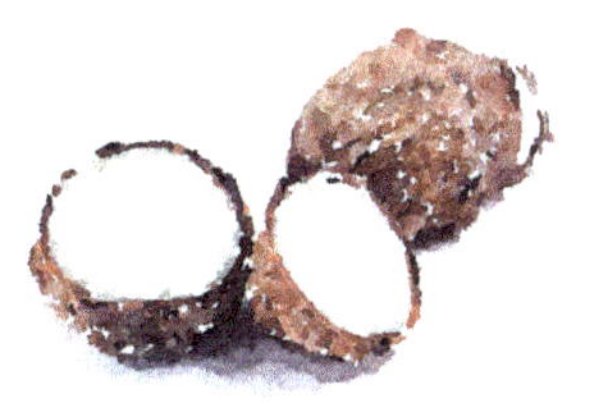

芋头 ▫ Taro

又称芋艿，原产印度，在我国珠江流域及台湾地区广泛种植。芋头中含有较多的黏液皂素和多种微量元素，淀粉含量很高，可入菜也可作主食，煮、蒸、煨、烤、烧、炒、烩均可。在东南沿海一带，有中秋吃芋艿的习俗。

中医认为，芋头有"消疬散结"的功效。

热量（kcal）	81.00	蛋白质（g）	2.20
脂肪（g）	0.20	碳水化合物（g）	18.10
膳食纤维（g）	1.00		

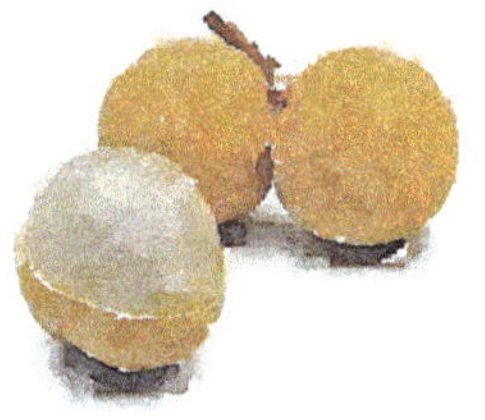

龙眼 ▫ Dried Longan Pup

又称桂圆肉，主产于广东、福建、台湾、广西等地。7~10 月果熟采摘，可做水果生食，亦可制成干品入膳。龙眼含有丰富的维生素 C 和钾，糖分含量很高，还有很高的药用价值，可制成果羹、浸酒，熬成膏剂服用。

中医认为，龙眼有"补益心脾、养血宁神、健脾止泻、利尿消肿"的功效。

热量（kcal）	317.00	蛋白质（g）	4.60
脂肪（g）	1.00	碳水化合物（g）	71.50
膳食纤维（g）	2.00		

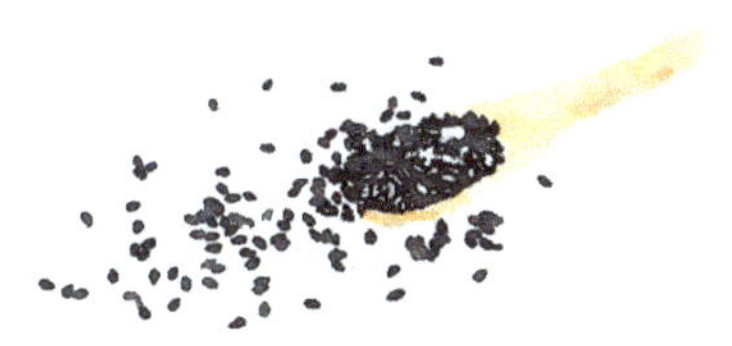

芝麻 ▫ Sesame Seed

原产中国云贵高原，是我国最主要油料作物之一，自古就有许多用芝麻和芝麻油制作的各色食品和美味佳肴。芝麻中除了含有大量的脂肪和蛋白质，还含有维生素 E、叶酸、烟酸和多量钙等营养成分。

中医认为，芝麻有"补肝肾，益精血，润肠燥"的功效。

热量（kcal）	559.00	蛋白质（g）	19.10
脂肪（g）	46.10	碳水化合物（g）	24.00
膳食纤维（g）	14.00		

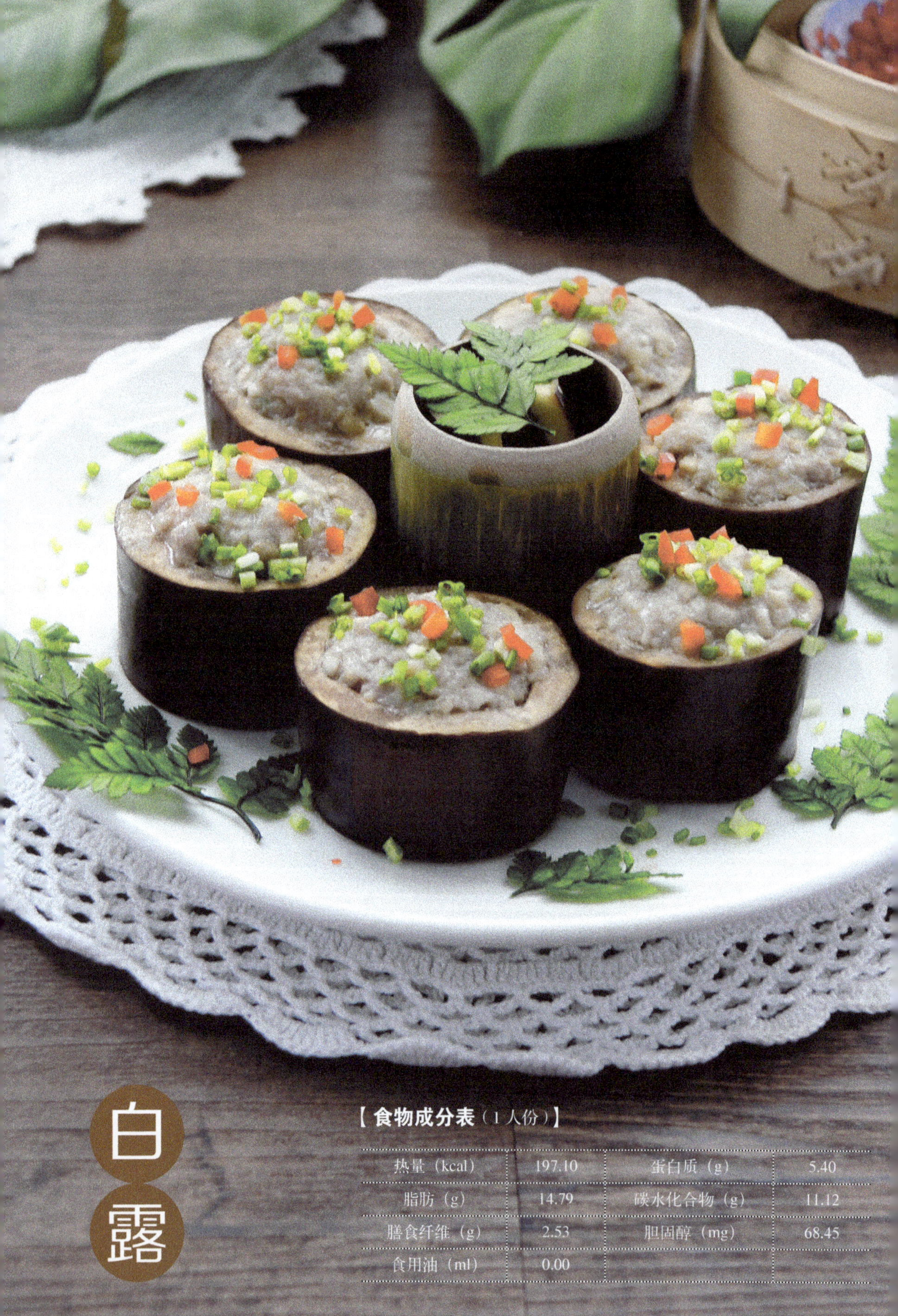

白露

热量（kcal）	197.10	蛋白质（g）	5.40
脂肪（g）	14.79	碳水化合物（g）	11.12
膳食纤维（g）	2.53	胆固醇（mg）	68.45
食用油（ml）	0.00		

✳ 推荐菜肴 ✳

马蹄玉菇茄盒

【原料】（2 人份）

猪五花肉糜 80g、荸荠肉（去皮）35g、白玉菇 25g、杭茄 180g、鸡蛋液 10g、生粉 5g、生姜 3g、小葱 2g、红椒 3g、盐 2g、花雕 3ml。

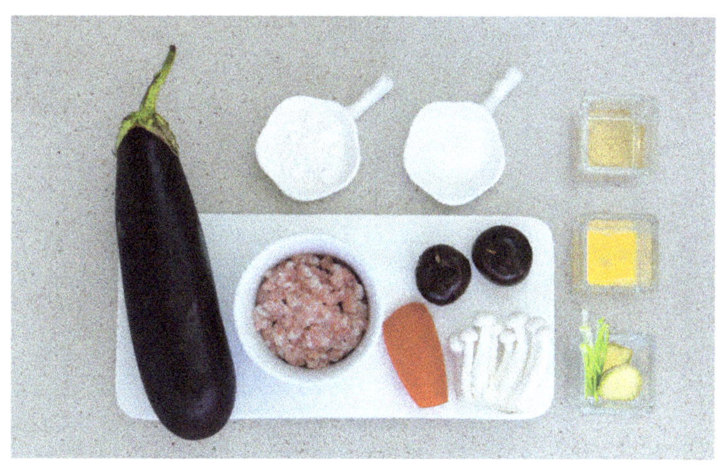

【做法】

❶ 杭茄洗净，去蒂，横放在案板上直刀切成 2.5cm 高的柱段，用不锈钢小勺挖出中间的茄肉（注意留 0.3cm 的边）成茄环，挖出的茄肉切成米粒大小的粒；荸荠去皮，白玉菇去根，红椒洗净，分别切成米粒大小的粒；生姜切末。

❷ 肉糜中加入姜末、盐、花雕顺时针搅打上劲，加入生粉（3g）和蛋液拌匀，醒 30 分钟。

❸ 将白玉菇、荸荠、茄肉粒放入沸水锅中焯烫，捞出冲凉挤干水分，拌入②中。

❹ 将拌好的肉馅酿入茄环，酿肉的两面薄薄拍上生粉（2g），码入盘中，上笼旺火蒸 8~10 分钟。

❺ 将④中的汤汁撇出入锅，撒红椒粒和葱花烧开，浇在④的茄盒上即可。

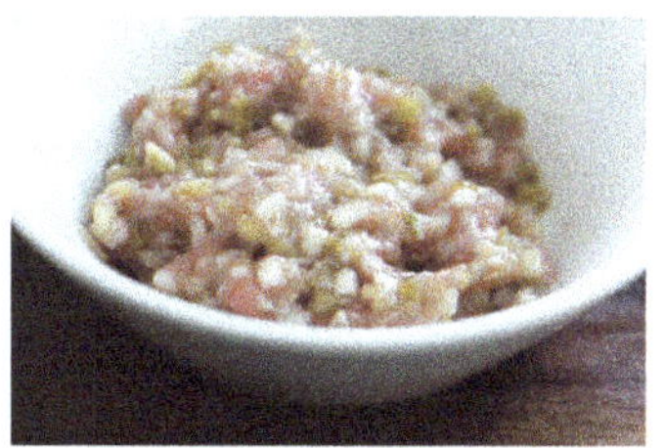

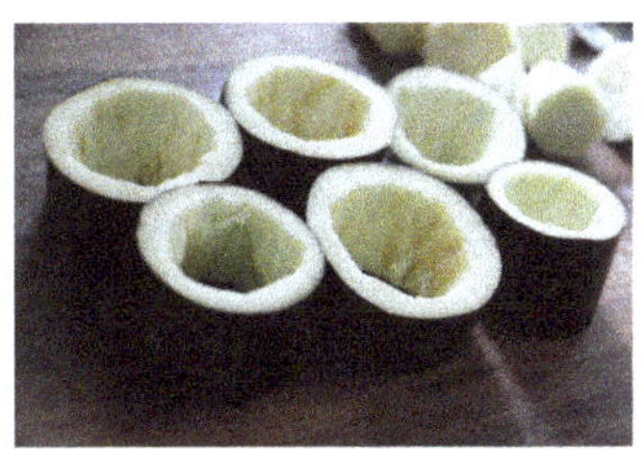

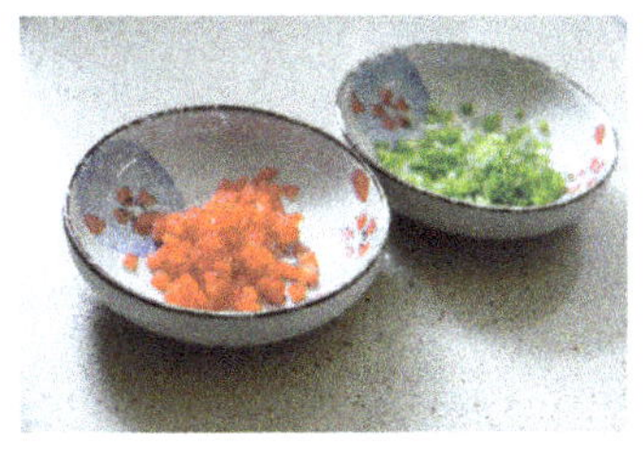

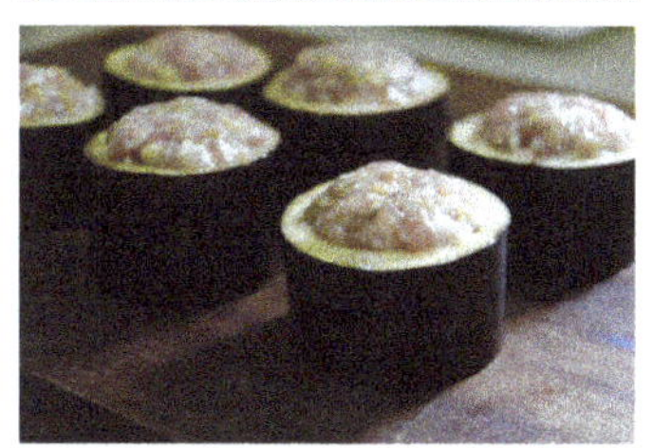

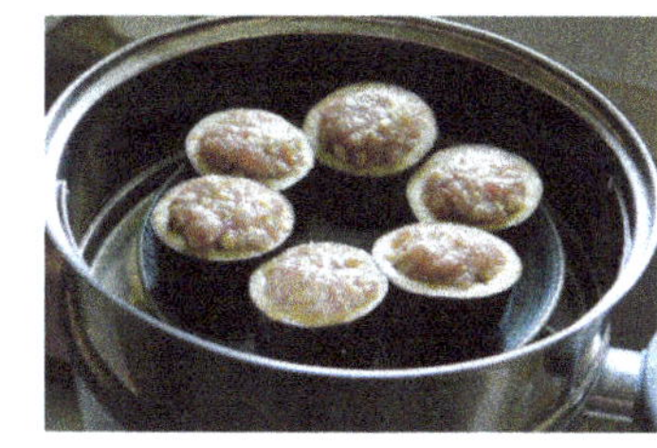

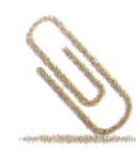 **TIPS：茄子的挑选**

酿肉用的茄子最好挑选直径在 4cm 左右的杭茄，以淡紫色皮薄者为佳。

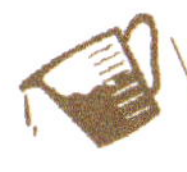 **POINT：肉糜茄子的控油改良**

将肉糜与蔬菜丁调和后嵌入茄盒蒸制，既弥补了蒸茄子的单调，又解决了传统的肉末烧茄子的多油问题。

龙眼枸杞炖鸡

【原料】（2 人份）

鸡腿肉（去骨）200g、龙眼 50g、枸杞子 10g、小葱 3g、生姜 3g、盐 1.5g、料酒 2ml。

【做法】

❶ 鸡腿肉切成 3cm 见方的块，冷水入锅焯透，捞出洗净血沫沥水待用。

❷ 小葱打葱结；生姜切薄片；龙眼剥壳去核取果肉片；枸杞子用少量温水泡软待用。

❸ 取小煲仔（或小砂锅），放入葱姜垫底，铺上鸡肉块，再放入龙眼肉，加料酒、水（与原料持平），大火煮沸后转文火炖 30 分钟。

❹ 将枸杞子连汁水一起倒入③中，继续文火炖 20 分钟至鸡肉酥软，转中火收浓汁水（不宜过干），加盐调味出锅。

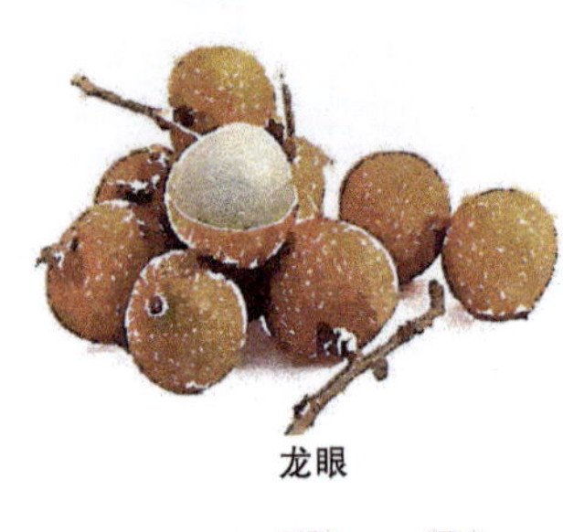

龙眼

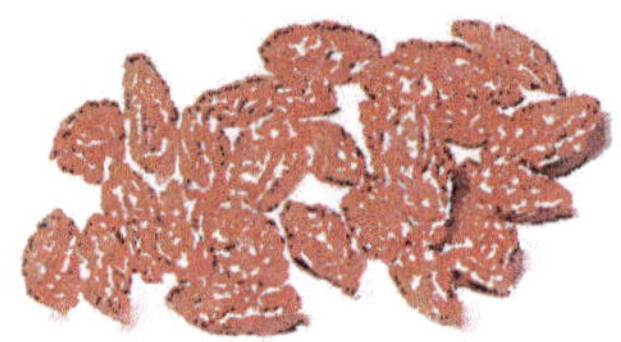

枸杞

芝香牛蒡肉脯

【原料】（2 人份）

猪五花肉 250g、牛蒡（去皮）80g、莳萝（干）5g、白芝麻（熟）2g、生姜 3g、京葱白 5g、生抽 10ml、甜面酱 5g、胡椒粉 2g、橄榄油 5ml。

【做法】

❶ 牛蒡去皮切段，上笼蒸 15 分钟，取出晾凉后放入保鲜袋中，置于案板上用擀面杖敲打成泥待用；白芝麻用刀排切碎，但不能剁成粉；京葱、莳萝切碎，生姜切末。

❷ 猪肉洗净沥干水，用两根擀面杖在案板上反复将肉敲打成细茸（无颗粒感），过程中加入京葱白和姜末、莳萝碎同敲。

❸ 将敲好的肉茸和牛蒡茸放入碗中混合，加生抽、甜面酱、胡椒粉调味拌匀，均分成 4~5 份，分别装入保鲜袋中，用擀面杖擀成 0.1cm 厚的薄片，平放送入冰箱冻硬。

❹ 烤箱预热至 180℃，取铝箔铺于烤盘之上，刷上少量橄榄油，铺上冻硬的肉馅片烤 10~15 分钟，翻面，再烤 10 分钟，快烤好前撒上芝麻碎，烤熟取出晾凉，改成小片即可。

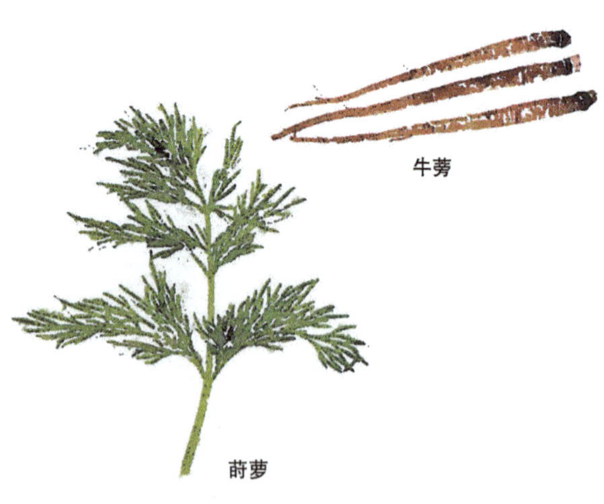

牛蒡

莳萝

杂粮骨汤花椰菜

【原料】（2 人份）

有机花菜 150g、骨汤 80ml、糙米（水发）15g、西兰花 10g、红黄彩椒 5g、小葱 2g、盐 1.5g。

【做法】

❶ 糙米淘洗后用温水泡软；花菜和西兰花洗净后分别摆成 3cm 见方的小朵；红黄彩椒洗净切米粒状；小葱切葱花待用。

❷ 将花菜小朵码入碗中，撒上泡软的糙米。

❸ 骨汤加盐调味后，浇入②中，上笼文火蒸 35 分钟，开盖，迅速插入西兰花小朵围边，撒上彩椒粒和葱花，加盖续蒸 5 分钟即可。

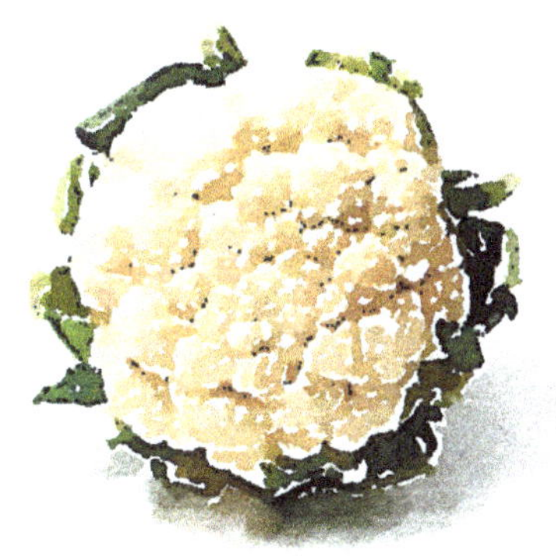

花菜

葡桂酒酿芋艿

【原料】（2 人份）

芋艿（去皮）150g、葡萄干 10g、酒酿 50g、桂花（干）3g、盐 1.5g。

【做法】

❶ 芋艿洗净去皮，切 2cm 见方的滚刀块，放入碗中，撒盐拌匀腌渍 15 分钟。

❷ 葡萄干洗净，温水泡软待用。

❸ 用调羹将酒酿中的米粒压开，连酒酿汁一同浇入①中（酒酿的量可视酒酿甜度自行调节），撒上葡萄干和桂花，上笼文火蒸 30 分钟即可。

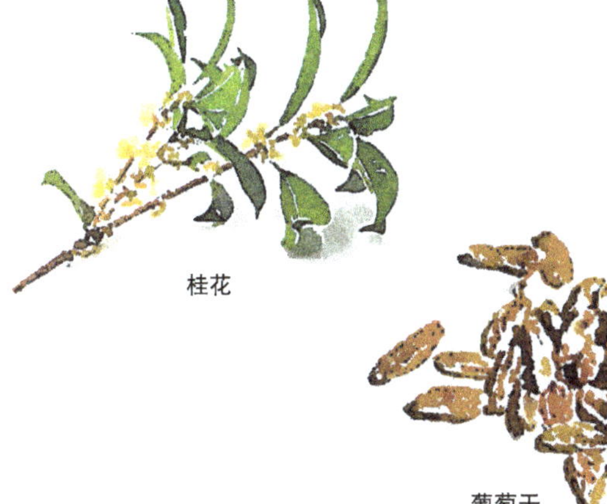

桂花

葡萄干

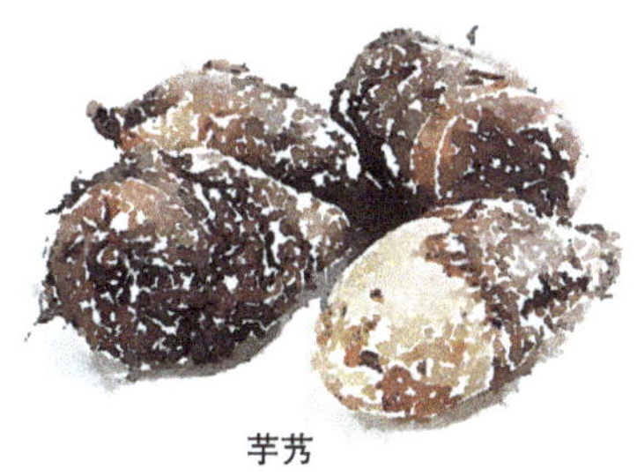

芋艿

"

秋分

the Autumn Equinox

饮食习俗

时间

9月22日~9月24日。

三候

水始涸；

蛰虫坯户；

雷始收声。

◇ 秋分者，阴阳相半夜，故昼夜均而寒暑平。秋分之时，全球昼夜等长，秋分过后，北半球开始昼短夜长。

◇ 中医认为，秋分的凉燥，易伤肺阴，饮食上当多食甘寒滋润之品。

✳ 节气食材 ✳

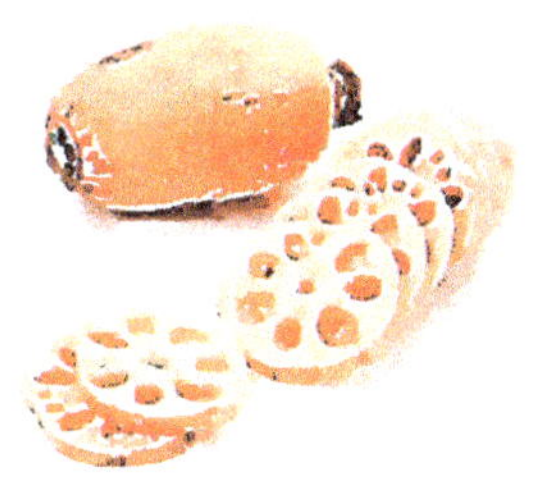

莲藕 ▫ Lotus Root

在我国的江苏、安徽、湖北、山东、河南、河北等地均有种植。微甜爽脆，可生食也可做菜，而且药用价值也很高，根叶、果实皆可入药。秋季气候干燥，最适合食用莲藕。

中医认为莲藕生食能清热润肺，凉血行瘀；熟吃可健脾开胃，止泻固精。

热量（kcal）	73.00	蛋白质（g）	1.90
脂肪（g）	0.20	碳水化合物（g）	16.40
膳食纤维（g）	1.20		

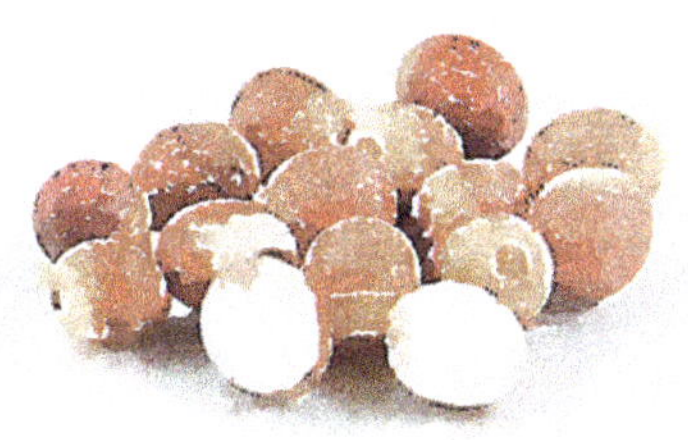

芡实 ▫ Gorgon Fruit

又名鸡头米，睡莲科植物的果实，生于池塘、湖泽中，我国各地均有分布，多于秋末采收。芡实营养价值极高，是我国传统的药食同源食材，可入膳亦可入药。

中医认为，芡实有"补中益气，益肾固精，除湿止带"的功效。

热量（kcal）	353.00	蛋白质（g）	8.30
脂肪（g）	0.30	碳水化合物（g）	79.60
膳食纤维（g）	0.90		

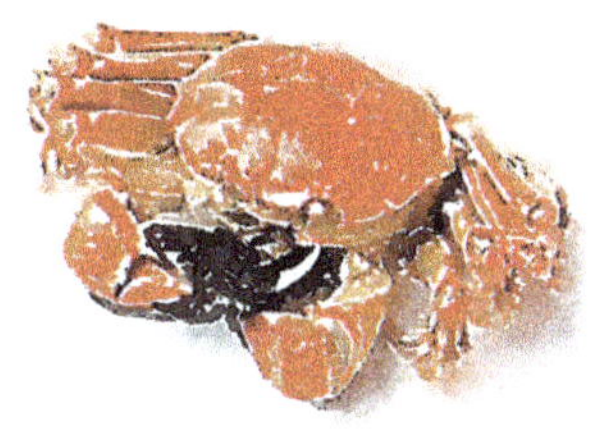

大闸蟹 ▫ Hairy Crab

学名中华绒螯蟹，是中国久负盛名的美食，其中以长江下游的大闸蟹为上品。蟹肉富含蛋白质、氨基酸、钙、铁、硒、锌、钾、多种维生素等营养成分。

据《本草纲目》记载：螃蟹具有舒筋益气、理胃消食、通经络、散诸热、散瘀血之功效。

热量（kcal）	103.00	蛋白质（g）	17.50
脂肪（g）	2.60	碳水化合物（g）	2.30
膳食纤维（g）	0.00		

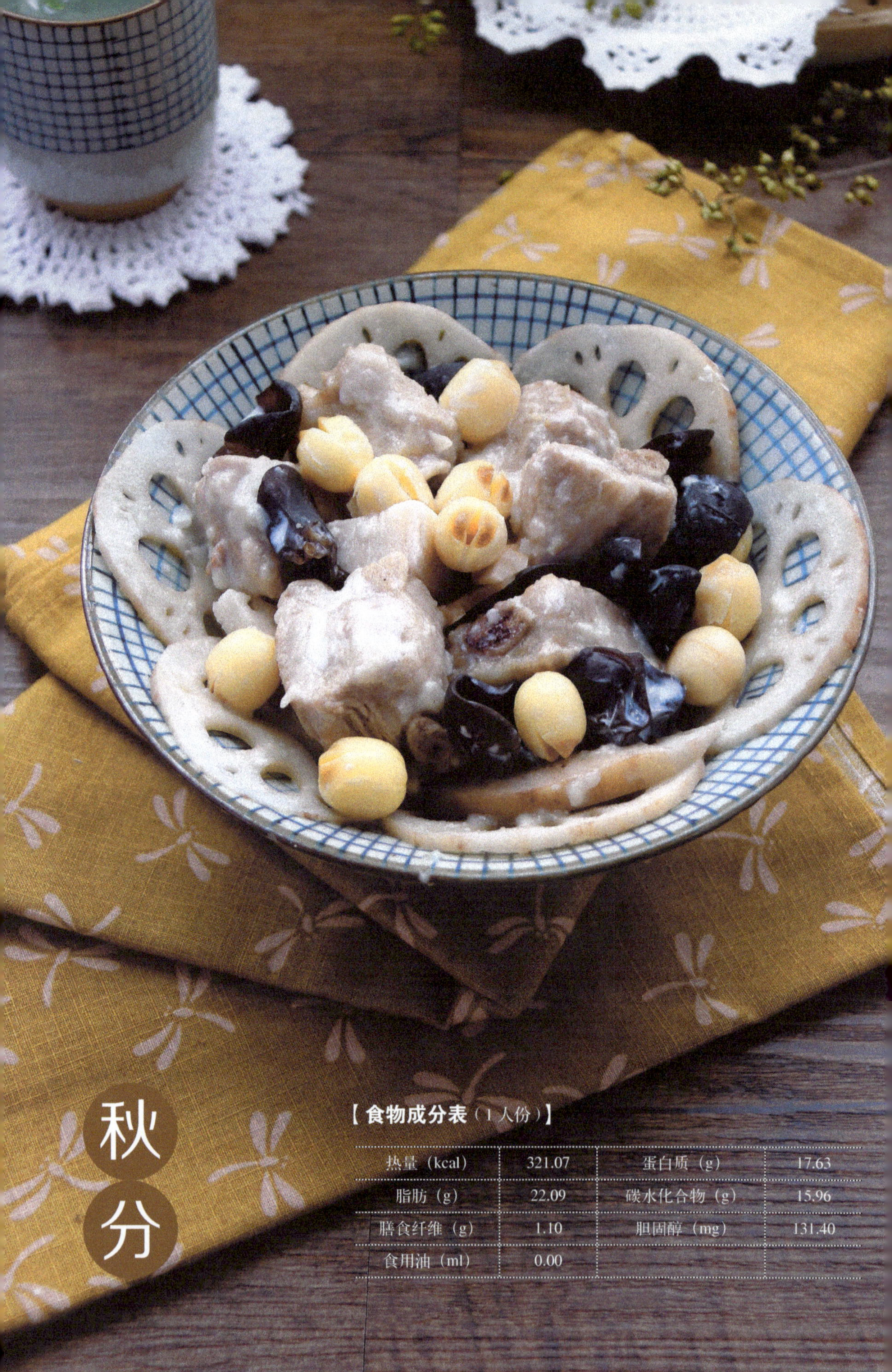

秋
分

【 食物成分表（1 人份）】

热量（kcal）	321.07	蛋白质（g）	17.63
脂肪（g）	22.09	碳水化合物（g）	15.96
膳食纤维（g）	1.10	胆固醇（mg）	131.40
食用油（ml）	0.00		

✳ 推荐菜肴 ✳

椰汁莲藕排骨

【原料】（2人份）

猪肋排 180g、莲藕 110g、莲子（去心）10g、椰汁 20ml、淡奶 20ml、生姜 3g、小葱 3g、盐 2g、花雕 5ml。

【做法】

❶ 猪肋排斩成 2cm 见方的块，冷水冲白，沥水，入沸水锅焯透，捞出，洗净表面血沫，沥水。

❷ 木耳泡开，撕成小片；莲藕刨皮，切 1.5cm 见方大丁；生姜切片。

❸ 莲子放入水中煮酥，撇出汤汁，加椰汁、淡奶、料酒、盐调成椰奶汁。

❹ 取圆碗（15cm 口径、深 15cm），底部铺入藕丁，上面

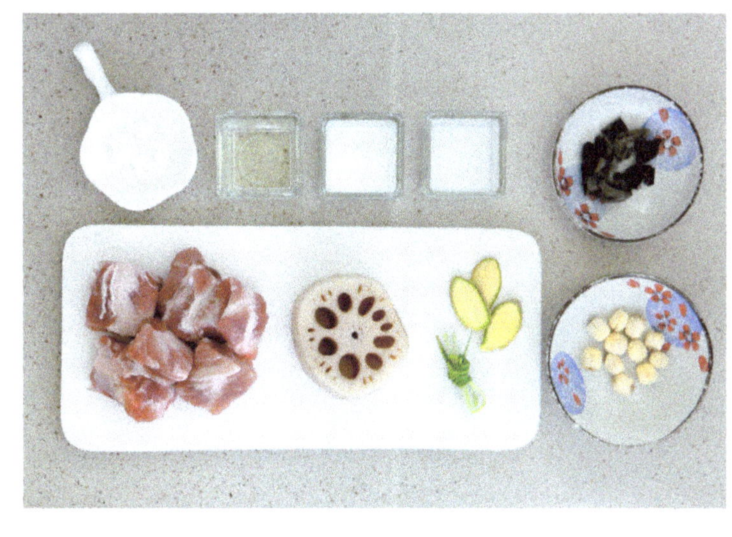

铺上排骨和黑木耳，浇入③中调好的椰奶汁，放上姜片、葱结，上笼中火蒸 1.5 小时取出，撇去表面多余的油脂，放入莲子，再蒸 5 分钟即可。

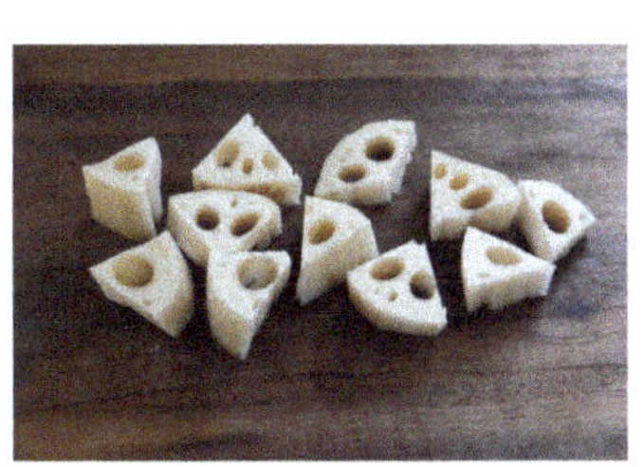

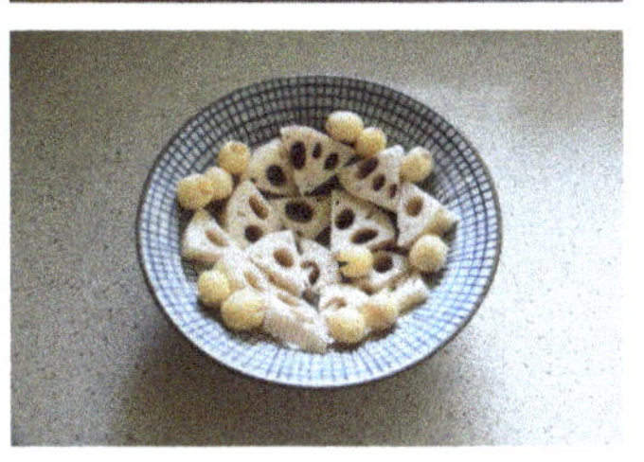

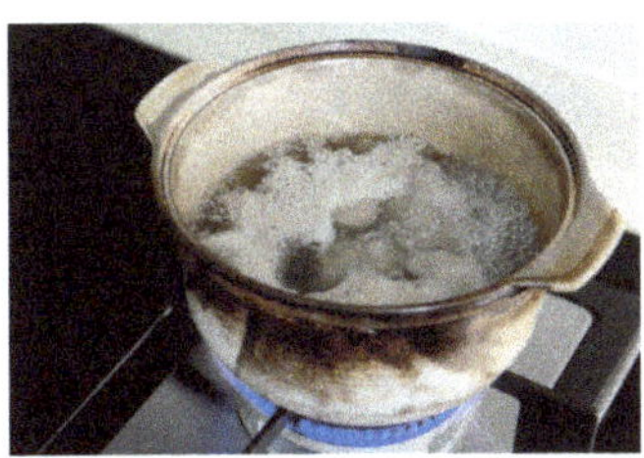

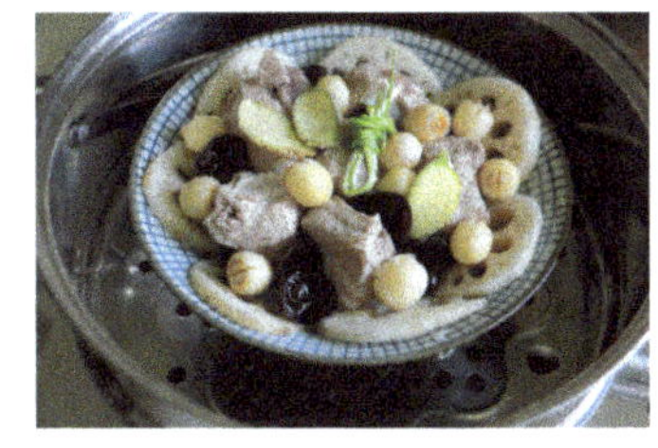

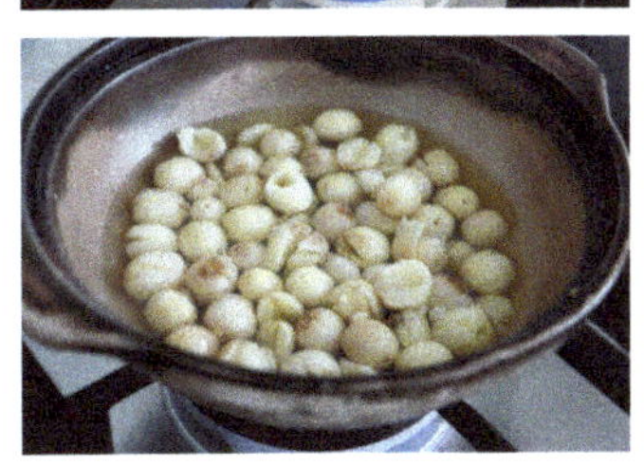

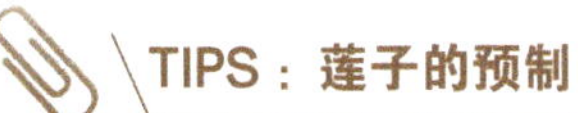

📎 TIPS：莲子的预制

莲子可水煮亦可带水蒸制，水煮时无需浸泡，直接加水，大火煮沸后转小火半小时即可煮酥，而蒸制则需事先浸泡，带少量的水上笼蒸 1~2 小时，相比之下，蒸制会使莲子更加浓汁原味。建议一次性可以多制些，冷却后带汁水分包冷冻保存，随用随取。

📎 TIPS：撒烤米增风味

在食用时可撒上些烤米增加风味。做法：燕麦冷水浸泡 2 小时，上笼蒸熟，晾温后用冷水拌开，沥水，洒在烤盘上用 150~180℃ 烤干起香即可。

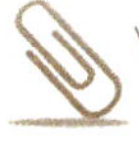

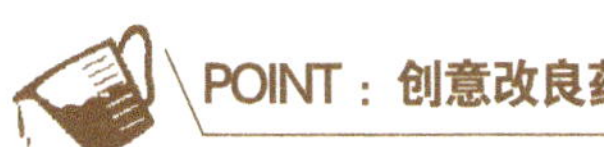

📐 POINT：创意改良药膳

莲藕排骨中加了椰汁和淡奶，香味独特，风味徒增。

菊花香芋五花肉

【原料（2人份）】

荔浦芋头（去皮）120g、食用菊花瓣 30g、猪五花肉 100g、小葱 3g、生姜 3g、盐 2g、料酒 3ml、老抽 3ml、蜂蜜 5g。

【做法】

① 芋头去皮，切 4cm 见方、0.5cm 厚的片；菊花瓣漂清，净水浸泡，捞出沥水；小葱打葱结，生姜切薄片。

② 五花肉洗净，整块放入小砂锅中，加葱结、姜片、盐、料酒、水（没过原料），大火煮沸后改文火煲 30 分钟，晾凉后取出五花肉，切 4cm 见方、0.2cm 厚的肉片。

③ 将芋片和肉片一片隔一片间隔铺放碗中，浇上肉汁，上笼中小火蒸 30 分钟，取出撒上菊花瓣即可。

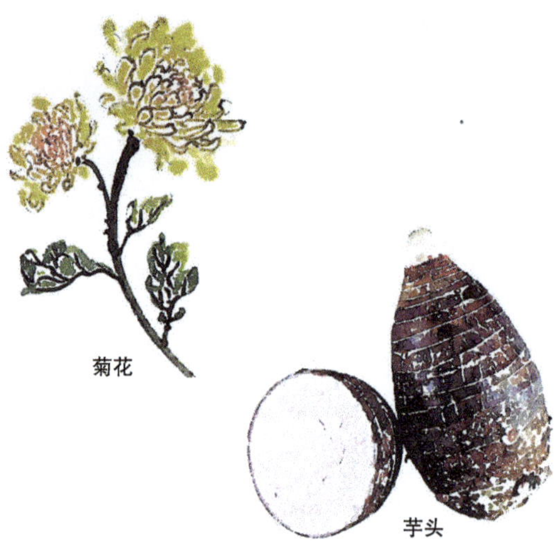
菊花

芋头

虫草花雕大闸蟹

【原料（2人份）】

大闸蟹 300g（150g/只）、虫草花（干）10g、红枣 10g、花生米（带皮）15g、小葱 3g、嫩姜 10g、香叶 1g、八角 1g、花雕酒 30ml、糟卤 50ml、蜂蜜 5g。

【做法】

① 大闸蟹（150g/只）洗净，掀开盖子，剥去腮和胃，剪去尾脐和脚尖，切成两等分块放入盘中待用。

② 将八角、香叶、红枣、花生米洗净，用水泡开，上笼（或小火煮）蒸酥晾温。

③ 虫草花温水泡软，去根后放入②中，加花雕酒、糟卤、蜂蜜调匀。

④ 将③中调好的所有汤料浇入①中，放上姜片、葱结，包上耐高温的保鲜膜，待蒸锅水沸后，上笼中火蒸 30 分钟取出，挑去八角、香叶和葱、姜，带汁食用即可。

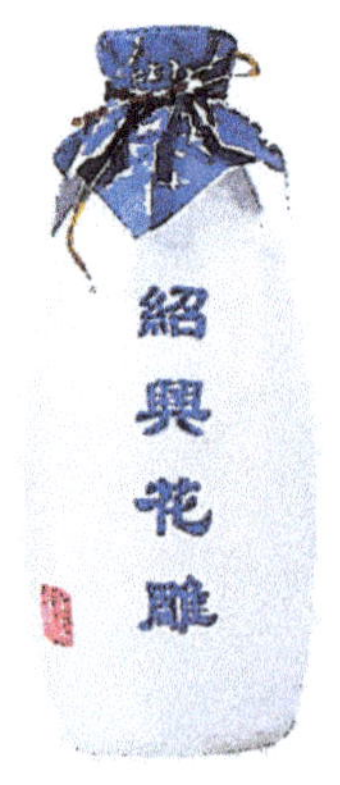
花雕

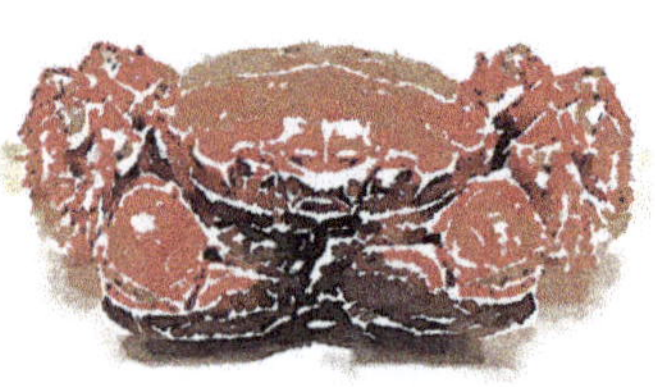
大闸蟹

沙参百合田鸡

【原料（2人份）】

田鸡（带骨）250g、沙参3g、百合（干）20g、石斛（干）5g、生姜3g、盐2g。

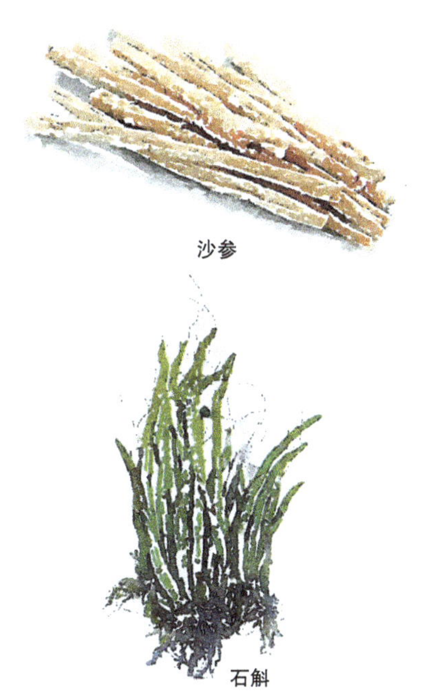

沙参

石斛

【做法】

❶ 沙参、石斛、百合洗净后，用60ml的温水（50℃）泡软，一起上笼蒸30分钟，取出待用。

❷ 田鸡洗净，改成2cm左右小块，放在冷水中漂去血水，沥水待用；生姜切片。

❸ 取小砂锅，垫姜片，铺上田鸡肉，浇上①中各料及汁水，大火煮沸后，改文火煲15分钟，加盐调味关火即可。

芡实煮牛腩

【原料（2人份）】

牛腩肉150g、芡实（涨发）20g、胡萝卜30g、生姜4g、洋葱10g、八角3g、老抽5ml、生抽5ml、盐1g、糖4g、料酒5ml、花生油5ml。

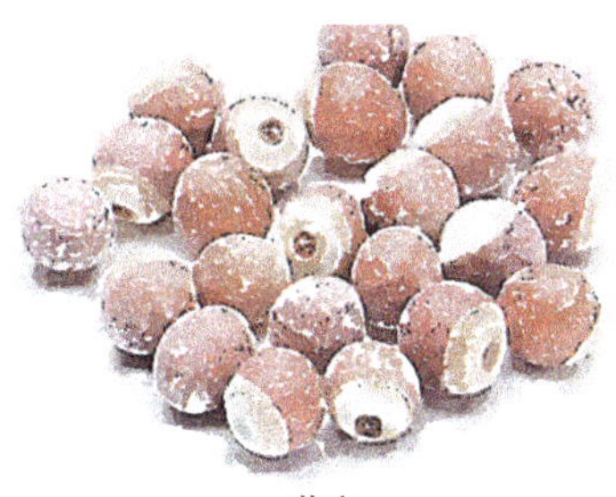

芡实

PS

食用前建议撇去多余的油脂控油。

【做法】

❶ 牛腩肉洗净切3cm见方的块，冷水入锅焯透，捞出，清水冲净表面血沫，沥水待用。

❷ 芡实用冷水浸泡48小时（期间换水）；胡萝卜去皮切3cm左右的滚刀块；洋葱洗净切2cm左右的片；生姜切片待用。

❸ 取煲仔，加花生油煸香八角和洋葱，放入牛腩，加老抽、生抽、盐、糖、料酒调味，加水（没过原料）和芡实，大火煮沸后改文火煲40分钟。

❹ 将胡萝卜放入③中，继续文火煲20分钟至牛腩和芡实酥软，收浓汤汁即可。

寒露
Cold Dew

＊ 饮食习俗 ＊

◻ 寒露，是深秋的节令。气候由热转寒，万物随逐渐萧落，在自然界中，阴阳之气开始转变，阳气渐退，阴气渐生。

◻ 古人云："秋之燥，宜食麻以润燥。"暮秋时节的饮食养生，应在平衡饮食五味基础上，宜多食滋阴润肺的食材。

时间

10月7日~10月9日。

三候

鸿雁来宾；

雀入大水为蛤；

菊有黄华。

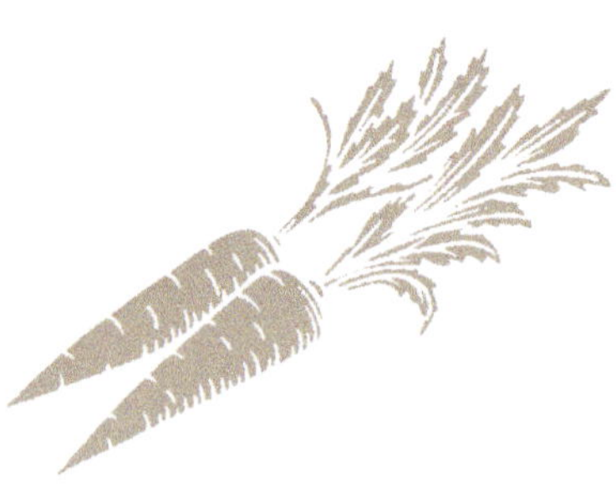

＊ 节气食材 ＊

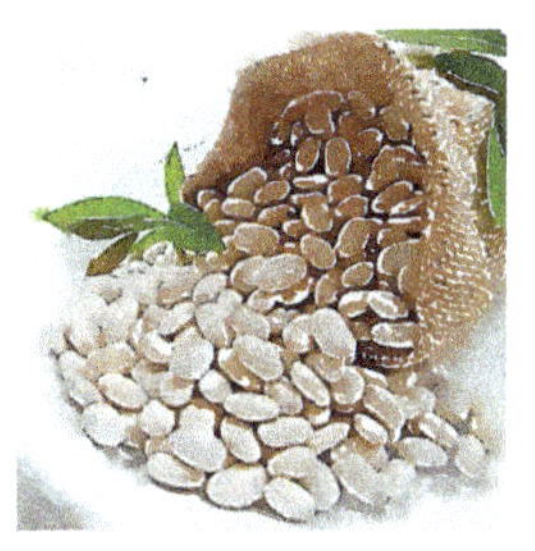

芸豆 ▫ White Kidney Bean

世界各国常见的一种食用豆，我国各地均有种植。芸豆含有丰富的蛋白质、碳水化合物及 B 族维生素。芸豆的食法多样，可煮可炖，作豆馅、汤菜、烧肉、制罐头均相宜。

中医认为，芸豆具有"温中下气、利肠胃、止呃逆、益肾补元"的功效。

热量（kcal）	315.00	蛋白质（g）	23.40
脂肪（g）	1.40	碳水化合物（g）	57.20
膳食纤维（g）	9.80		

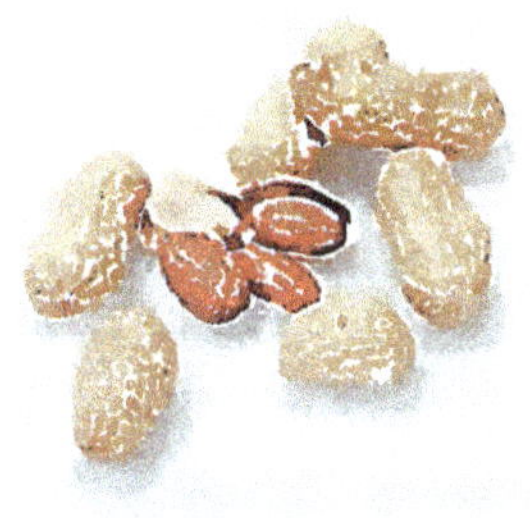

花生 ▫ Peanut

原产于南美洲一带，世界上栽培花生以亚洲最为普遍。花生果肉具有很高的营养价值，内含丰富的脂肪和蛋白质，并含有硫胺素、核黄素、尼克酸等多种维生素。

中医认为，花生有"健脾和胃、利肾去水、理气通乳、治诸血症"的功效。

热量（kcal）	574.00	蛋白质（g）	24.80
脂肪（g）	44.30	碳水化合物（g）	21.70
膳食纤维（g）	5.50		

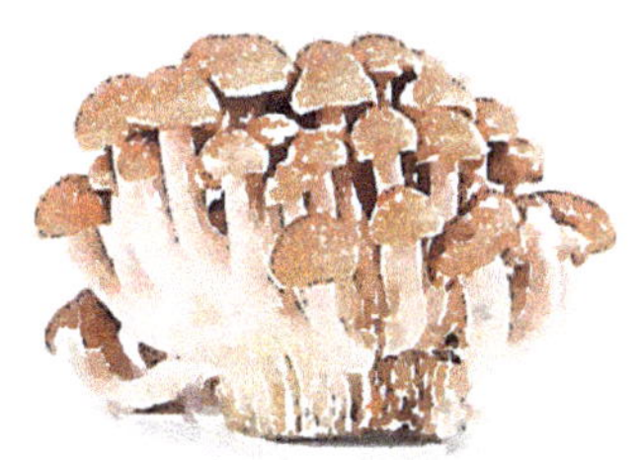

蟹味菇 ▫ Hypsizygus Marmoreus

学名真姬菇。我国于 20 世纪 80 年代引种，现已实现工厂化生产。此菇中含有丰富的维生素和 17 种氨基酸，其中赖氨酸、精氨酸的含量高于一般菇类，是一种低热量、低脂肪的食材，可清炒、凉拌、煲汤等。

热量（kcal）	31.07	蛋白质（g）	2.90
脂肪（g）	0.00	碳水化合物（g）	3.20
膳食纤维（g）	3.30		

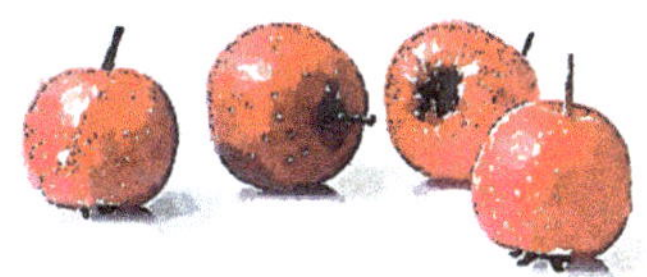

山楂 ▫ Hawthorn

又名山里红，主要分布于山西、河北、山东、辽宁、河南等地，盛产于山东泰沂山区。既可食用亦可入药，果肉中含有丰富的维生素 C、山楂酸、柠檬酸、微量元素钙、镁等，而且其中的维生素 C，即使在加热的情况下，也不致被破坏。山楂可鲜食，也可制成各种传统食品如山楂片、果丹皮、山楂糕等。

中医认为，山楂有"消食健胃，活血化瘀，驱虫"的功效。

热量（kcal）	95.00	蛋白质（g）	0.50
脂肪（g）	0.60	碳水化合物（g）	22.00
膳食纤维（g）	2.90		

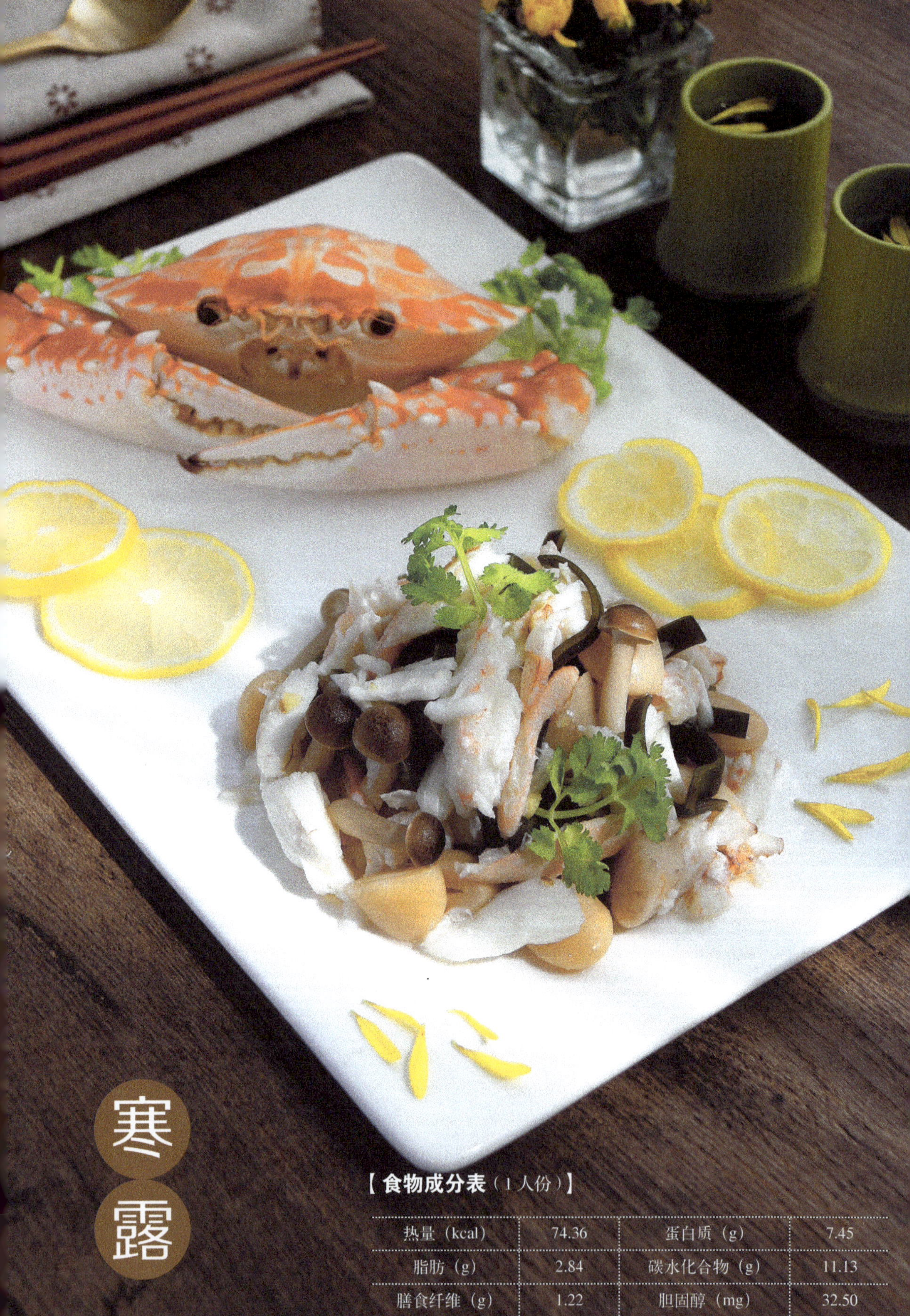

【食物成分表（1人份）**】**

热量（kcal）	74.36	蛋白质（g）	7.45
脂肪（g）	2.84	碳水化合物（g）	11.13
膳食纤维（g）	1.22	胆固醇（mg）	32.50
食用油（ml）	2.00		

＊ 推荐菜肴 ＊

山珍芸豆蟹肉

【原料（2 人份）】

蟹肉 100g、海带 5g、涨发芸豆 25g、蟹味菇 20g、生姜 4g、香菜 2g、柠檬 5g、盐 1.5g、花生油 2ml、橄榄油 2ml。

【做法】

① 蟹肉剥出，蟹壳用刀拍碎，取炒锅加少量花生油和生姜将蟹壳煸炒出红油，烹料酒，加 2 倍于原料的水，中小火熬煮 30 分钟，滤渣取蟹汁待用。

② 芸豆隔夜泡软，带淡盐水上笼蒸 2.5 小时至酥软，取出晾凉，斜刀切成 2 块，放回芸

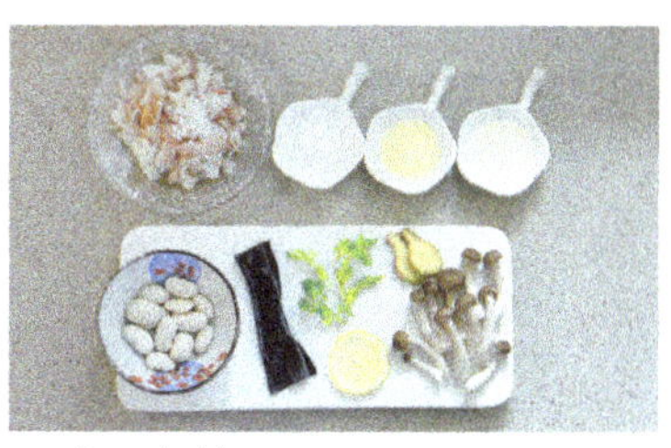

豆汁浸泡待用。

③ 干海带，隔夜泡开，切 2.5cm 长的细丝，带水上笼蒸 1 小时至软糯，取出晾凉。

④ 蟹味菇去根入沸水锅焯透，冲凉沥水待用；生姜部分切片，部分切姜末。

⑤ 将海带、蟹味菇放入不粘锅，中小火略炒，加适量蟹汁、带水芸豆略煮，收汁关火；拌入蟹肉、姜末，加盐调味，淋橄榄油轻轻拌匀，撒香菜段装盘，配 1 片柠檬即可。

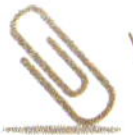 **TIPS：蟹肉的预制**

选用活青蟹（或花蟹、帝王蟹脚、红毛蟹等），宰杀清洗，整只放在盘中，放上葱、姜，淋上花雕酒，上笼大火蒸 10~15 分钟，迅速取出入冰水泡凉；取出擦干，掰开蟹盖，刮出蟹黄，洗净保留可做盛器或做装饰；用剪刀将蟹脚大节、身体间隔腔等顺长剪开，用筷子或牙签刮出肉；蟹大钳用刀面拍松，剥壳取肉，尽量保持大片形状。

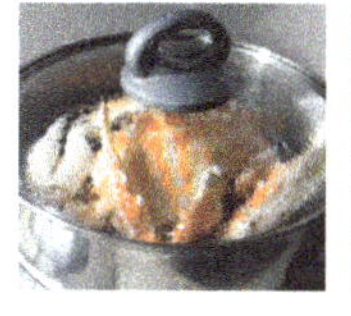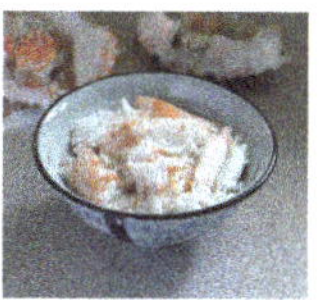

 **POINT：蟹肉入菜**

相比于蟹块（带壳）入菜，蟹肉入菜更容易和配蔬融合，也便于食用，虽然拆蟹会略费些功夫，但是掌握了技巧还是比较方便的。

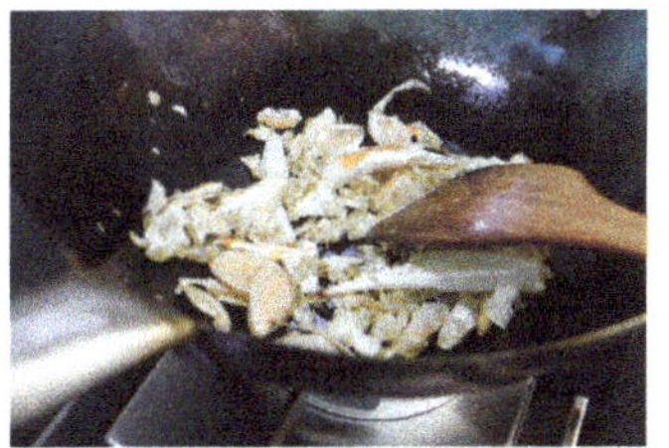
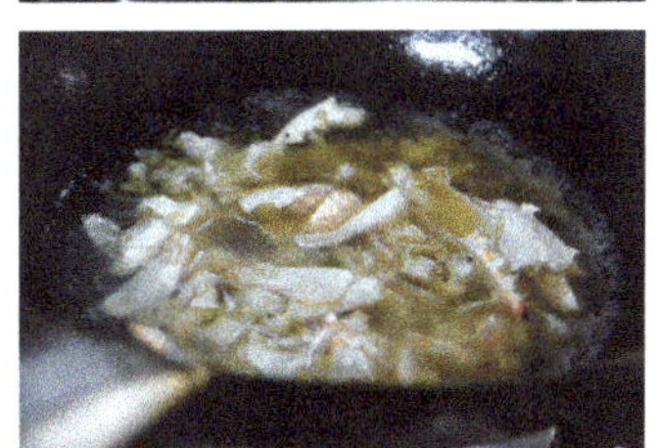
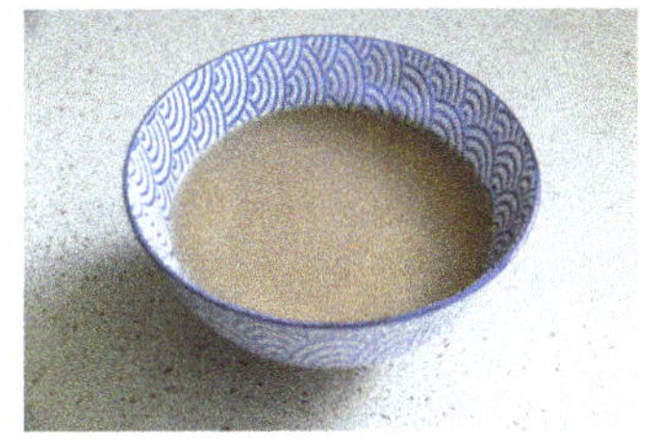

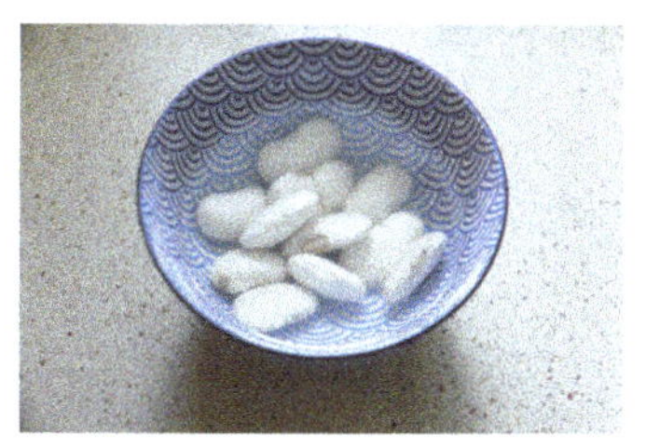
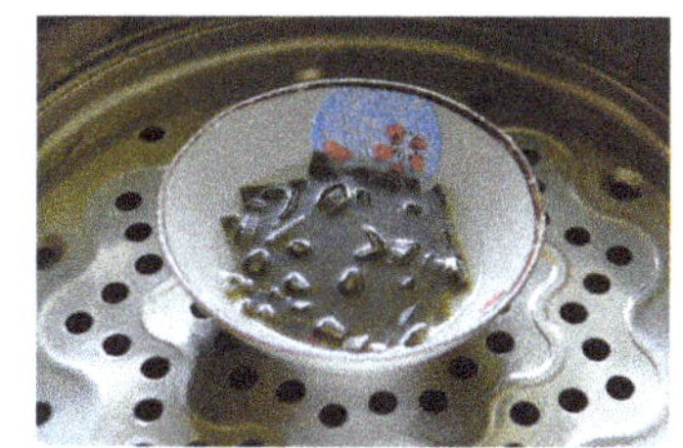
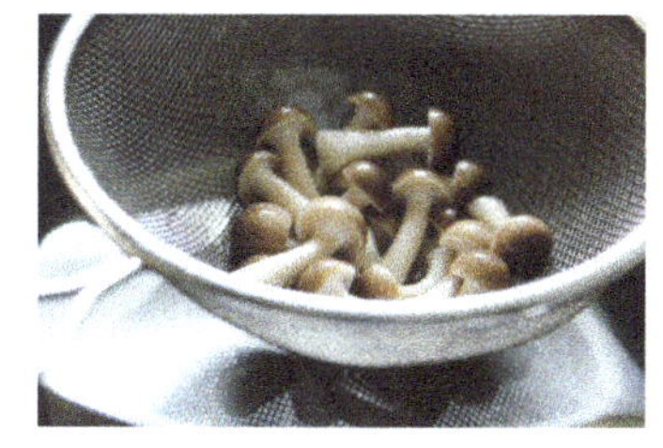

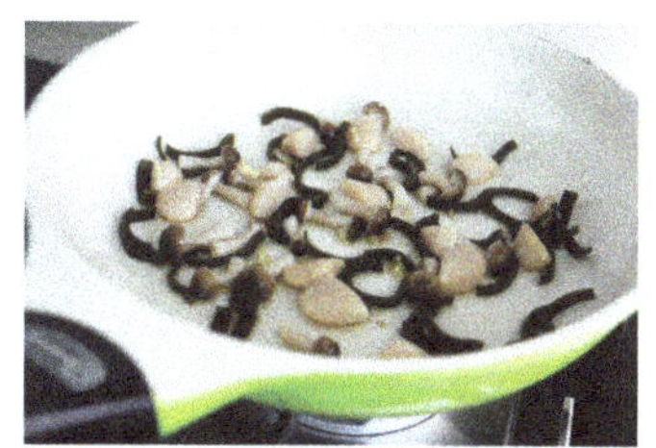
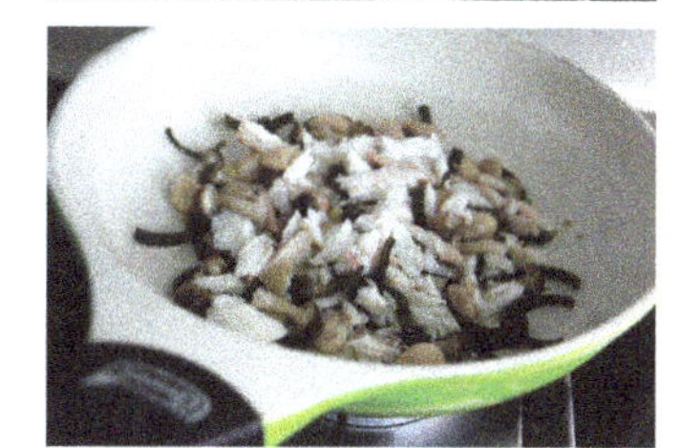

花生虾仁石榴包

【原料】（2 人份）

虾仁 80g、花生仁 50g、石榴汁 30ml、鸡蛋液 120g、生姜 2g、小葱（葱绿部分）3g、生粉 3g、盐 2g、料酒 3ml、蜂蜜 10g。

【做法】

❶ 虾仁挑去沙筋，切成 0.5cm 的丁，加盐（0.5g）、料酒、生粉腌渍上浆；花生仁泡软，带水蒸酥，切成小丁；生姜切末；小葱取葱绿部分，洗净后放入沸水锅中快速焯烫，捞出冲凉沥水待用。

❷ 将花生丁、姜末倒入虾仁丁中，加盐（0.5g）混匀拌成馅料待用。

❸ 石榴剥开，轻轻取出石榴子，用调羹或擀面杖压出石榴汁（亦可用粉碎机取汁），调入蜂蜜综合酸度后倒入蛋液，加盐（1g）打匀后用不粘锅摊成直径 10cm 的蛋皮 6 张。

❹ 将②中的馅料放在蛋皮上，用小葱扎口包成石榴型，整齐码入盘中，上笼旺火蒸 8 分钟即可。

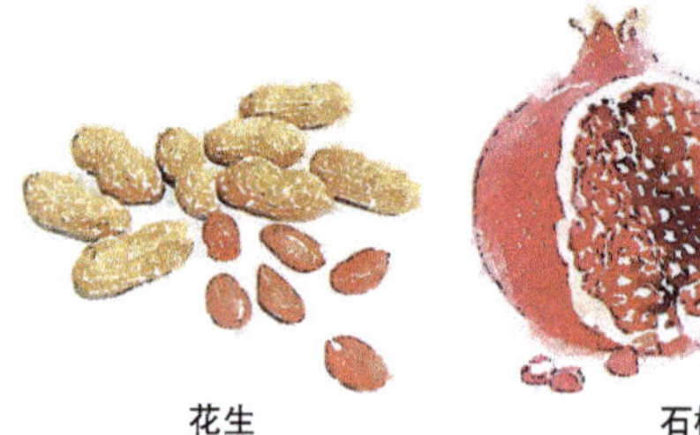

花生　　　　　石榴

普洱蹄膏

【原料】（2 人份）

猪蹄髈（去骨）100g、猪肉皮 100g、普洱茶 3g、八角 2g、香叶 2g、稻草 50g、生抽 5ml、糖 4g、花雕酒 15ml、糟卤 10ml。

【做法】

❶ 猪蹄髈洗净切成 2cm 见方肉块，猪皮洗净刮净油脂，一同冷水入锅，焯透捞出，洗净血沫，猪皮切块待用。

❷ 普洱茶开水冲泡，用小火煎浓茶汁，滤渣取汁待用；生姜切片，小葱打葱结。

❸ 取不锈钢小锅，放入肉皮、葱、姜、八角、香叶、稻草、花雕、糟卤、糖、生抽，加水没过原料，大火煮沸后，改小火微滚，焖 30 分钟。

❹ 将蹄髈肉块放入③中，继续保持小火微滚，焖 50 分钟至蹄髈酥烂，加入普洱茶汁，微滚关火。

❺ 用筷子将葱、姜和香料挑出，用汤勺撇净表面浮油后，将肉和汤汁倒入玻璃盒中冷却，食用时取出切厚片或小块即可。

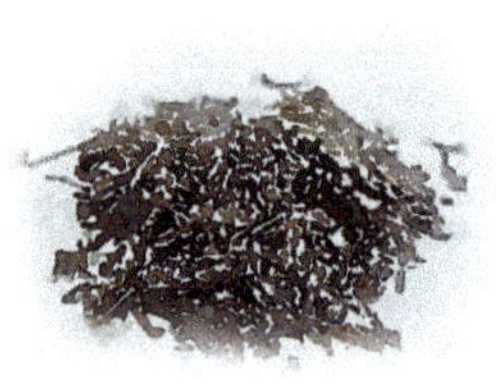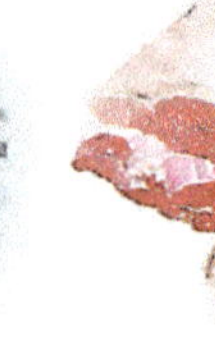

普洱茶　　　　　猪蹄髈

PS

整个焖煮过程中保持小火微滚，可使汤汁清淳。

柚子捶粉鸡

【原料】（2人份）

鸡腿肉 100g、柚子肉 30g、香菜 3g、生姜 3g、小葱 3g、生粉 10g、花椒粉 2g、盐 1.5g、料酒 3ml、蜂蜜 5g。

【做法】

❶ 鸡脯肉洗净，平放于案板，片成 0.3cm 厚的大片，加盐、花椒粉、料酒、葱段、姜片腌渍。

❷ 将柚子肉掰成小碎粒，放入锅中加少量水和蜂蜜熬成柚子酱；香菜洗净切末。

❸ 将①中鸡肉大片平摊在案板上，两面撒上生粉，用擀面杖捶成薄片，改刀成 3cm×4cm 见方的片。

❹ 水锅煮沸，氽入鸡片，肉色发白即可捞出沥水，码入盘中，淋上柚子酱汁，撒上香菜末即可。

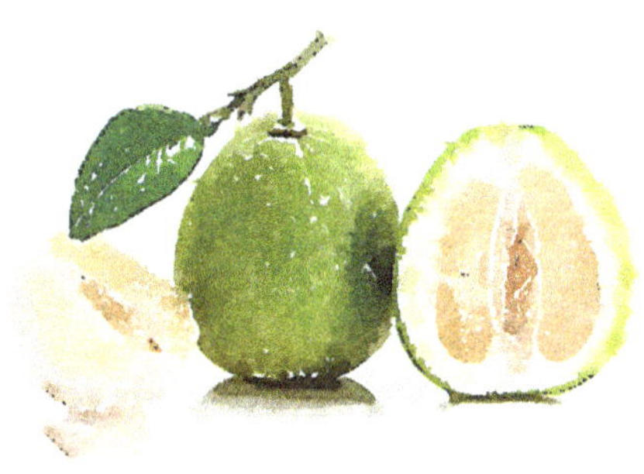

柚子

山楂蜂蜜烧肋排

【原料】（2人份）

猪肋排 200g、山楂（干）20g、桂圆肉 30g、黄玉米 50g、生姜 3g、老抽 5ml、生抽 5ml、盐 0.5g、料酒 5ml、蜂蜜 5g。

【做法】

❶ 猪肋排斩成 2cm 宽、4cm 长的块，洗净冷水入锅中焯透，捞出洗净血沫沥水；黄玉米对半切开，再横切 2cm 宽的半圆段；生姜切小片待用。

❷ 将排骨放入砂锅（或煲仔），加干山楂片、桂圆肉、玉米段、姜片、老抽、生抽、盐、料酒、水、蜂蜜（没过原料）大火煮沸后转文火煲 45 分钟至排骨酥软。

❸ 将排骨、山楂、桂圆肉从锅中捞出，改中火将汤汁收浓（期间需要不断搅拌以免焦底），再将捞出的排骨、山楂、桂圆肉倒回煲内，裹上浓汁即可。

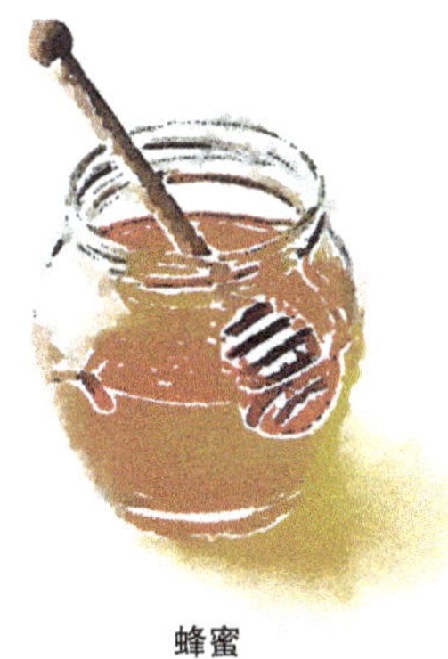

蜂蜜

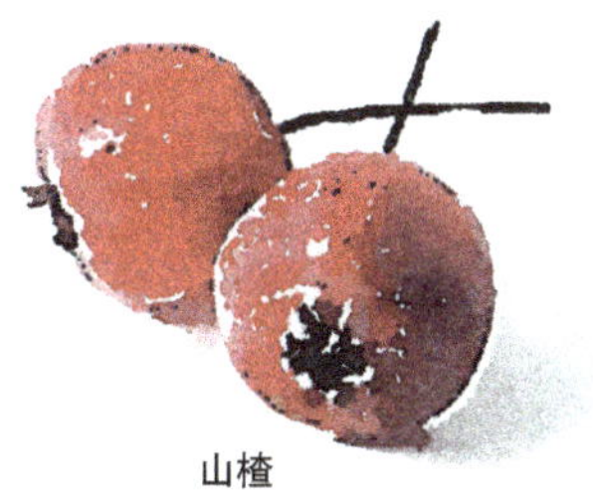

山楂

霜※降

Frost's Descent

※ 饮食习俗 ※

时间

10月23日~10月24日。

三候

豺乃祭兽；
草木黄落；
蛰虫咸俯。

▫ 霜降是秋季的最后一个节气，此时节大自然处在阴盛而阳衰，向冬天过渡的阶段。

▫ 南方有「一年补通通，不如补霜降」「霜降吃丁柿，不会流鼻涕」的食俗。

▫ 在饮食调养上，多食滋润的食物以补肺益肾。

✳ 节气食材 ✳

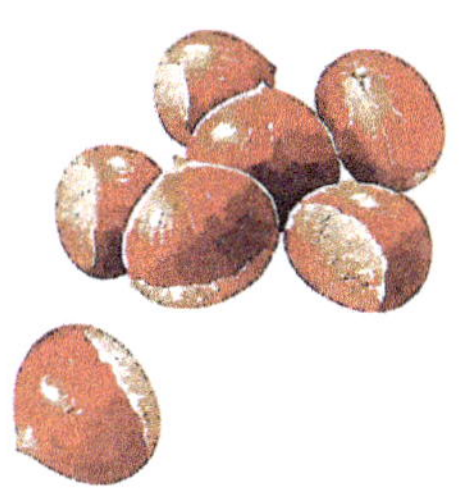

栗子 ▫ Chesynut

栗子是中国特产，素有"干果之王"的美誉。富含维生素 C，同时含有大量的淀粉、蛋白质、脂肪、B 族维生素，能够提供给人体较多的热量。中医认为，栗子有"养胃健脾，补肾强腰"的功效。

热量（kcal）	189.00	蛋白质（g）	4.20
脂肪（g）	0.70	碳水化合物（g）	42.20
膳食纤维（g）	1.70		

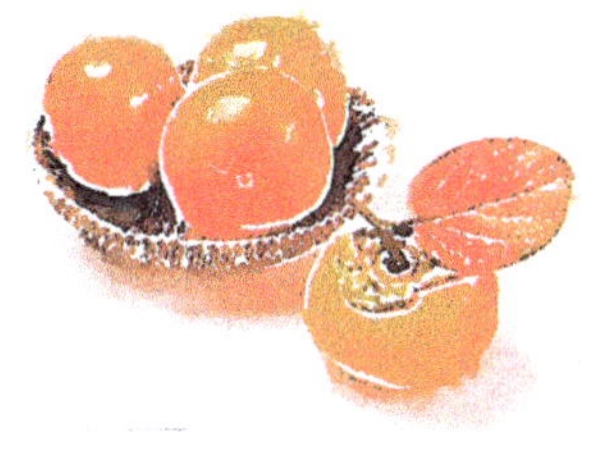

柿子 ▫ Persimmon

原产于中国长江和黄河流域，现全国各地广为栽培。为浆果类水果，成熟季节在 10 月份。甜柿可以直接食用，涩柿则需要人工脱涩后方可食用。柿子营养价值很高，含有丰富的蔗糖、葡萄糖、果糖、蛋白质、胡萝卜素、维生素 C、瓜氨酸、碘、钙、磷、铁、锌等。
《本草纲目》中记载柿子有"健脾涩肠，治嗽止血之功"。

热量（kcal）	74.00	蛋白质（g）	0.40
脂肪（g）	0.10	碳水化合物（g）	18.50
膳食纤维（g）	1.40		

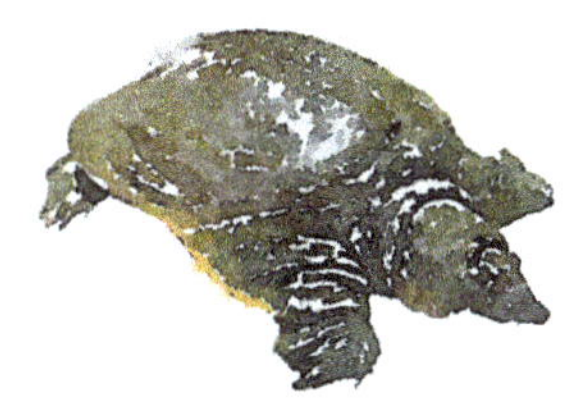

甲鱼 ▫ Amyda Sincnsis

鳖的俗称种类繁多，以中华鳖最为常见。甲鱼富含动物胶、角蛋白、铜、维生素 D 等营养成分，肉质鲜美，自古就是上等宴席之珍贵食材，甲鱼的腹板称为"鳖甲"，可作为中药材料入药。
中医认为，鳖甲有"清热养阴，平肝熄风，软坚散结"的功效。

热量（kcal）	118.00	蛋白质（g）	17.80
脂肪（g）	4.30	碳水化合物（g）	2.10
膳食纤维（g）	0.00		

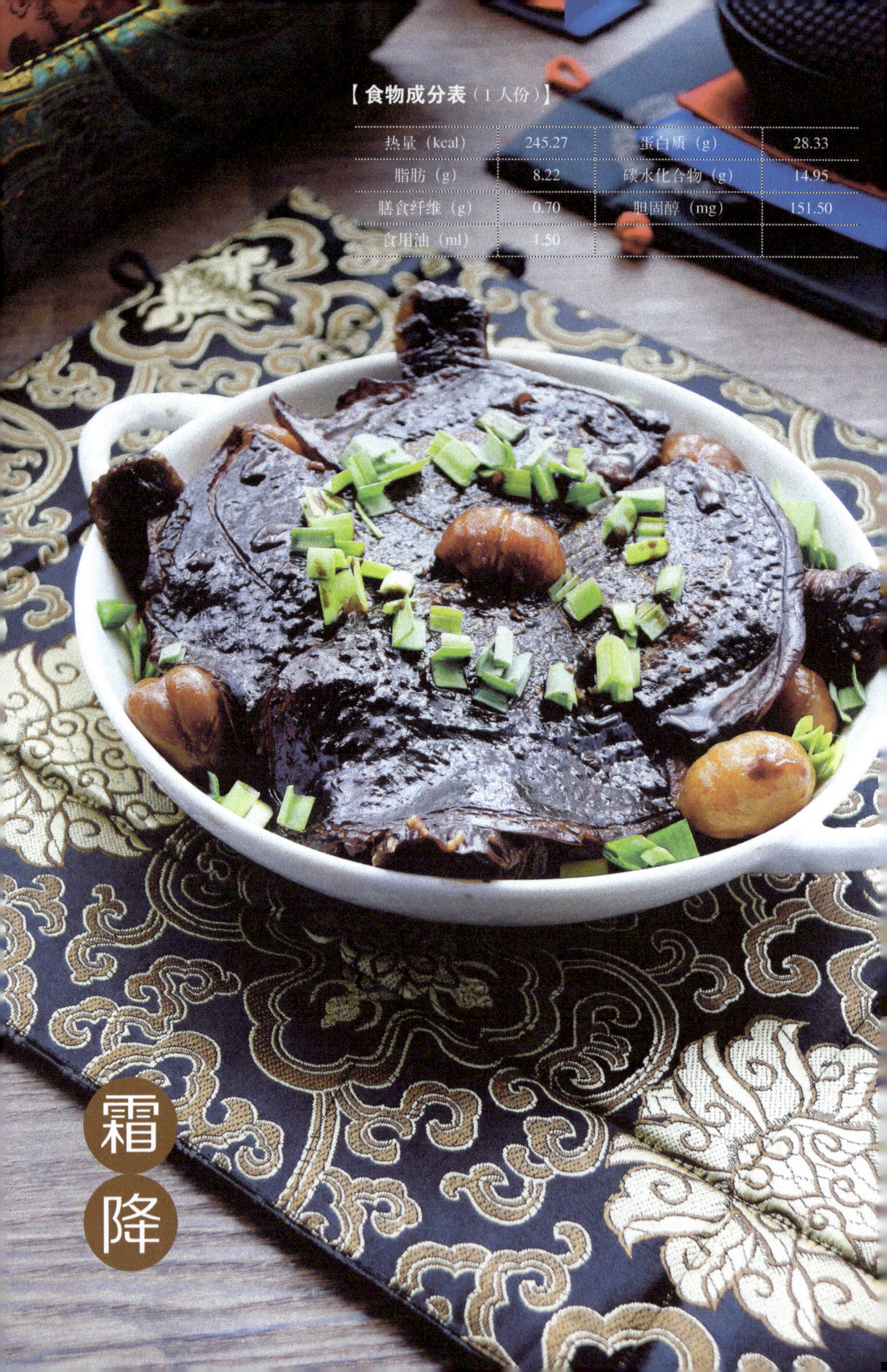

【食物成分表（1 人份）】

热量（kcal）	245.27	蛋白质（g）	28.33
脂肪（g）	8.22	碳水化合物（g）	14.95
膳食纤维（g）	0.70	胆固醇（mg）	151.50
食用油（ml）	1.50		

栗子煨甲鱼

【原料】（2人份）

甲鱼 300g、板栗肉 40g、青大蒜 10g、生姜 3g、蒜瓣 3g、花生油 3ml、老抽 6ml、生抽 10ml、糖 2g、胡椒粉 1g、肉卤汁 250ml。

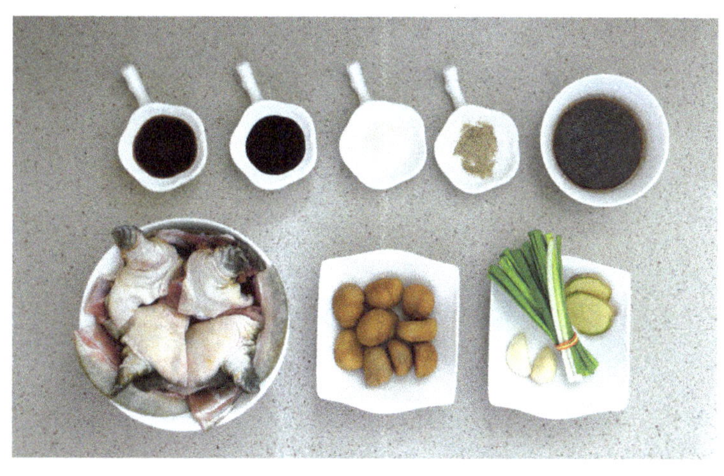

【做法】

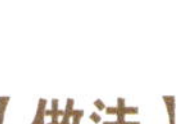 将甲鱼盖一斩四，躯干斩成 2cm 见方的块，冷水冲净血水，放入沸水锅中焯烫，捞出冲净血沫沥水。

❷ 栗子肉切块；青大蒜去根洗净，切成蒜花；生姜切姜片；蒜瓣拍松待用。

❸ 将花生油倒入炖锅中，放入蒜瓣煸成金黄色，再加入姜片煸香，放入甲鱼略炒；加入板栗、肉卤汁和水（没过原料），加生抽、老抽调味调色，

大火煮沸后改中小火焖煮 30 分钟至各料酥软，再转大火收浓汤汁，撒青大蒜花即可。

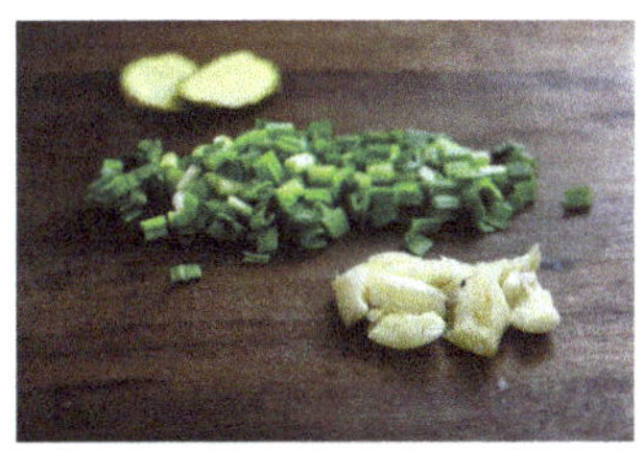

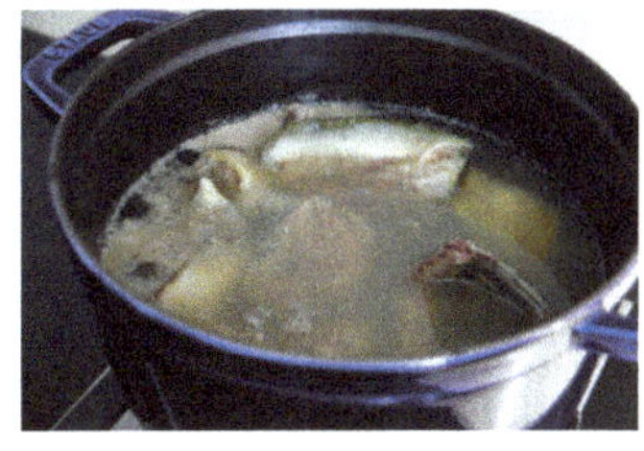

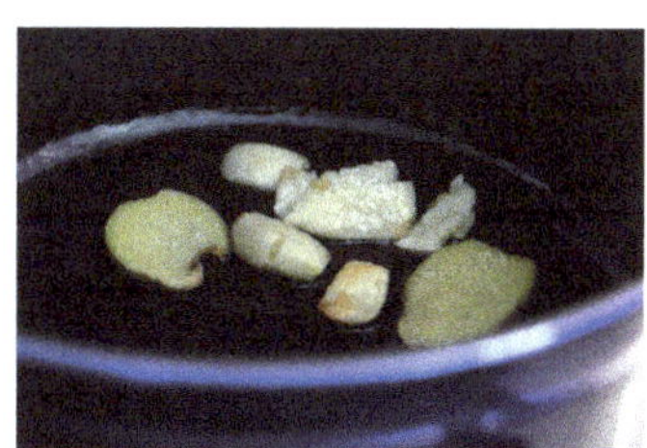

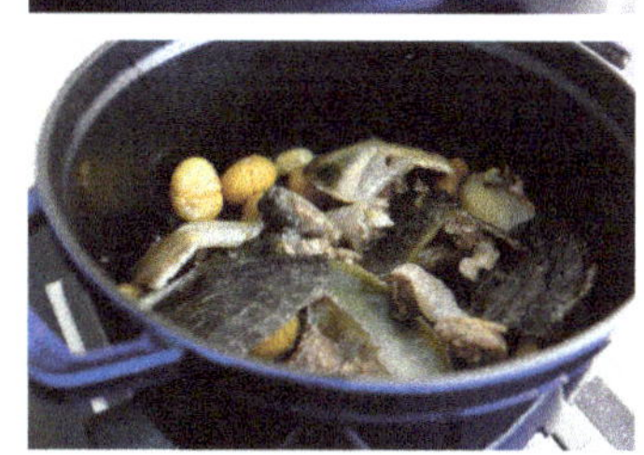

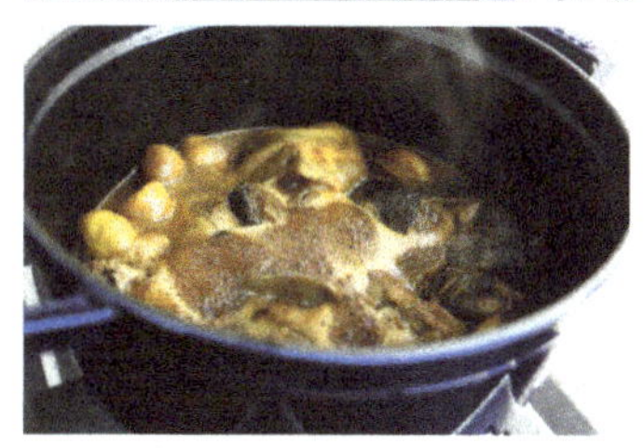

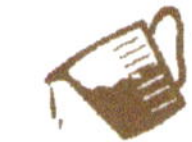 **POINT：肉汁增香**

用红烧的肉汁代替部分酱油入菜调味，可使菜品风味更浓郁，口感更丰富。

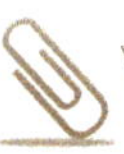 **TIPS：甲鱼的预处理**

活甲鱼（选用 300~350g/只），宰杀斩去头部，放尽血水，放入 80℃ 开水余烫 5 分钟，捞出用百洁布擦去外部黏膜和黑斑，用剪刀沿背壳边缘剪开，去净内脏和白色油块。

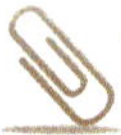 **TIPS：板栗的预处理**

板栗洗净后上笼蒸 40 分钟，取出迅速投入冷水降温，剥壳，在温水中剥去棕色衣膜。

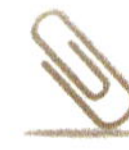 **TIPS：卤肉汁的预制**

用猪五花肉烧成红烧肉，汤汁略宽，颜色不宜过深（淡红色为宜），味道需要偏咸微甜（是成品咸度的主要来源），取汁水待用。

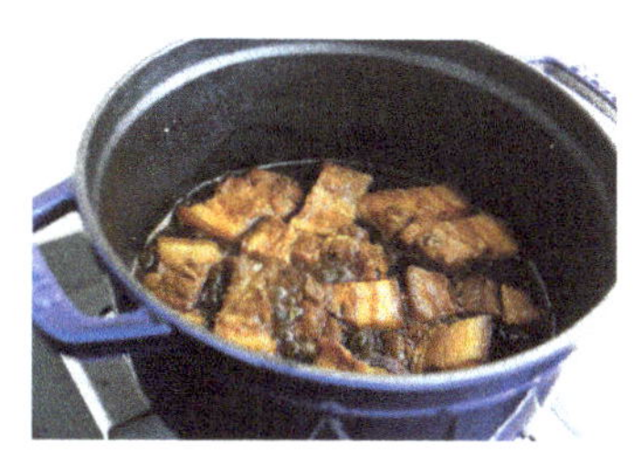

骨碎补炖鸡

【原料（2人份）】

带骨鸡腿肉 250g、骨碎补 10g、甘草 5g、生姜 4g、小葱 3g、盐 2g。

【做法】

① 将骨碎补和甘草放入砂煲，加 100ml 水浸泡 10 分钟，大火煮沸后改小火煎煮 10 分钟。

② 鸡腿冷水入锅焯透，洗净血沫沥水备用；生姜拍松；小葱打结。

③ 将鸡腿放入煲汤罐中，放入葱结、姜片，倒入①中的物料和汤汁，加清水没过原料，大火煮沸后转中小火煲 30 分钟至鸡肉酥软。

④ 收浓汤汁，挑去骨碎补、甘草和葱、姜，加盐略烧即可。

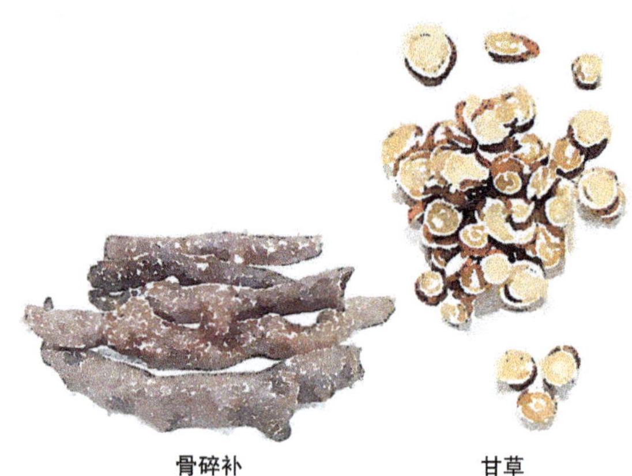

骨碎补　　　　　甘草

箬叶蒸糟鱼

【原料（2人份）】

草鱼腩肉 150g、箬叶（数张）30g、黑木耳（水发）30g、生姜 3g、小葱 3g、甜酒酿 10g、香糟卤 20ml。

【做法】

① 鱼腩肉冲净血水，擦干，切 3cm 宽的条，加香糟卤、姜片腌渍 30 分钟。

② 箬叶洗净，入沸水锅中焯烫，捞出冲凉；木耳温水泡软，摘小朵待用。

③ 将箬叶交错铺于盘中，撒上黑木耳，摆上鱼腩肉，浇上①中腌渍用的汁水和酒酿，撒上葱花，将箬叶折起盖住原料用牙签穿好固定。

④ 上笼旺火蒸 8 分钟取出，拆去牙签，打开箬叶挑去小葱即可。

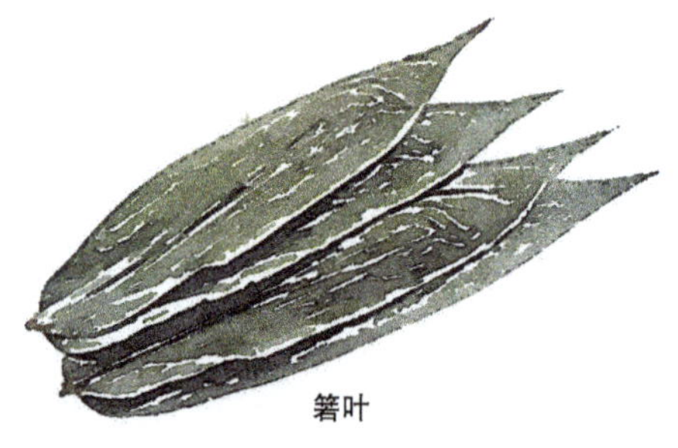

箬叶

参须黄豆汆黄鱼

【原料】（2 人份）

小黄鱼（约 4 条）400g、涨发黄豆 20g、干西洋参须 2g、香菜 5g、香菇（涨发）20g、生姜 3g、枸杞子 2g、盐 2.5g、料酒 3ml、生粉 4g、胡椒粉 2g。

【做法】

❶ 小黄鱼洗净，平置案板上，片下两侧鱼脯肉，去肚档成黄鱼片，加盐（1.5g）、料酒、生粉腌渍上浆，静渍 15 分钟。

❷ 黄豆泡软，带少量的水上笼蒸酥；参须洗净，用温水泡软，剪 2cm 长的段；香菇泡软切 2cm 宽的片；枸杞子泡软；生姜切小片；香菜洗净切 2cm 的段。

❸ 将黄豆和参须连汤汁一起倒入锅中，加姜片、香菇、枸杞子，大火煮沸，改小火保持微滚，汆入黄鱼柳，待肉熟转白时，加盐（1g）、胡椒粉调味，撒入香菜段即可。

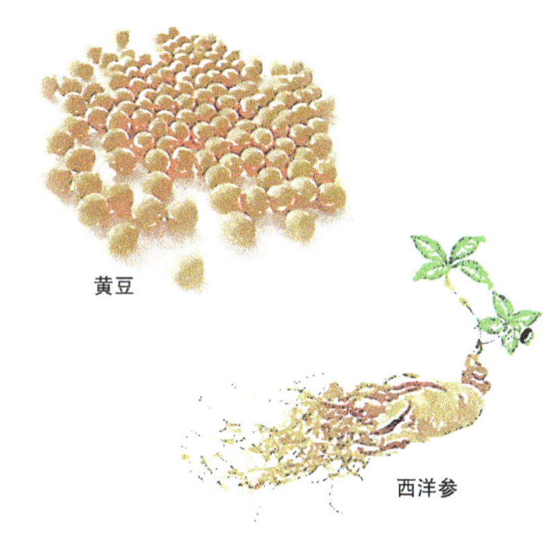

核桃黄芪炖猪腰

【原料】（2 人份）

猪腰 200g、猪腿肉（瘦肉）50g、核桃仁 40g、黑枣 10g、黑枸杞 5g、黄芪 3g、小葱 3g、生姜 3g、盐 2g、白酒 2ml。

【做法】

❶ 猪腰平放在案板上，从中间平剖两瓣，用刀剔去白筋和粉红色内膜（这些部位腰骚味特重），然后切 0.5cm 宽、4~5cm 长的条，加白酒拌匀浸渍 30 分钟（或用盐水浸泡去腥）。

❷ 猪肉洗干净切 1.5cm 见方的小块；小葱打葱结；生姜拍松。

❸ 黄芪、核桃仁、黑枣、黑枸杞洗净，温水泡软。

❹ 将猪肉块放入煲中，放入葱结、姜片，加③中各料和汤水，大火煮沸后改小火煲 30 分钟；加入泡好的猪腰条，继续小火煲 20 分钟，加盐调味即可。

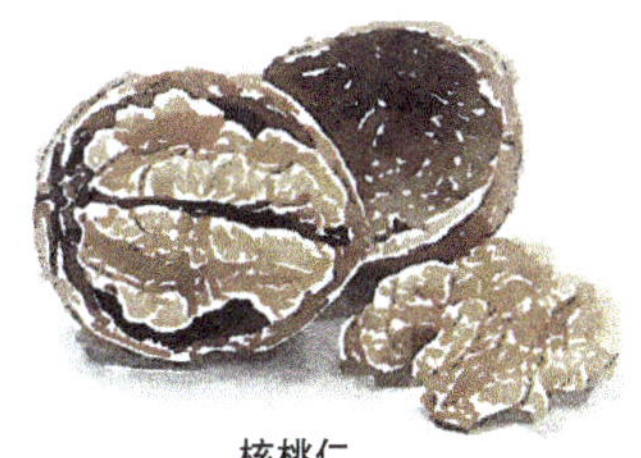

核桃仁

黄芪

秋季常见食材

雪梨

山药

百合

菱角

莲子

葡萄

荸荠

芋头

莲藕

蟹

鸭肉

芡实

蟹味菇

花生

栗子

柿子

山楂

玉米

南瓜

秋葵

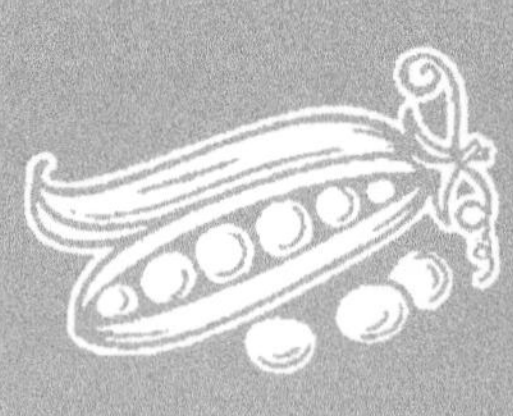

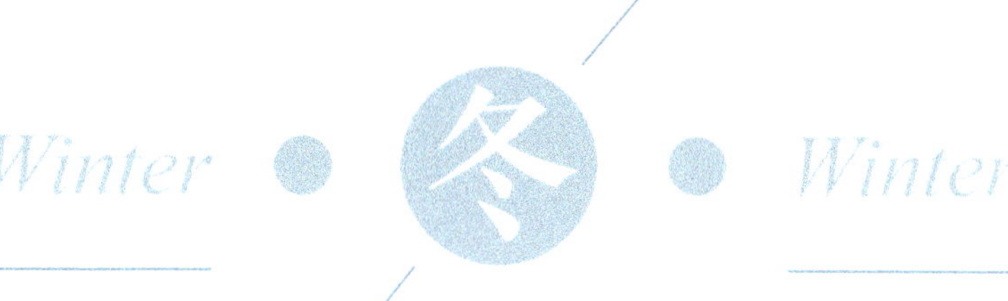

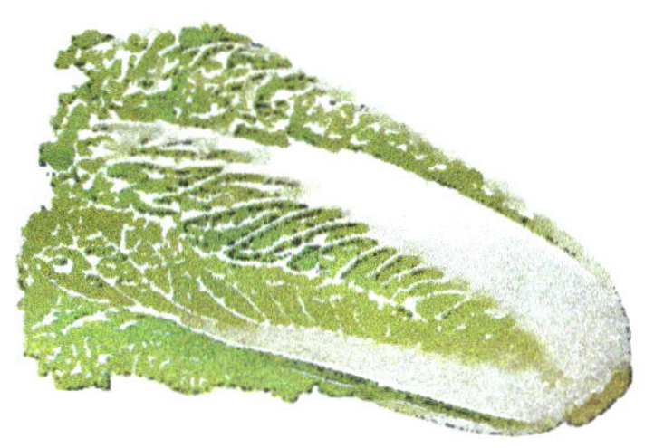

立冬

小雪

大雪

冬至

小寒

大寒

立  冬

the Beginning of Winter

时间

11月6日~11月8日。

三候

水始冰；

地始冻；

雉入大水为蜃。

✳ 饮食习俗 ✳

◇ 立冬，是冬天的第一个节气，我国古时以立冬为冬季的开始。此时万物活动趋向休止，人体的阳气也随着自然界的转化而潜藏于内。是冬令进补的最佳时期，民间有「立冬补冬」「北吃饺子南吃鸭」的习俗。

◇ 中医认为，冬属水，在脏属肾，主寒。冬季的饮食调养，也应遵循「虚者补之，寒者温之」的原则，多吃甘温之味的食物。

✳ 节气食材 ✳

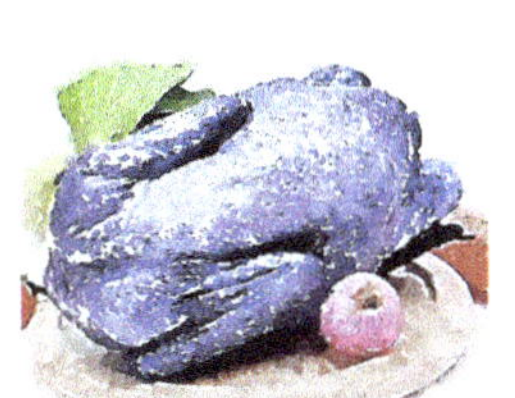

乌骨鸡 ▫ Black-bone Chicken

因其骨骼乌黑而得名，是一种杂食家养鸟，被饲养历史超过 2000 年。乌骨鸡含丰富的黑色素、蛋白质、B 族维生素等。

《本草纲目》认为乌骨鸡有"补虚劳羸弱，制消渴，益产妇"的功效。

热量（kcal）	111.00	蛋白质（g）	22.30
脂肪（g）	2.30	碳水化合物（g）	0.30
膳食纤维（g）	0.00		

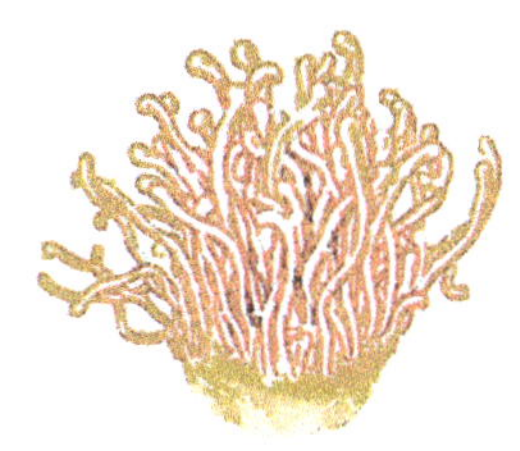

虫草花 ▫ Cordyceps Flower

又名蛹虫草，属于真菌类，与常见的香菇、平菇等食用菌很相似。虫草花于 2009 年被批准成为新资源食品。虫草花含有丰富的蛋白质和氨基酸、多种人体所需的微量元素和维生素，多用于作汤料和药膳。

热量（kcal）	332.93	蛋白质（g）	27.70
脂肪（g）	2.50	碳水化合物（g）	48.80
膳食纤维（g）	1.90		

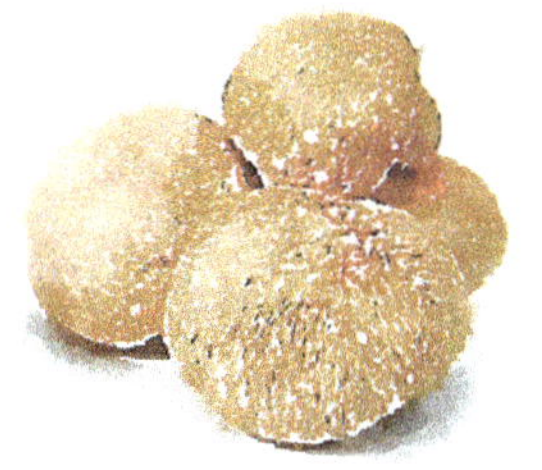

猴头菇 ▫ Hericium Erinaceus

是一种高蛋白质、低脂肪、富含矿物质和维生素的一种食用菌，有"素中荤"之称。干品、鲜品均可入膳，常用于炖煮熬汤。

中医认为，猴头菇有"利五脏、助消化、滋补身体"的功效。

热量（kcal）	21.00	蛋白质（g）	2.00
脂肪（g）	0.20	碳水化合物（g）	4.90
膳食纤维（g）	4.20		

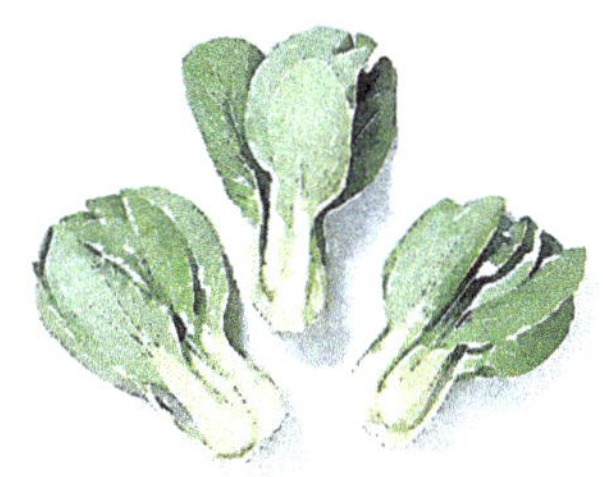

青菜 ▫ Green Vegetable

又名小白菜、油菜，我国和印度是世界上栽培青菜最古老的国家。青菜的食用方法较多，可炒、烧、炝、扒、炖、腌制等，冬天经霜打后的青菜尤为甘糯。青菜中所含的矿物质和维生素是蔬菜中最为丰富的。

热量（kcal）	10.00	蛋白质（g）	1.40
脂肪（g）	0.30	碳水化合物（g）	2.40
膳食纤维（g）	1.90		

117

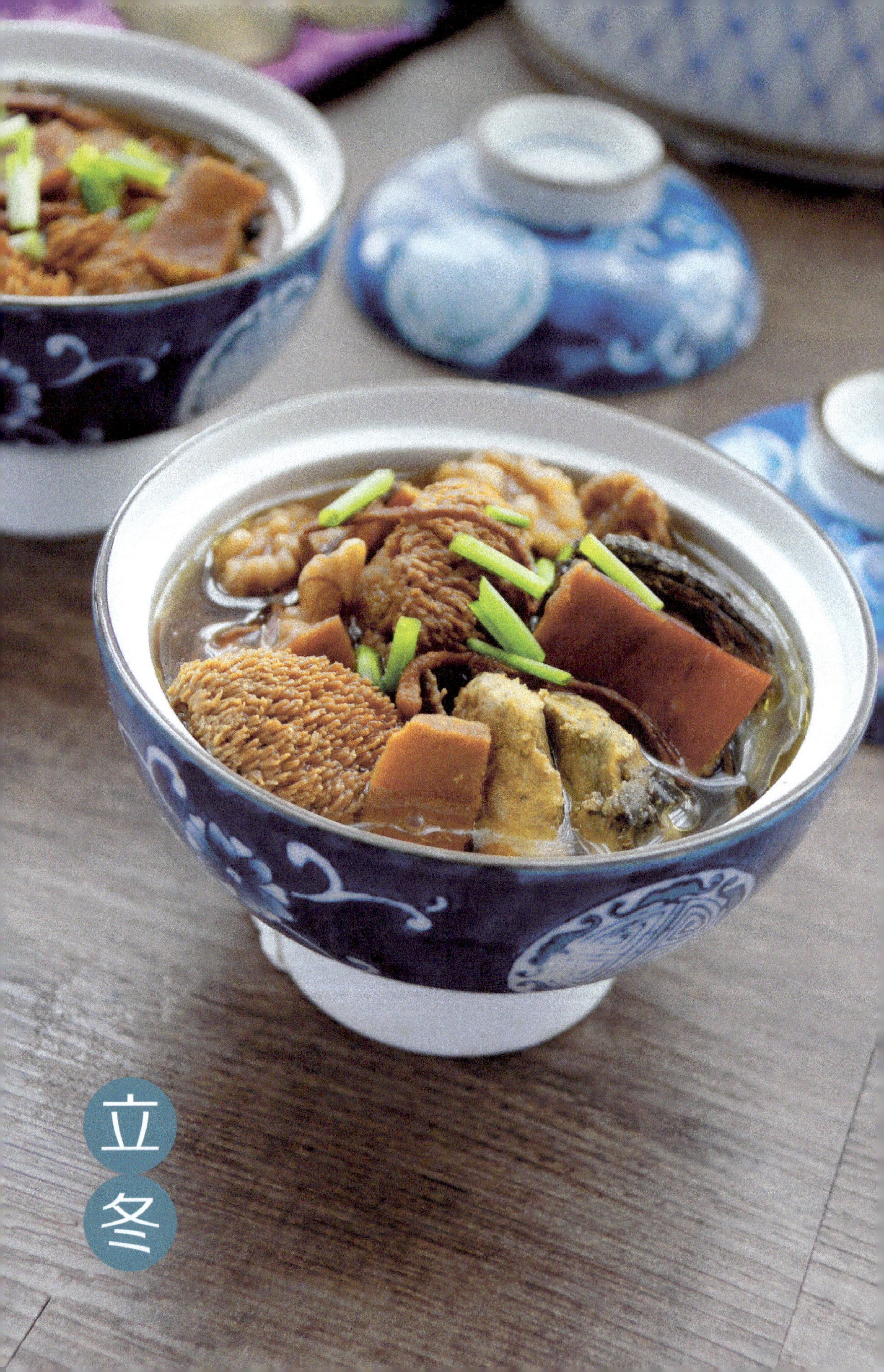
立
冬

猴头菇虫草乌骨鸡

【原料】（2 人份）

乌骨鸡 100g、猴头菇（干）30g、虫草花（干）10g、核桃仁 10g、生姜 2g、葱结 3g、火腿 10g、盐 2g、花雕酒 2ml。

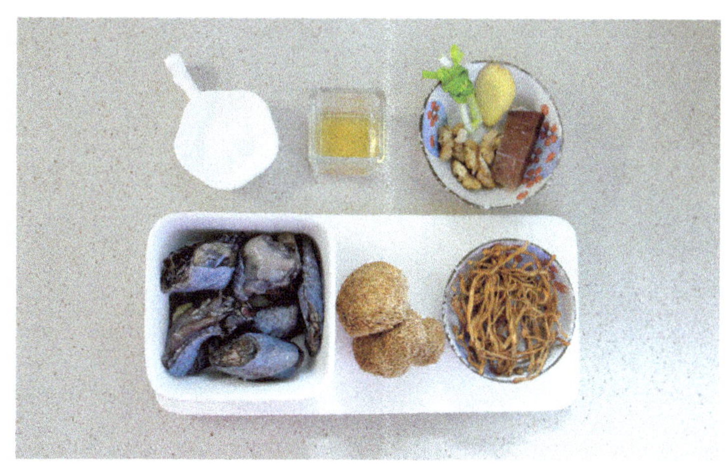

【做法】

❶ 乌骨鸡斩 3cm 见方的斜刀块，冲净血水，冷水入锅焯透，捞出洗净血沫；火腿切 2cm 长、1cm 宽的薄片。

花、火腿片，放上姜片、葱结，加花雕酒和没过原料的水，大火煮沸后转小火煲 1 小时至鸡肉酥软。

❹ 挑去姜片、葱结，大火收汁，加盐调味，撒上葱段即可。

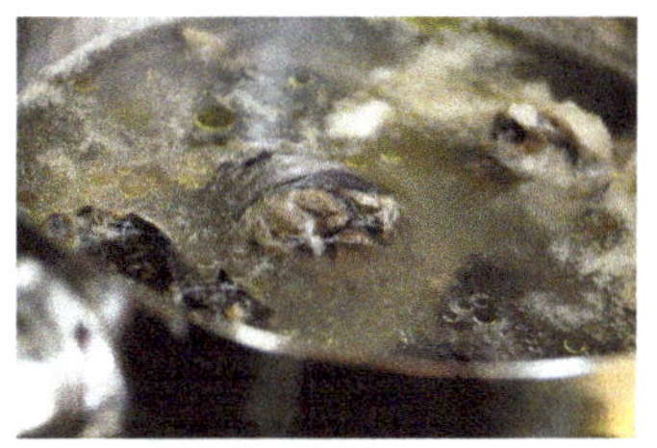
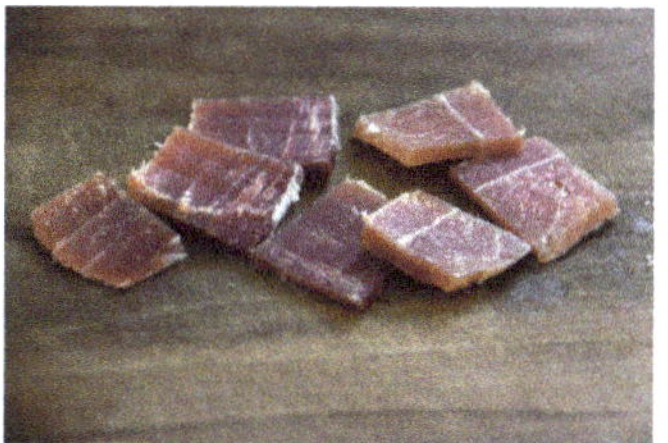
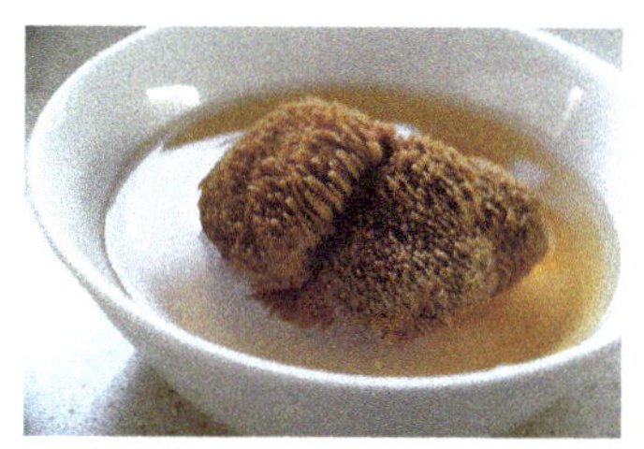
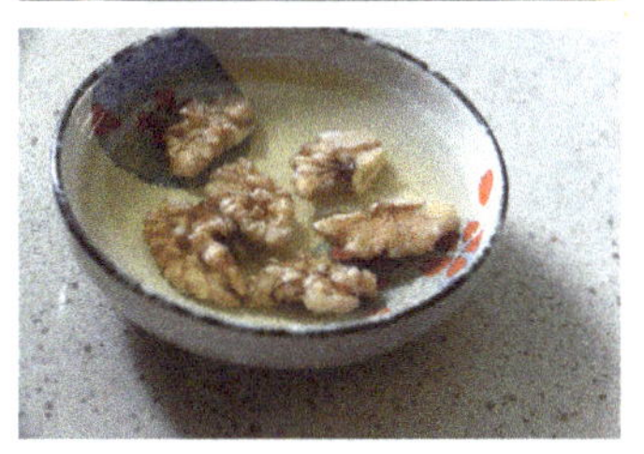
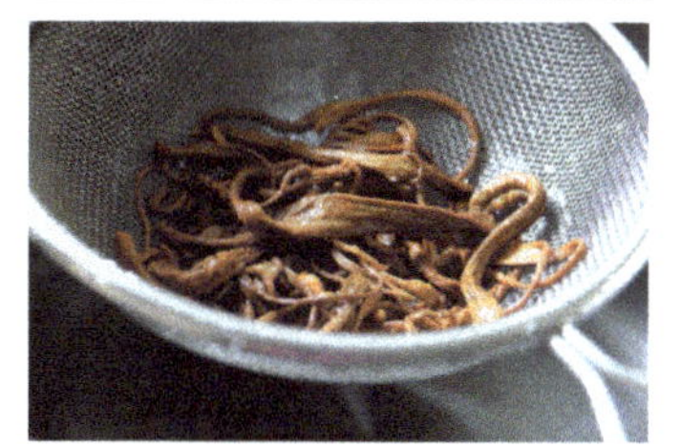
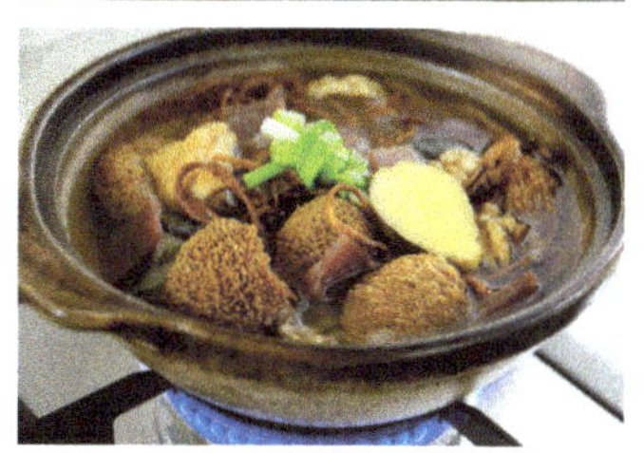

❷ 猴头菇隔天泡软，撕成约 2cm 见方的块；虫草花泡软去根，入沸水锅焯烫，快速捞出冲凉；核桃仁隔夜浸泡；生姜切姜片；小葱部分打葱结，部分切 1cm 段待用。

❸ 将乌骨鸡块放入煲中，依次撒上核桃仁、猴头菇、虫草

【食物成分表】（1 人份）

热量（kcal）	128.82	蛋白质（g）	14.49
脂肪（g）	5.68	碳水化合物（g）	4.66
膳食纤维（g）	1.31	胆固醇（mg）	59.00
食用油（ml）	0.00		

天麻甘蔗焖甲鱼

【原料（2 人份）】

甲鱼 300g、甘蔗 30g、天麻 2g、生姜 3g、盐
2g、料酒 3ml、高汤（预制）150ml。

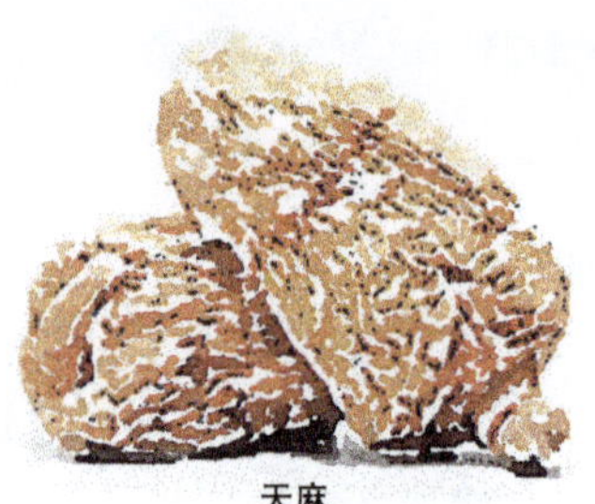

天麻

【做法】

❶ 甲鱼宰杀洗净，入沸水锅焯水捞出；生姜
切片；天麻洗净后温水泡软；甘蔗去皮，切
0.2cm 厚的片。

❷ 将甲鱼放入炖碗，加天麻和浸泡天麻的汁
水、铺上甘蔗片，倒入高汤，加料酒、盐调味，
上笼文火蒸 45 分钟，挑去姜片即可。

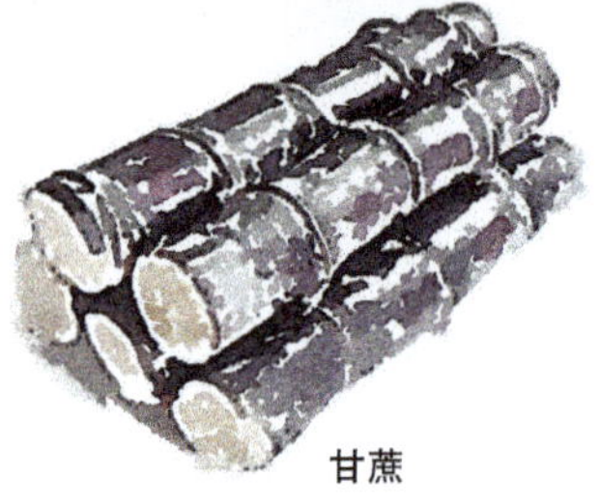

甘蔗

撒拌上海青

【原料（2 人份）】

青菜（上海青）150g、猪里脊肉 20g、黑木耳
（涨发）30g、冬笋 20g、薄豆腐皮 20g、生姜
2g、生抽 15ml、生粉 2g、橄榄油 5ml。

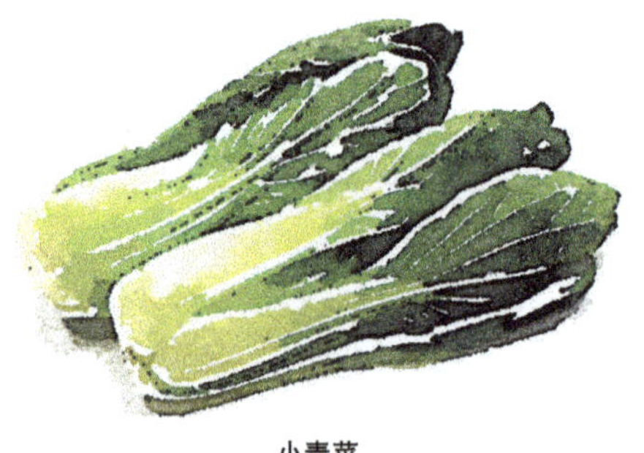

小青菜

【做法】

❶ 青菜洗净切 2cm 长的段，沥水待用；里脊
肉切 4cm 长的丝，加生抽（5ml）、生粉腌渍上
浆；生姜切末待用。

❷ 黑木耳温水泡发，洗净撕成小片；冬笋去
壳，焯透水，晾凉，切 1cm 宽、0.1cm 厚、
2cm 长菱形片；豆腐皮泡软切 2cm 见方的片，
开水冲烫晾凉。

❸ 青菜入沸水锅中焯烫，转色变软，捞出沥干
水分，放入碗中。

❹ 将橄榄油倒入锅中，下姜末、肉丝煸香，放
冬笋、木耳，加水（少量）煮 2 分钟，加生抽
（10ml）调味，放入豆腐衣快速翻拌关火，连
汁带料一起撒入青菜碗中，拌匀即可。

四物鸡

【原料】（2 人份）

鸡腿肉（带骨）300g、生姜 5g、当归 2g、川芎 1.5g、芍药 2g、熟地 2g、盐 3g、料酒 3ml。

【做法】

❶ 鸡腿洗净，斩成 2.5cm 见方的鸡块，冷水入锅焯透，捞出洗净血沫沥水；生姜切片。

❷ 当归、川芎、白芍、熟地洗净，分别切成薄片，放入煲汤用的布袋中。

❸ 将鸡块和②中的药材包一起放入砂锅，加水没过原料，大火煮沸，撇去浮沫，转小火炖至肉烂骨酥，捞出药材包和姜片，加盐调味即可。

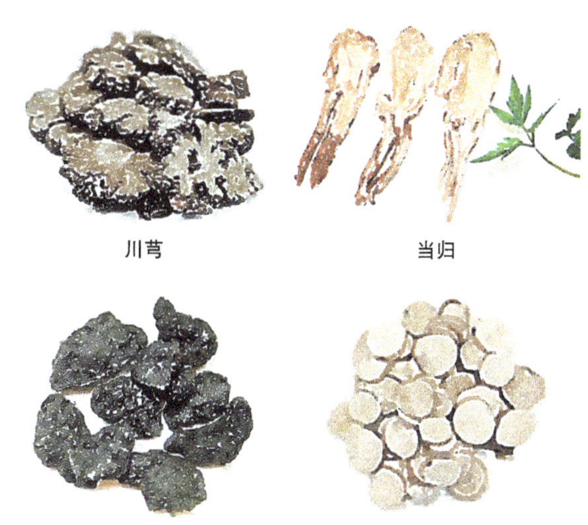

川芎　　当归

熟地　　芍药

姜母鸭

【原料】（2 人份）

鸭腿（带骨）250g、鸭心、鸭肝、鸭胗共 60g、老姜 30g、腐竹（水发）20g、枸杞子 3g、八角 2g、桂皮 2g、香叶 1g、老抽 5ml、盐 2g、糖 5g、料酒 3ml、麻油 5ml。

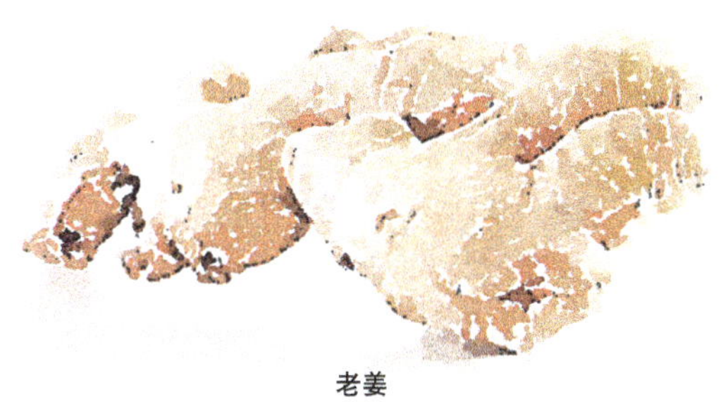

老姜

【做法】

❶ 鸭腿洗净，斩 4cm 见方的块；老姜拍松，撕成宽条；鸭心、鸭肝、鸭胗洗净，冷水入锅焯透，冲凉切 2cm 见方的小块；腐竹温水泡软，切 2cm 长段，焯水冲凉；枸杞子冷水浸软待用。

❷ 将麻油倒入不粘锅中，中火烧至六成热时，放入姜片慢慢煸香，待姜片煸至微黄时倒入鸭块，待鸭肉变色，倒入老抽上色，炒匀后烹入料酒，继续小火翻炒。

❸ 待鸭肉水分炒干，颜色变深时，放入八角、桂皮、香叶，加盐、糖调味，加开水没过鸭肉，大火煮沸后改小火慢炖 30 分钟，开盖加入鸭心、鸭肝、鸭胗，继续小火焖煮 20 分钟后挑去香料，加入腐竹续煮 5 分钟。

❹ 出锅前加入枸杞子，收浓汤汁即可。

小 雪

Lesser Snow

饮食习俗

口 小雪，「气寒而将雪」，气层温度逐渐降到0℃以下，将开始降雪。

口 此时节的饮食调养，多食温补益肾、健脾助运的食物，在烹调方式上宜多炖煮。

时间

11月21日～11月23日。

三候

虹藏不见；

天气上腾，地气下降，

闭塞而成冬。

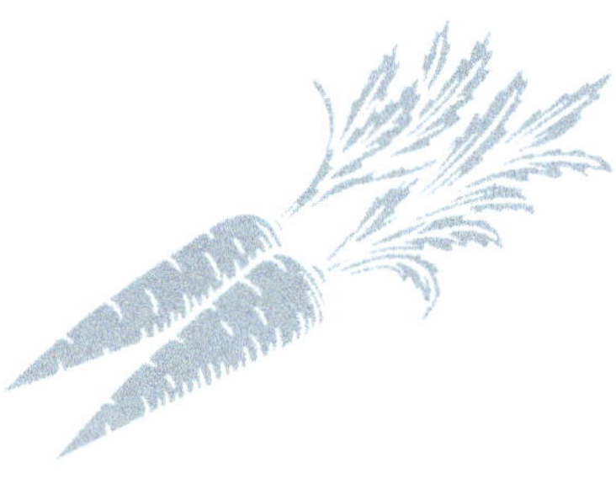

* 节气食材 *

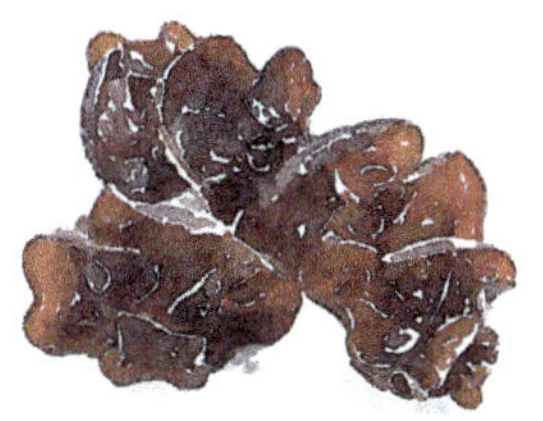

黑木耳 ¤ Black Fungus

主要生长在中国和日本，有野生也有人工培植，黑木耳味道鲜美，可素可荤，可入膳亦可入药。除了丰富的蛋白质，还富含有多种维生素和矿物质，特别是铁元素含量极高。

中医认为，黑木耳有"补气益智，润肺补脑，活血止血"之功效。

热量（kcal）	27.00	蛋白质（g）	1.50
脂肪（g）	0.20	碳水化合物（g）	6.00
膳食纤维（g）	2.60		

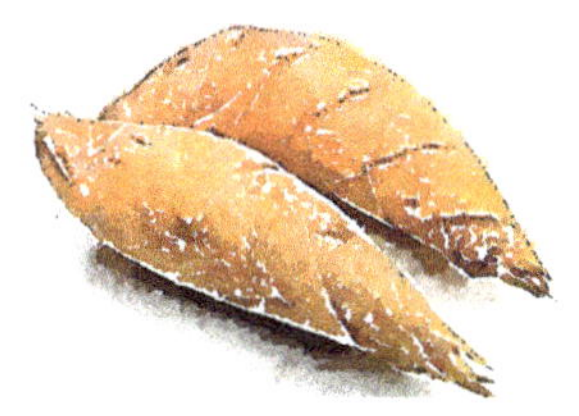

冬笋 ¤ Winter Bamboo Shoots

是楠竹竹根鞭上长出的幼芽，夏季孕育，冬季长大后挖取，故名冬笋。民间有"素食第一品"的美誉，可以生炒，也可炖汤，荤素皆宜。冬笋中含有一定量的草酸，建议烹饪时先冷水入锅焯透，除却苦涩味后入菜更美味。冬笋营养丰富，含有丰富的胡萝卜素、维生素 B_1 和 B_2、维生素 C 等营养成分。中医认为冬笋具有"化热、消痰、爽胃"的功效。

热量（kcal）	42.00	蛋白质（g）	4.10
脂肪（g）	0.10	碳水化合物（g）	6.50
膳食纤维（g）	0.80		

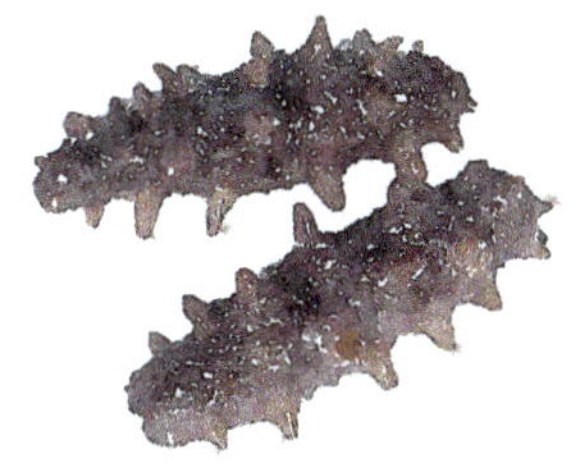

海参 ¤ Sea Cucumber

生活在海边至 8000 米深的海洋棘皮动物，我国海域出产的可以食用的海参有 20 多种，其中刺参营养价值最高，主要产于黄海、渤海海域。海参是少有的高蛋白质、低脂肪、无胆固醇的海产品，干品泡发后可拌、炒、蒸、炖汤。

《随息居饮食谱》中记载：海参能"滋阴补血，健阳润燥，调经，养胎，利产"。

热量（kcal）	78.00	蛋白质（g）	16.50
脂肪（g）	0.20	碳水化合物（g）	2.50
膳食纤维（g）	0.00		

* 推荐菜肴 *

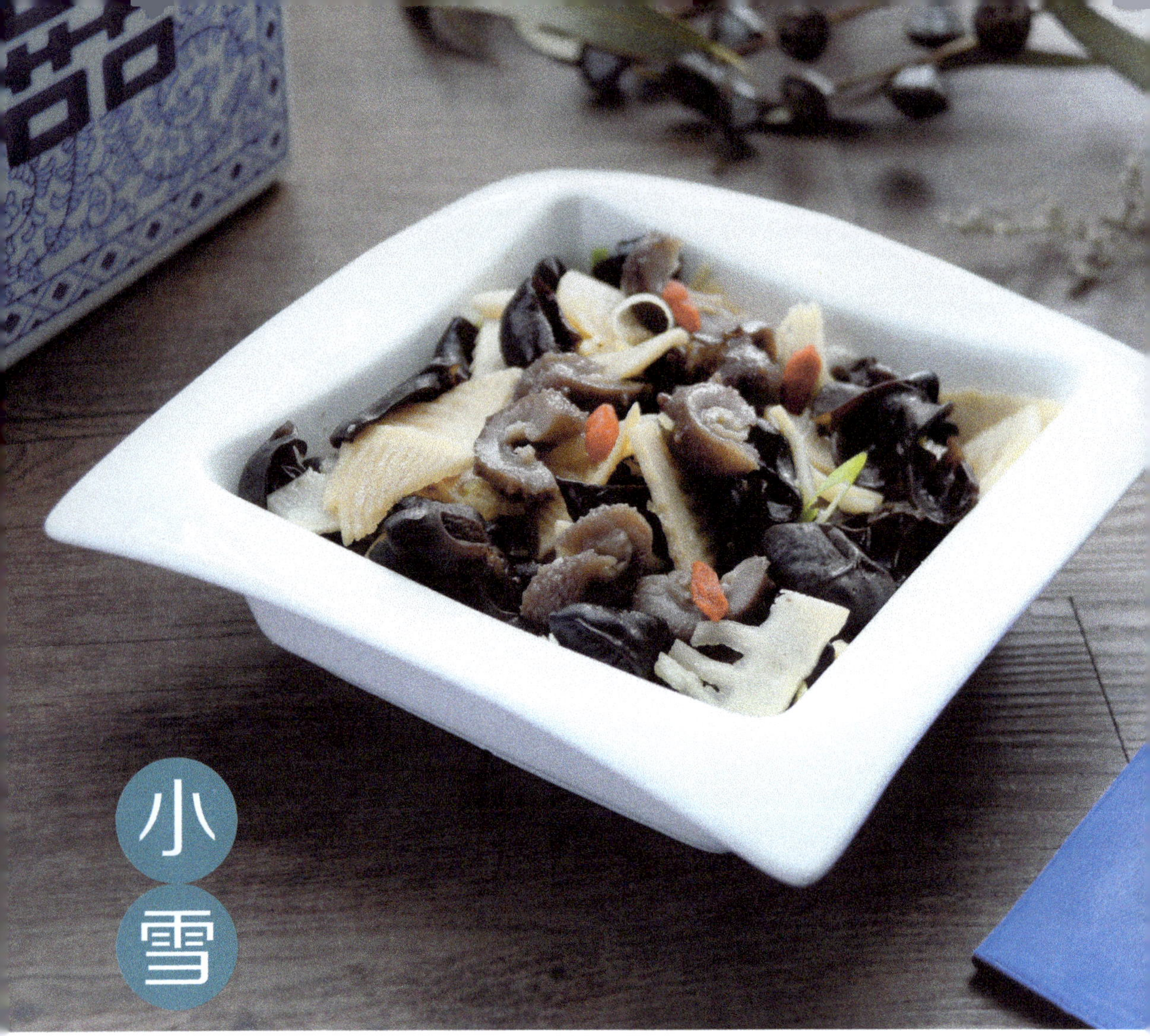

木耳冬笋海参

【原料（2人份）**】**

小海参（水发）80g、冬笋80g、黑木耳（干）5g、京葱40g、枸杞子2g、肉骨汤（预制）300ml、盐2g、生抽5ml、胡椒粉2g、麻油2ml。

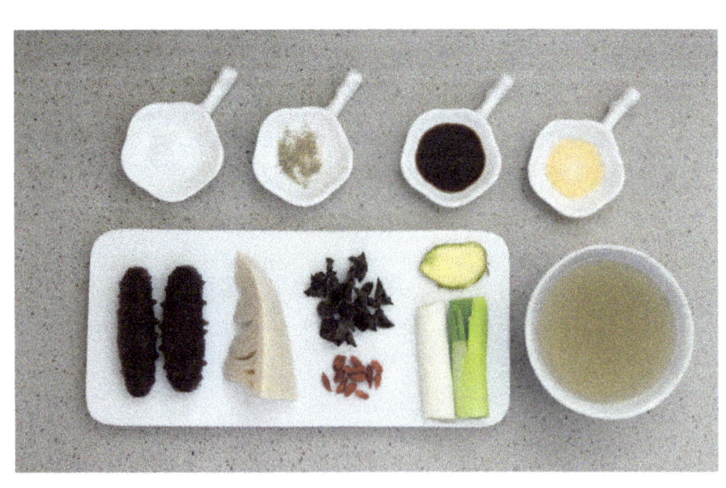

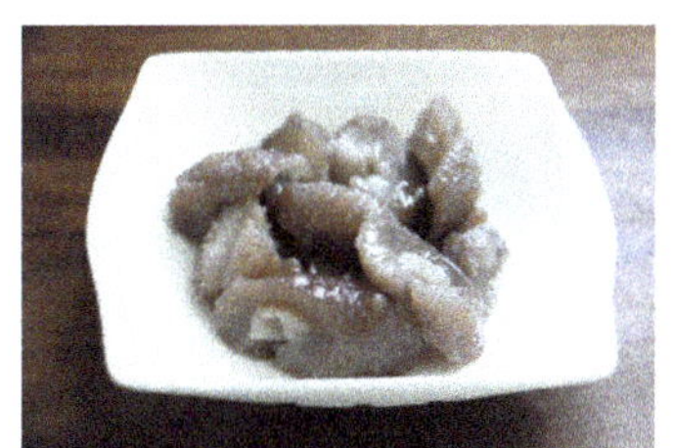
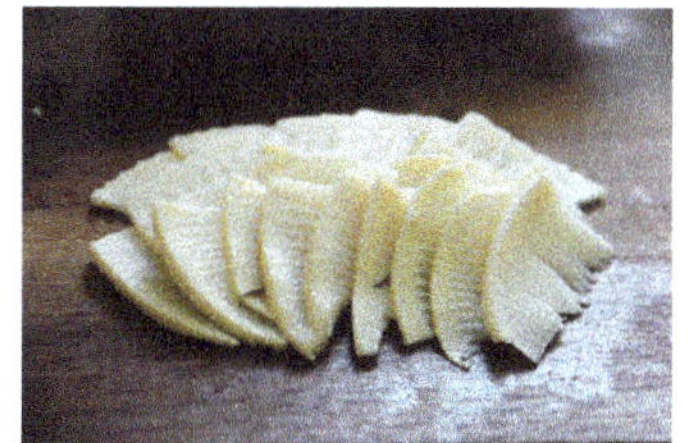
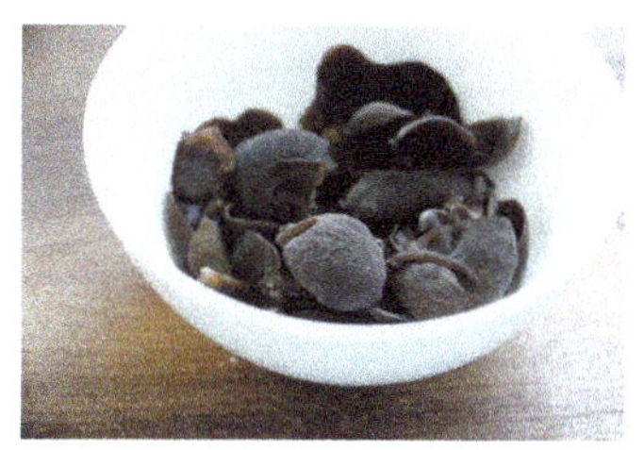

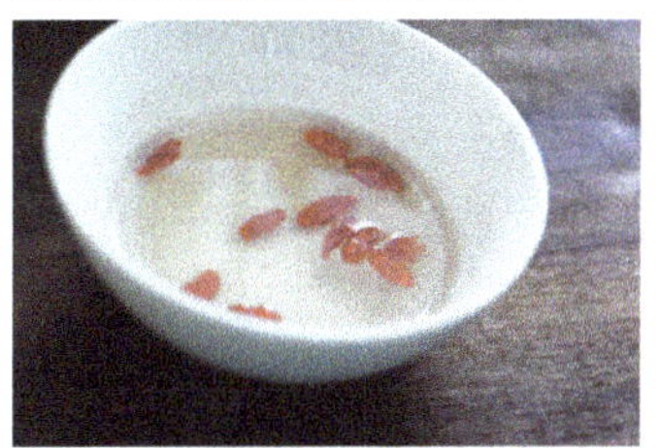
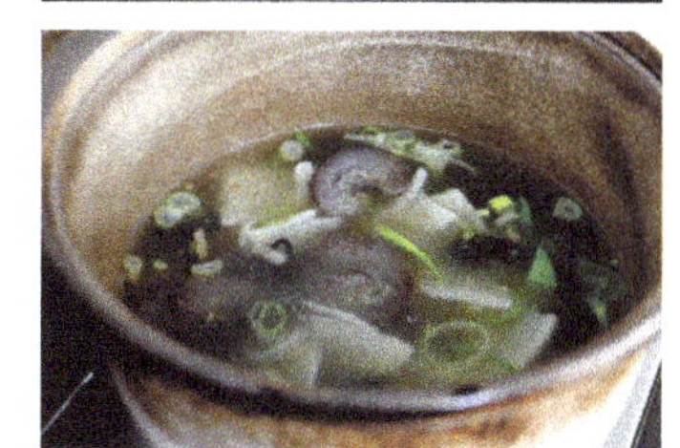
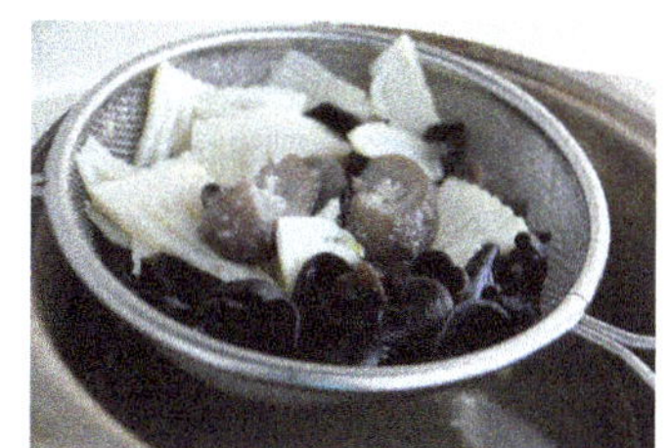

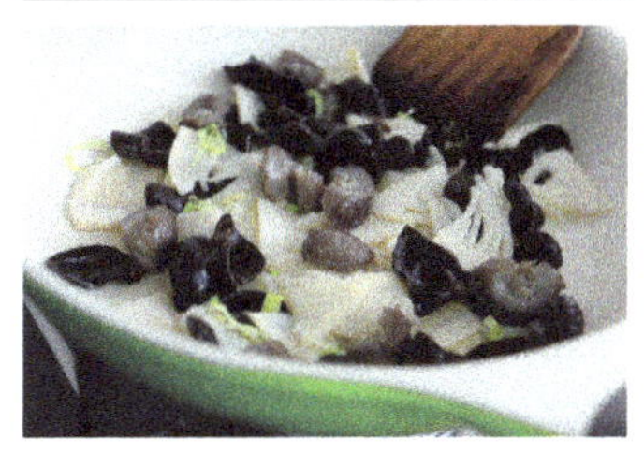

【食物成分表】（1 人份）

热量（kcal）	143.4	蛋白质（g）	16.19
脂肪（g）	5.12	碳水化合物（g）	6.95
膳食纤维（g）	1.52	胆固醇（mg）	95.50
食用油（ml）	1.00		

【做法】

❶ 海参洗净，切 1cm 斜刀段；冬笋去壳，冷水入锅煮沸，转小火煮 20~30 分钟，捞出冲凉，去老根，切 2cm 长、1cm 宽、0.1cm 厚的片；黑木耳水发泡开，撕成 1.5cm 小片；枸杞子用冷水泡开；京葱去根去老皮，洗净沥水，平放于案板，45 度角斜切 1cm 厚的片块；生姜切末。

❷ 将肉骨汤倒入锅中，加葱、姜略煮，加盐、料酒、胡椒粉调味，依次放入木耳、冬笋、海参套汤*，大火煮 1~2 分钟捞出沥汤。

❸ 将麻油滴入不粘锅炒锅，放入京葱煎炒至金黄色起香，舀入适量骨汤，加入套汤各料和枸杞子，加生抽调味，大火煮沸后改中小火焖 1 分钟，关火盛入汤碗即可。

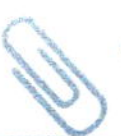 TIPS：**肉骨汤的预制**

用 500g 猪龙骨加葱、姜、料酒和水，小火熬煮，一般建议 500g 龙骨熬 300ml 的高汤。

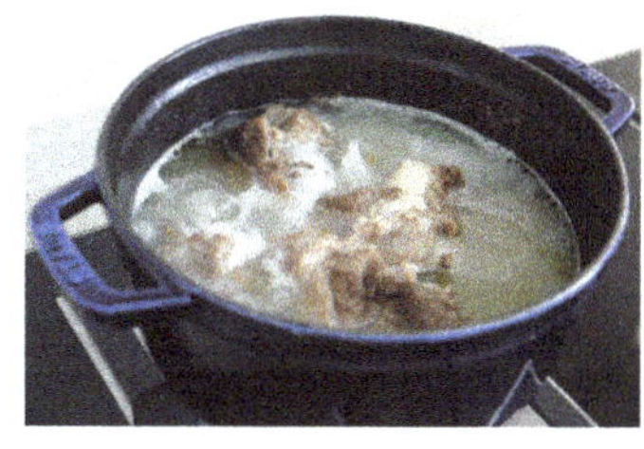

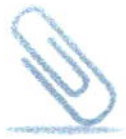 TIPS：**海参的预处理**

选材：建议选用小海参、麻婆参等肉壁较厚品种，名贵一些的乌参、辽参、刺参、梅花参等则更佳。

泡发：将干海参放入淘米水中浸泡 1~2 天（适用于常温 20℃的气温，天冷时需加温），期间隔天换水；待海参体积涨大至原来的 3~4 倍，按捏手感弹性（不破皮碎烂）时捞出，用手指刮去表皮泥沙，然后用剪刀从尾部剪开，轻轻刮去筋肠（包括内壁膜）即可。家庭烹制可直接采购或代加工涨发好的半成品。

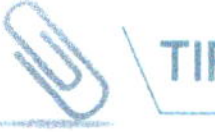 TIPS：**套汤**

套汤是餐饮专用语，意为将原材料放入事先熬制的汁水中去腥腻味。

板栗牛骨冬藏汤

【原料（2 人份）**】**

牛尾骨 200g、玉米 30g、板栗仁 40g、芡实 10g、淮山药片 10g、京葱 5g、生姜 4g、盐 3g、白葡萄酒 4ml。

【做法】

❶ 牛尾骨洗净斩成 1cm 厚、2~3cm 见方的厚片，冷水入锅焯透，捞出洗净血沫；京葱洗净，切成 3cm 的段。

❷ 玉米洗净切 1cm 厚的圆片；带壳板栗入水锅煮 30 分钟，捞出趁热（不烫手）剥壳去衣；芡实、淮山药片温水泡软；生姜切大片待用。

❸ 取煨汤罐（2000ml）一个，放入牛尾骨、姜片、京葱干炒起香，烹白葡萄酒，加 4 倍于原料的水，大火煮沸后转小火煨 30 分钟。

❹ 将玉米、板栗、芡实、淮山药片放入③的汤中，小火煨 1 小时，撇去浮油，加盐调味即可。

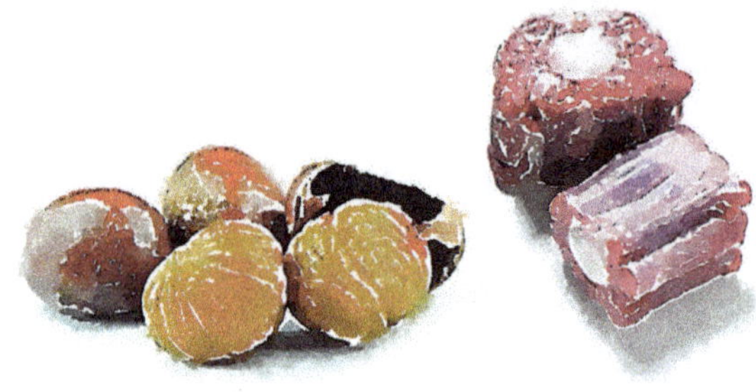

板栗　　　　　牛尾骨

铁棍山药酿海参

【原料（2 人份）**】**

辽参（水发，约 2 条）160g、铁棍山药 80g、火腿 10g、小米金汤 50ml、京葱 5g、生姜 4g、盐 1.5g。

【做法】

❶ 海参涨发，洗净（海参不能发过头，质地需偏紧实），用沸水浇烫，冲凉待用；山药洗净，上笼蒸酥，晾凉剥皮，按压成泥；火腿、京葱、生姜分别切碎末待用。

❷ 将火腿碎、京葱末拌入山药泥中，加盐拌匀成馅。

❸ 用厨房纸将海参内外水分吸干，装入②中的馅料，放入小碗，撒上姜末，浇入小米金汤，包上耐高温的保鲜膜，上笼旺火蒸 10 分钟取出即可。

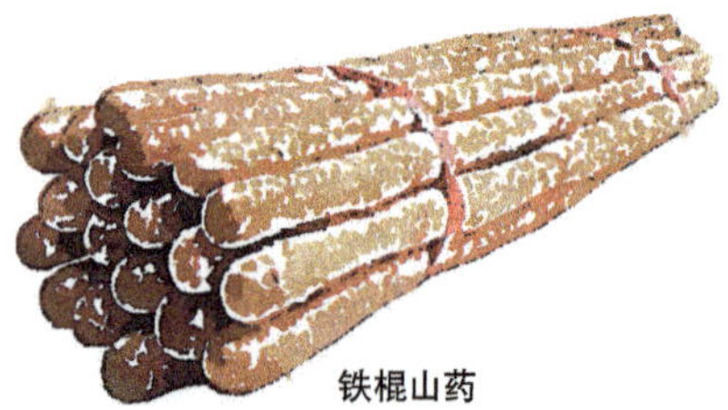

铁棍山药

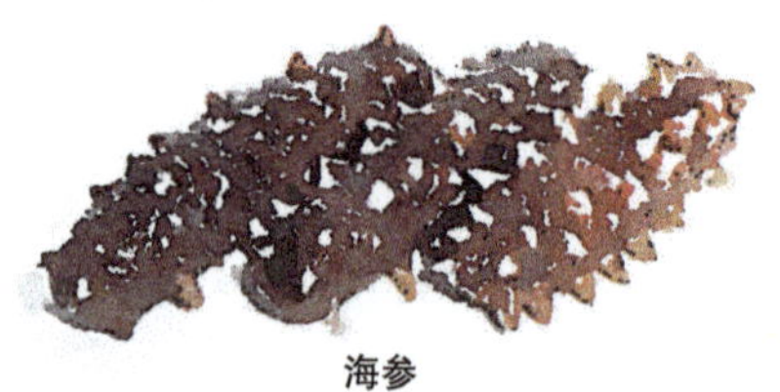

海参

PS

小米金汤的预制方法见 P73。

香菇火腿炖白菜

【原料（2 人份）】

大白菜 300g、火腿 15g、香菇（水发）20g、小葱 3g、生姜 2g、高汤（预制）50ml、料酒 2ml。

【做法】

❶ 大白菜洗净，切 4cm 宽的段，入沸水锅焯水，捞出冲凉沥干；干香菇泡软，切 2cm 宽的片；小葱切葱花；生姜切薄片。

❷ 火腿切米粒状，焯水后放入小碗，加 50ml 高汤（预制汤包）、料酒、姜片浸 15 分钟后，上笼蒸 20 分钟取出待用。

❸ 将白菜交错码放在碗中，放上香菇片，浇上②的火腿高汤（连火腿粒），覆膜包紧，上笼蒸 10 分钟，撒葱花即可。

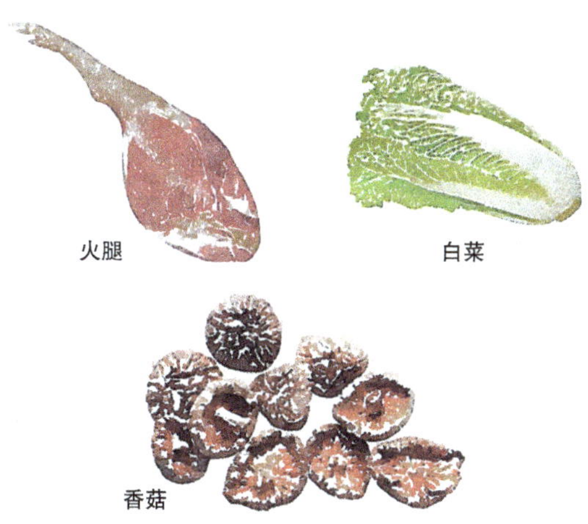

腊味杂粮砂锅饭

【原料（2 人份）】

杂粮米（粳米 84g、糙米 12g、碎玉米 12g、薏苡仁 12g）120g、腊肉 20g、腊鸡腿（去骨）20g、香肠 20g、青菜 30g、红葱头 5g、小葱 2g、生姜 4g、料酒 2ml、花生油 2ml。

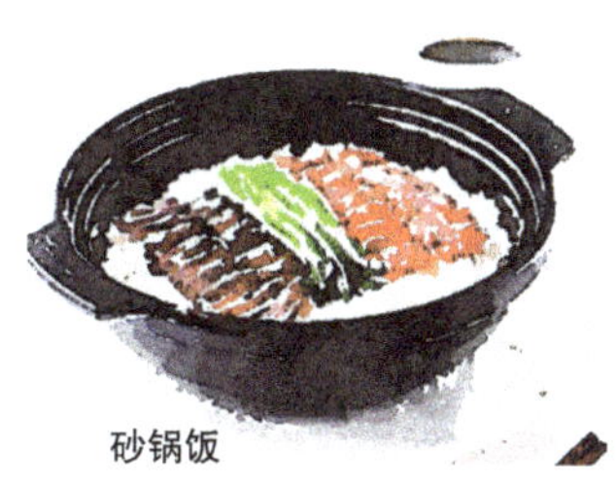

砂锅饭

PS

如发现饭夹生，需开微火，不断转动煲仔的受热面，有响声时，撒少量水加盖焖至米饭成熟。

【做法】

❶ 腊肉、腊鸡腿、香肠均分别切成 2cm 长、1cm 宽、0.2cm 厚的片，放入小碗，放上葱、姜（2g）、料酒上笼蒸熟，晾凉待用。

❷ 杂粮米淘洗干净，浸泡 20 分钟待用；青菜洗净，切 1cm 的片；生姜（2g）切细丝，红葱头切片，炒香（不用油）待用。

❸ 取砂煲（口径 20cm、高 6~7cm）在底部薄薄抹上一层花生油，倒入杂粮米和水（米水比例为 1:1.5）中火煮 10 分钟，待米饭开始收水，表面出现孔洞时，迅速撒入腊肉丁、鸡肉丁、香肠丁，继而撒上姜丝、红葱头片，加盖转微火（如果盖边不够密封可以压上湿毛巾），焗 20 分钟即可（期间不能开盖，否则米饭易夹生）。

大雪

Greater Snow

时间

12月6日~12月8日。

三候

鹖鴠不鸣；
虎始交；
荔挺出。

✳ 饮食习俗 ✳

▫ 大雪，是指天气更冷，降雪的可能性更大了。此时节自然界阴气最盛，但阳气已有所萌动。

▫ 俗话说「三九补一冬，来年无病痛」。此时宜多食补肾益精的食物，有助于体内阳气的生发。

▫ 大雪是「进补」的大好时节。

✳ 节气食材 ✳

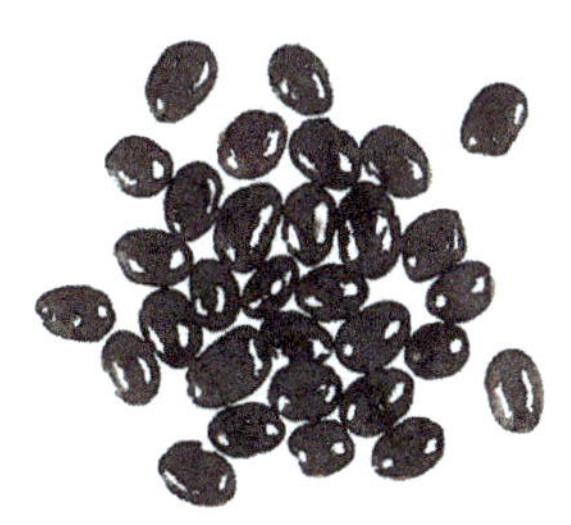

黑豆 ▫ Black Soya Bean

原产中国东北，现河南、河北、山东、江苏亦有种植。黑豆中蛋白质含量高达36%~40%，并含有18种氨基酸，其中有8种是人体必需的氨基酸，其不饱和脂肪酸含量也达80%。
中医认为，黑豆有"补肾益阴，健脾利湿，除热解毒"的功效。

热量（kcal）	401.00	蛋白质（g）	36.00
脂肪（g）	15.90	碳水化合物（g）	33.60
膳食纤维（g）	10.20		

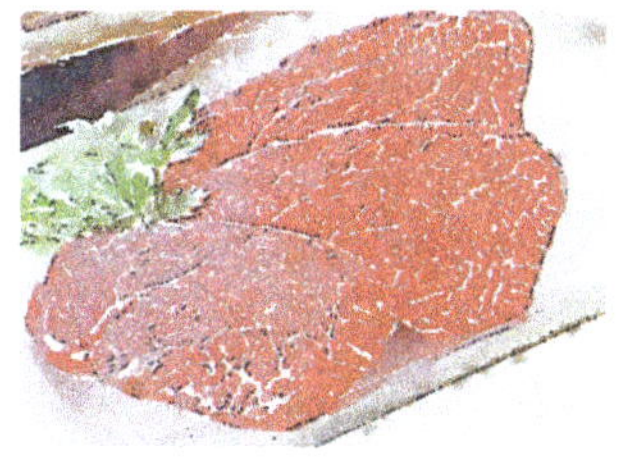

牛肉 ▫ Beef

牛肉营养丰富，是我国第二大肉类食品，牛肉不仅含有丰富的蛋白质，锌、硒等微量元素和各种B族维生素含量也很高，另外由于其富含血红素铁，还被认为是很好的补血食品。我国民间还将牛肉作为寒冬补益佳品。
中医认为，牛肉有"补中益气、滋养脾胃、强健筋骨、化痰息风、止渴止涎"的功效。

热量（kcal）	106.00	蛋白质（g）	20.20
脂肪（g）	2.30	碳水化合物（g）	1.20
膳食纤维（g）	0.00		

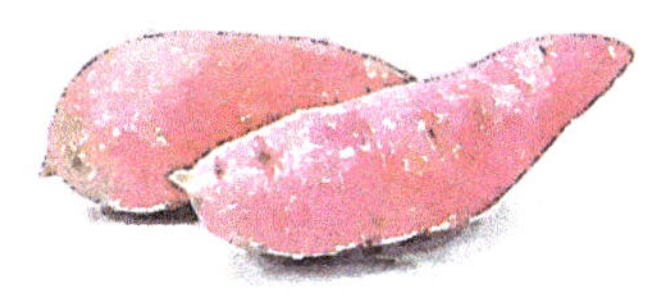

红薯 ▫ Sweet Potato

16世纪末从南洋引入我国，现在各地都有种植。红薯生熟均可食用，煎烤、蒸煮、干制均美味。红薯中富含蛋白质、淀粉、果胶、纤维素、氨基酸、维生素及多种矿物质，有"长寿食品"之誉。
《本草纲目》记载，红薯有"补虚乏，益气力，健脾胃，强肾阴"的功效。

热量（kcal）	102.00	蛋白质（g）	1.10
脂肪（g）	0.20	碳水化合物（g）	24.70
膳食纤维（g）	1.60		

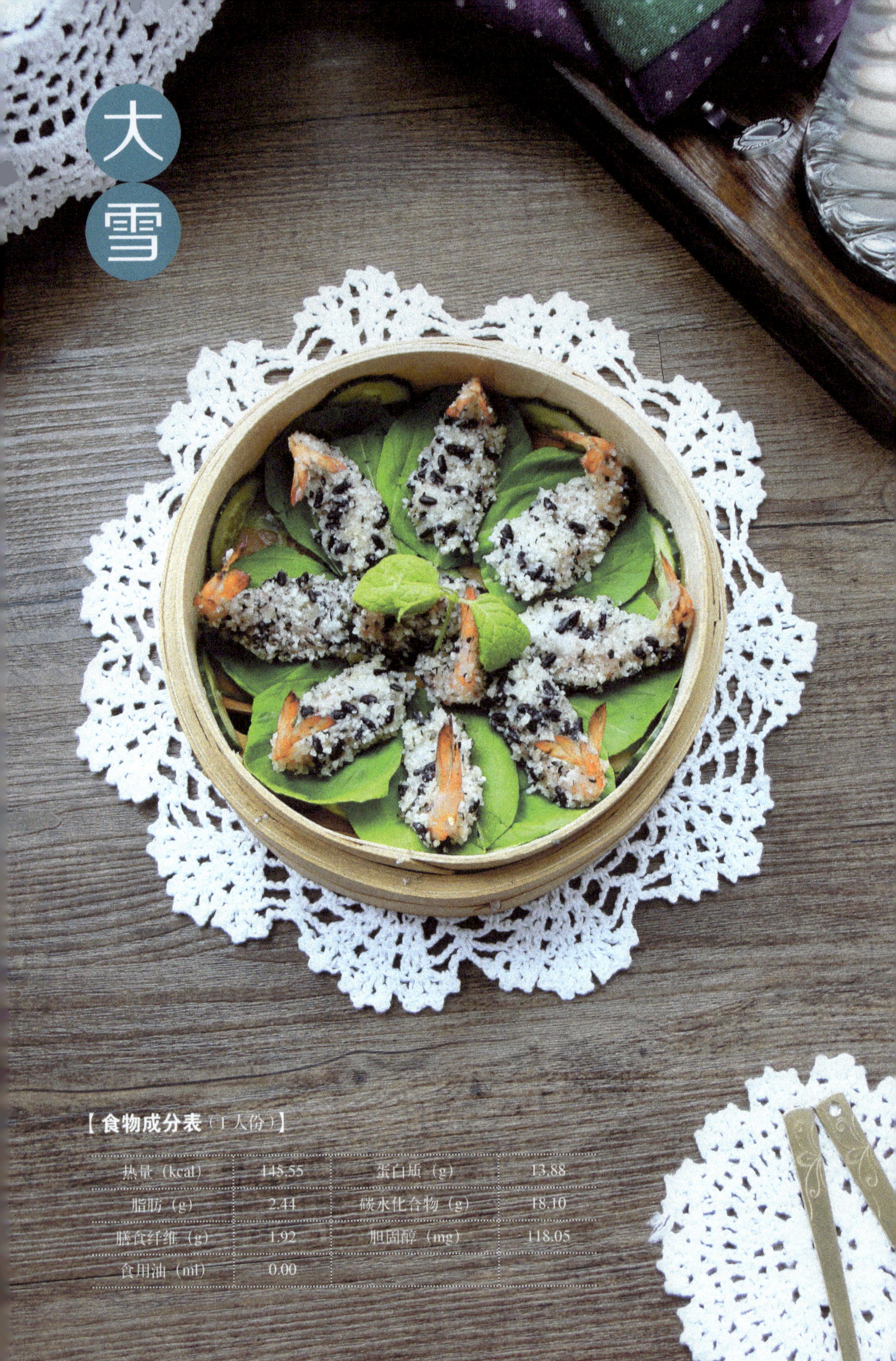

【食物成分表（1人份）】

热量（kcal）	145.55	蛋白质（g）	13.88
脂肪（g）	2.44	碳水化合物（g）	18.10
膳食纤维（g）	1.92	胆固醇（mg）	118.05
食用油（ml）	0.00		

黑米芝麻粉蒸虾

【原料】（2人份）

草虾（带壳）120g、黑米10g、黑芝麻（熟）5g、全蛋液10g、香米粉（预制）25g、盐1.5g、小葱2g、生姜2g、白葡萄酒1ml、葱花2g。

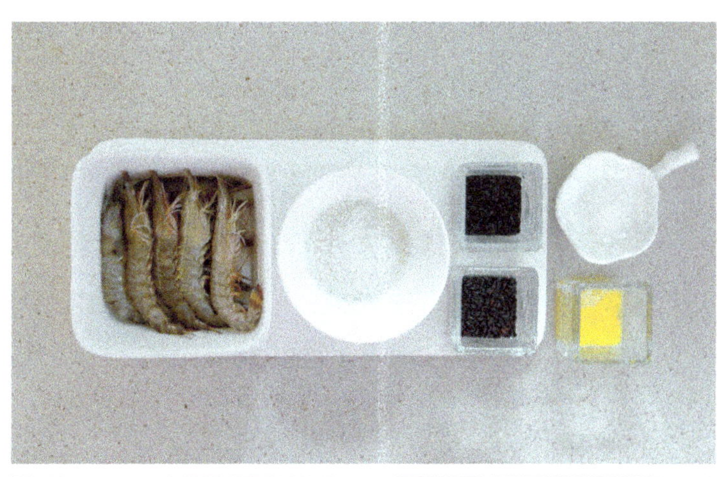

【做法】

❶ 草虾去头去壳留尾成凤尾虾胚，挑去沙筋，用厨房纸吸干表面水分，加葱、姜（各2g）、盐、白葡萄酒腌渍30分钟。

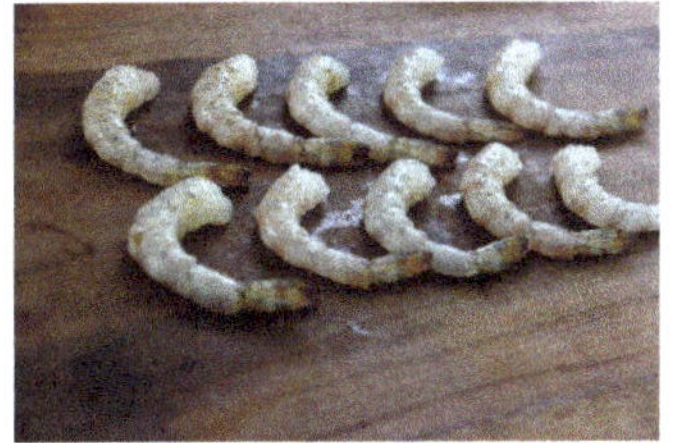

❷ 将黑芝麻放入粉碎机中打碎成粉；黑米洗净，冷水泡1.5小时，上笼蒸40分钟取出，加冷水将米粒分开，沥干水分后和芝麻粉一起拌入香米粉中（黑米饭要干，否则容易使得米粉结团）。

❸ 将腌好的虾胚，放入蛋液中浸蘸，取出拍上②中的黑米芝麻粉，用手轻压裹紧，排放在竹笼中，上笼旺火蒸6~7分钟取出，撒上葱花即可。

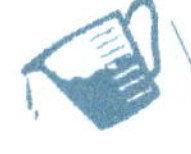 **POINT：香米粉蒸新做法**

用自制的香米粉，调入坚果杂粮，用低热量的虾替代传统的猪肉，另有一种风味。

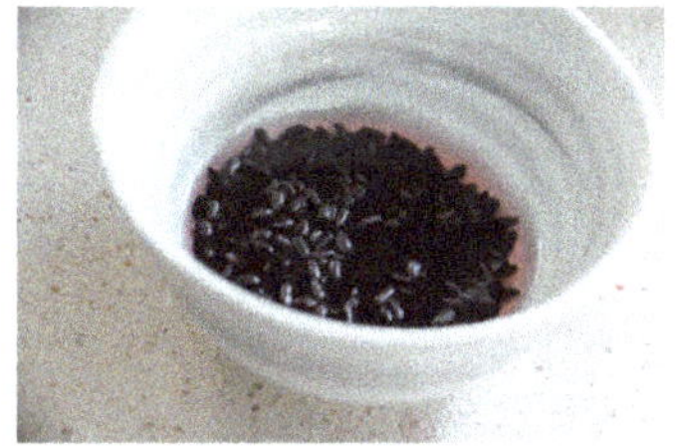

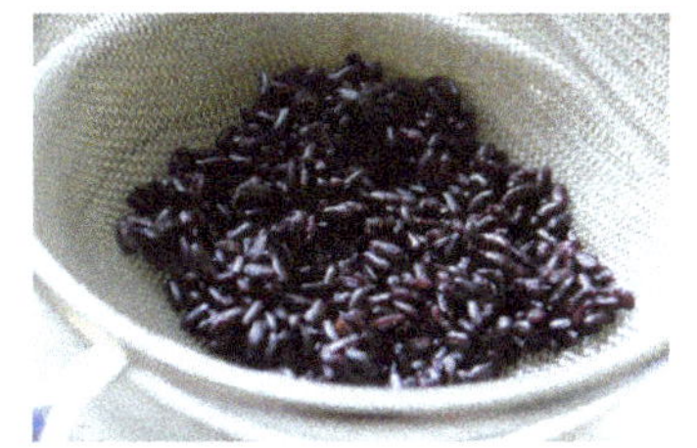

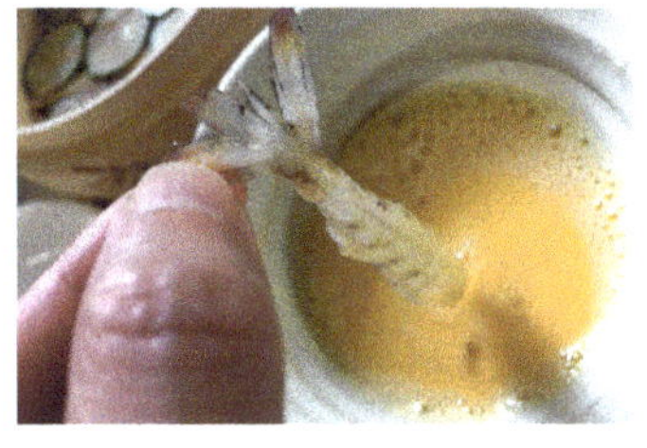

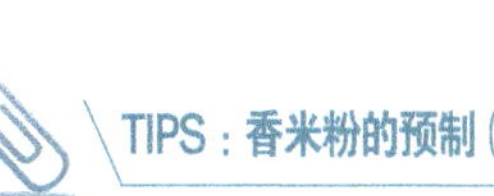 **TIPS：香米粉的预制（268g）**

原料：八角30g、桂皮20g、小茴香5g、香叶5g、花椒粒5g、粳米200g、盐3g。
做法：除盐以外的各料一起倒入炒锅干炒，待香味浓起，粳米呈淡黄色时，关火。晾凉后放入粉碎机中研打成粉，加盐拌匀。

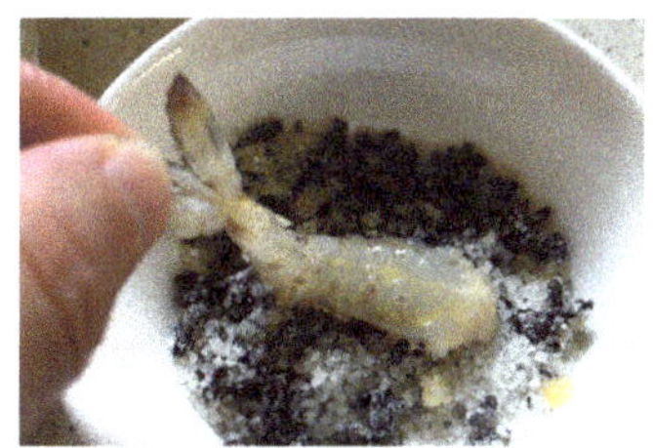

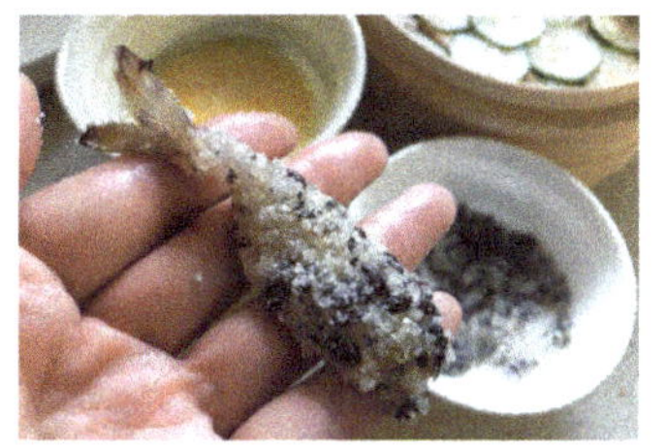

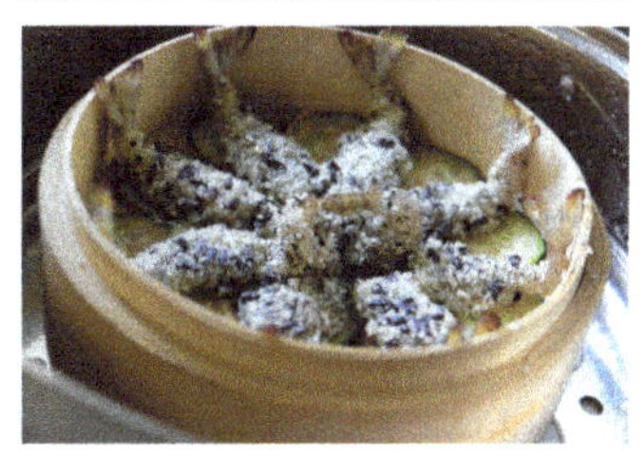

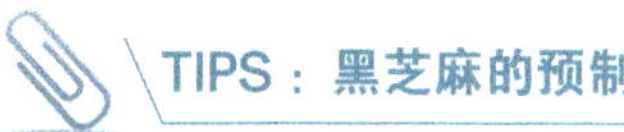 **TIPS：黑芝麻的预制**

黑芝麻筛去杂质，清水洗净沥干，放入炒锅小火烘干水分，慢慢炒香，亦可放入烤箱烤熟，晾凉后装入密封罐备用。

双参肉

【原料（4 人份）】

猪蹄髈肉（去骨）300g、海参（水发）80g、黑枣 20g、黑枸杞 5g、西洋参片 2g、小葱 3g、生姜 3g、老抽 5ml、生抽 10ml、盐 2g、料酒 5ml。

【做法】

❶ 蹄髈洗净，切 3cm 见方的块，冷水入锅焯透，捞出洗净血沫沥水；海参洗净，切 2~3cm 宽的段，入沸水锅中焯烫，捞出冲凉沥水，小葱打葱结；生姜切薄片。

❷ 将蹄髈肉放入砂煲，加葱结、姜片，加水没过原料，大火煮沸后加老抽、生抽、盐、料酒调味，放入黑枣、黑枸杞、西洋参片后，改小火加盖煲 40 分钟至肉酥（用筷子可以插入），

关火，挑去葱、姜，撇出汤汁晾温。

❸ 将海参放入晾温的汤汁中浸泡 30 分钟，入味后捞出，汤汁则倒回砂煲，开大火收浓汤汁后放入海参略煮即可。

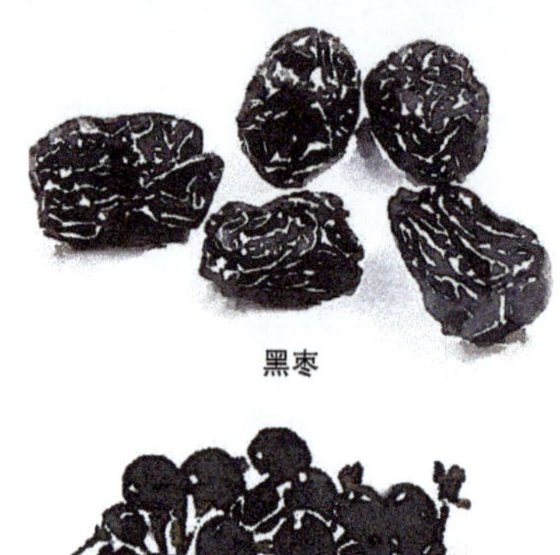

黑枣

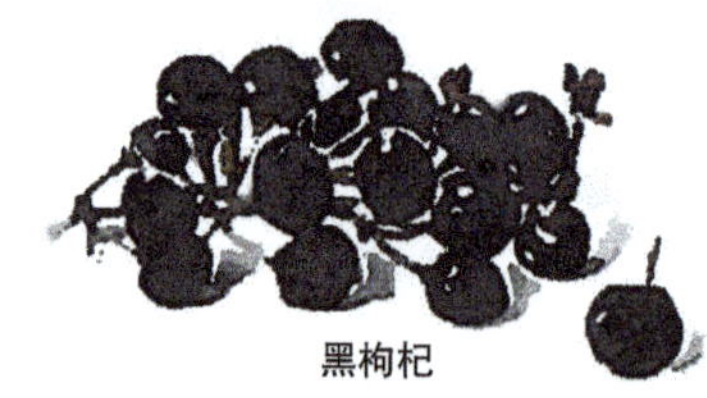

黑枸杞

葛根鸡腿卤香菇

【原料（2 人份）】

香菇（水发）150g、鸡腿（带骨）100g、葛根粉 10g、八角 2g、生姜 2g、老抽 5ml、生抽 5ml、盐 1.5g、糖 3g、料酒 3ml。

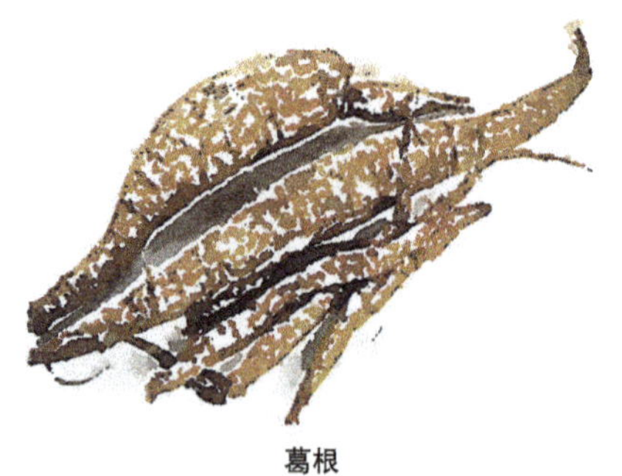

葛根

【做法】

❶ 鸡腿冷水入锅焯透；干香菇温水泡开，切 2cm 的块（或使用小金钱菇），汁水沉淀后留用；生姜切成小片。

❷ 将鸡腿放入煲中，加香菇、八角、姜片、葛根粉和泡发香菇的汁水没过原料（不够的话加清水补足），调入老抽、生抽、盐、糖、料酒，大火煮沸后改小火煲至鸡肉酥软，挑出八角、姜片，大火收汁。

❸ 晾温后取出鸡腿，去皮弃骨，将鸡腿肉撕成细丝，撒在香菇上即可。

瑶柱火腿蒸双扣

【原料】（2 人份）

海带结（水发）80g、百叶结 60g、小瑶柱 20g、火腿 20g、猪腿肉 50g、生姜 4g、小葱 3g、料酒 3ml、干荷叶 1 张（封口用）。

【做法】

❶ 百叶结、海带结分别入沸水锅焯水，冲凉沥干；猪肉和火腿分别切 3cm 见方、0.3cm 厚的片，和瑶柱一起放入沸水锅中焯烫，捞出沥水；小葱打葱结，生姜切薄片；干荷叶冷水泡软待用。

❷ 将猪肉、火腿、瑶柱、姜片放入煲中，加料酒、水（2 倍于原料）大火煮沸后转小火煮 20 分钟。

❸ 将海带结和百叶结放入碗中（中号碗，装料后距碗边需留有 2cm 以上的空间）。

❹ 将②中所有汤料倒入③中，放上葱结，盖上泡软的荷叶，用细绳扎好，上笼中火蒸 30 分钟，取出拆去荷叶即可。

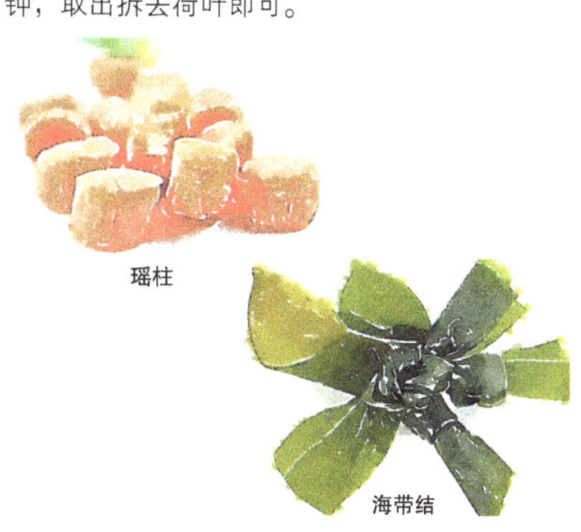

瑶柱

海带结

黑豆番茄牛腩汤

【原料】（2 人份）

牛腩肉 150g、番茄 60g、黑豆（涨发）20g、洋葱 10g、生姜 3g、盐 2g、番茄酱 20g、料酒 3ml、花生 5ml。

【做法】

❶ 黑豆泡软（需要 1~2 天），带水蒸软；番茄洗净切大块；生姜拍松；洋葱切片待用。

❷ 牛腩洗净切 4cm 见方的块，冷水入锅焯透，捞出洗净血沫，沥水待用。

❸ 将花生油倒入不粘锅中，放入洋葱、生姜、牛腩炒香后，加黑豆和水没过原料，烹料酒，大火煮沸后加盖转小火煲 1 小时至牛腩酥软；放入番茄块、番茄酱继续煲 10 分钟，加盐调味即可。

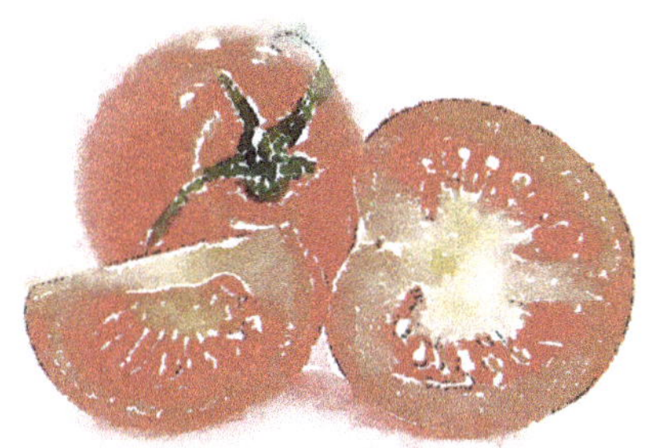

番茄

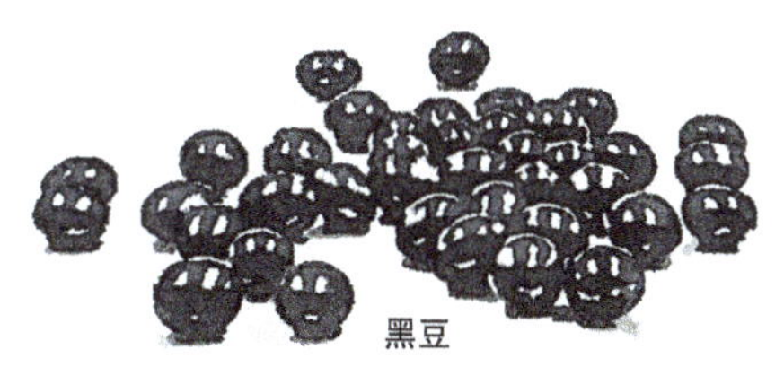

黑豆

冬至

the Winter Solstice

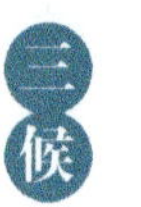

时间　12月21日~12月23日。

三候　蚯蚓结；麋角解；水泉动。

✳ 饮食习俗 ✳

☼ 冬至，是二十四节气中最早被确定的节气。冬至日北半球白天最短，黑夜最长。

☼ 古时有「冬至一阳生」的说法，意思是说从冬至开始，阳气又慢慢地回升。

☼ 我国古代对冬至很重视，有「冬至大如年」的说法。北方吃饺子、南方吃汤圆的食俗一直沿袭至今。

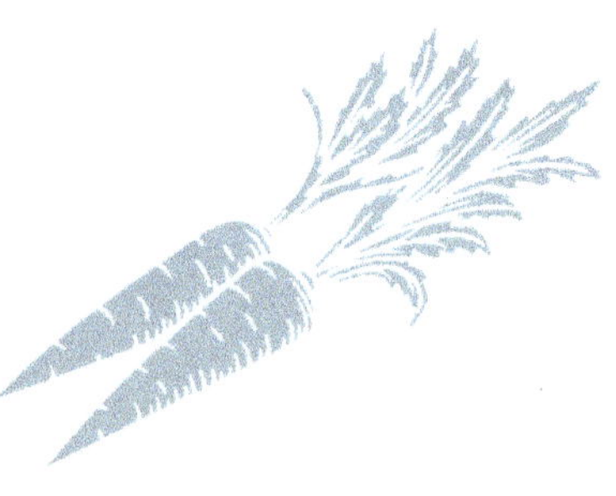

✳ 节气食材 ✳

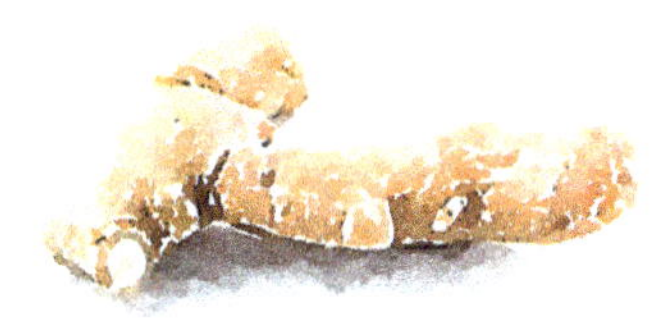

羊肉 ◻ Lamb

自古羊肉便作为御寒食物，最宜冬季食用。相对猪肉而言，羊肉蛋白质含量较多，脂肪含量较少，维生素 B_1、B_2、B_6 以及铁、锌、硒的含量颇为丰富。

《本草纲目》记载："羊肉能暖中补虚，补中益气，开胃健身，益肾气，养胆明目。"

热量（kcal）	118.00	蛋白质（g）	20.50
脂肪（g）	3.90	碳水化合物（g）	0.20

生姜 ◻ Fresh Ginger

原产东南亚的热带地区，我国南方各省区广为栽培。生姜中含有辛辣和芳香成分，既可调味又可食用。新鲜生姜可切片、磨碎、剁碎或切成姜丝使用，嫩姜可以制成咸菜、果酱和糖果等。

中医认为，生姜具有"祛风、解表、和胃、温经止痛"的功效。

热量（kcal）	46.00	蛋白质（g）	1.30
脂肪（g）	0.60	碳水化合物（g）	10.30
膳食纤维（g）	2.70		

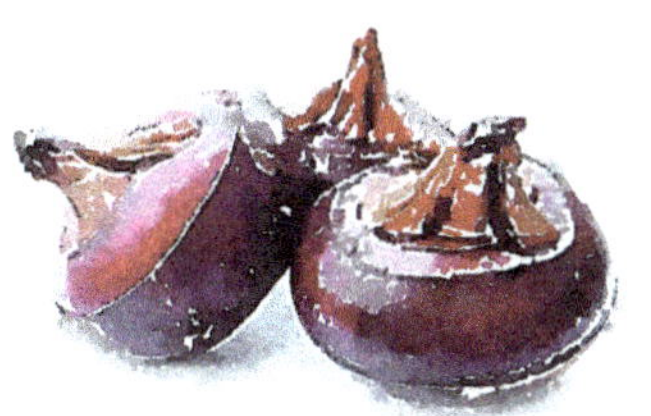

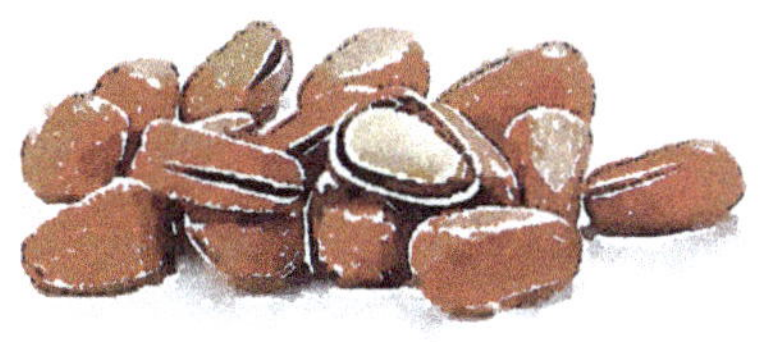

荸荠 ◻ Water Chestnut

又称"马蹄"，原产印度，中国主要分布于广西、江苏、安徽等低洼地区。清脆多汁，既可作为水果生食，也可作为蔬菜炒或煮食。荸荠的磷含量居所有茎类蔬菜之首。

中医认为荸荠有"止渴、消食、解热"的功效。

热量（kcal）	59.00	蛋白质（g）	1.20
脂肪（g）	0.20	碳水化合物（g）	14.20
膳食纤维（g）	1.10		

松仁 ◻ Pine Nut

为多种松的种子，主要分布于我国的东北地区。松仁富含油酸、亚油酸等不饱和脂肪酸和维生素 E。

《草本纲目》中记载，松仁有"润五脏、补体虚、滋润皮肤，久服轻身、延年不老"的功效。

热量（kcal）	718	蛋白质（g）	13.40
脂肪（g）	70.60	碳水化合物（g）	2.20
膳食纤维（g）	10.00		

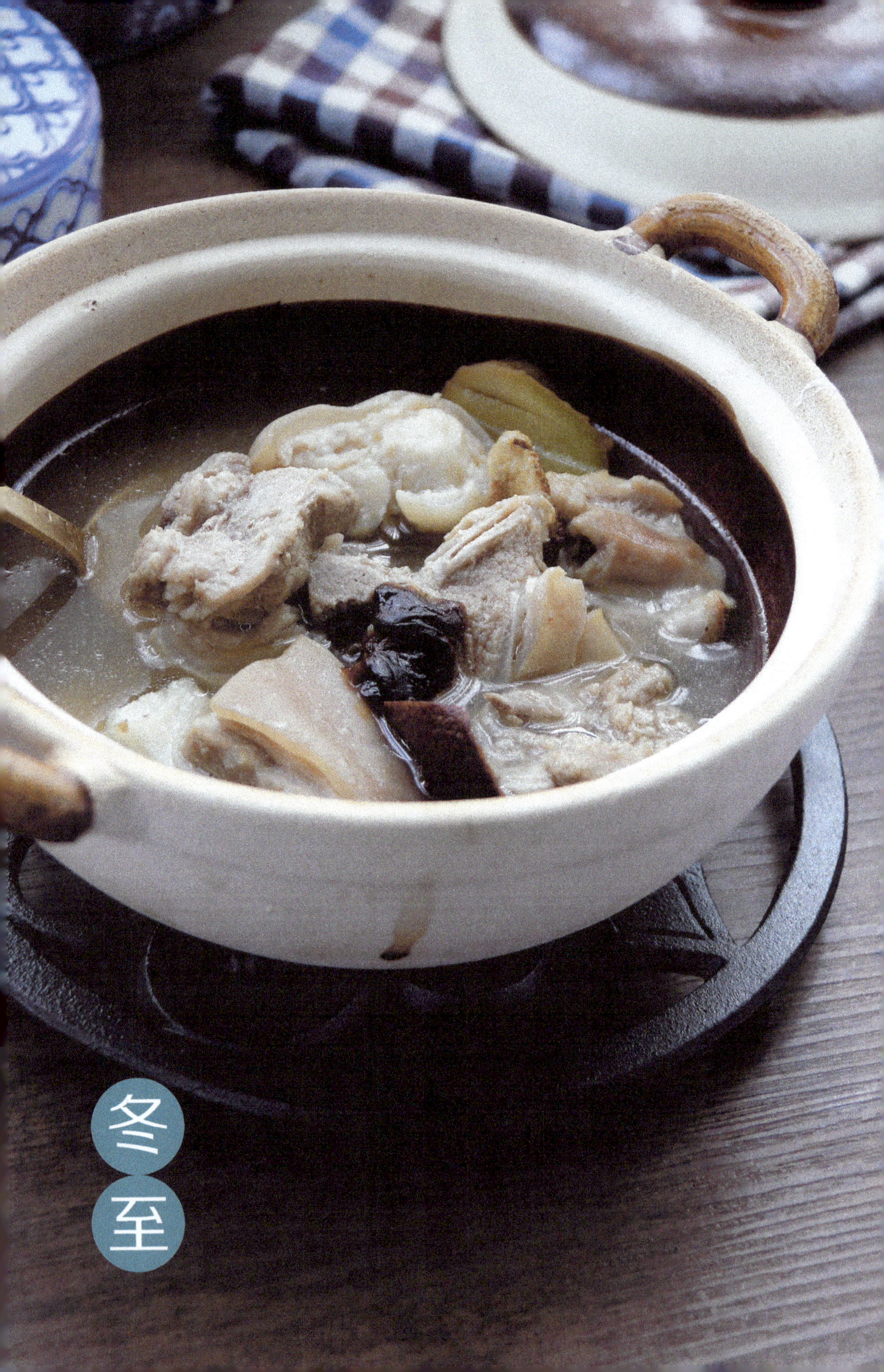
冬
至

当归生姜炖羊肉

【 原料 】（2 人份）

羊腿肉（带骨）300g、当归
3g、生姜 15g、橘皮 3g、桂
圆肉 3g、盐 3g、花雕 5ml。

【 做法 】

❶ 羊腿肉斩成 4cm 见方的
块，冷水入锅，水沸后改小火
微滚煮 5 分钟，捞出洗净血
沫，沥水待用。

❷ 生姜洗净切块，用菜刀拍扁。

❸ 将羊肉块倒入炒锅，加入
姜块，中火翻炒出香味，移至
砂煲，注入 2 倍于羊肉的热
水，放入当归、橘皮、桂圆
肉，大火煮沸后，加盖转小火
续煮 1.5~2 小时，直至皮肉皆
酥，撇去汤面油脂，加盐调味
即可。

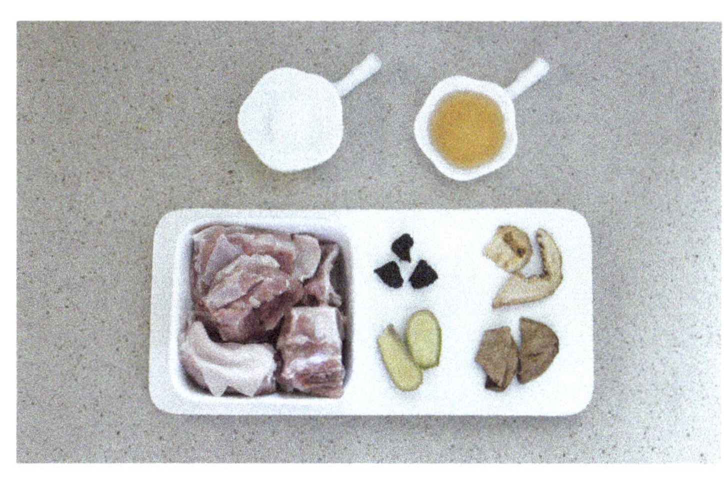

【 食物成分表 】（1 人份）

热量（kcal）	200.13	蛋白质（g）	30.14
脂肪（g）	5.57	碳水化合物（g）	7.69
膳食纤维（g）	1.67	胆固醇（mg）	124.50
食用油（ml）	0.00		

TIPS：煲汤要点

炖煮时保持小火，大火会使汤色混
浊不清，中途若有血沫浮出，需及
时撇尽。

TIPS：羊肉选材

建议选用连皮带骨的羊肉，纯瘦肉
入汤，煮好后口感干柴偏涩。

TIPS：陈皮

陈皮入菜可解腻提香，平时可将剥
下的橘皮放在窗台等干燥通风处晾
吹，彻底干透后装入密封袋保存。

POINT：轻口味药膳

和传统的生姜当归羊肉汤相比，减
少了当归和生姜的比例，另外增加
了桂圆肉和橘皮，使汤品少了些药
味，多了些甜味，陈皮更是减轻了
羊肉的膻味和厚重感。

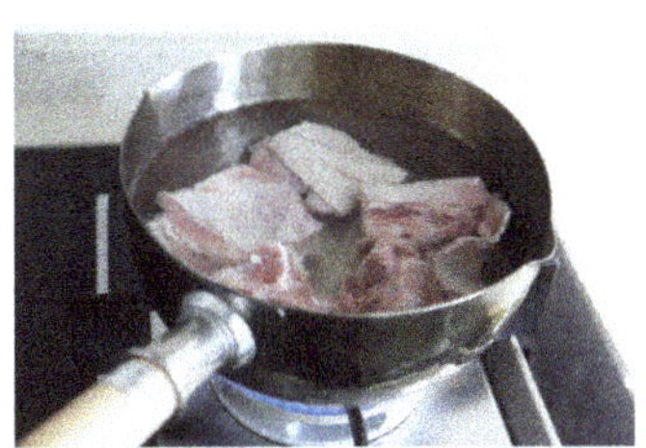

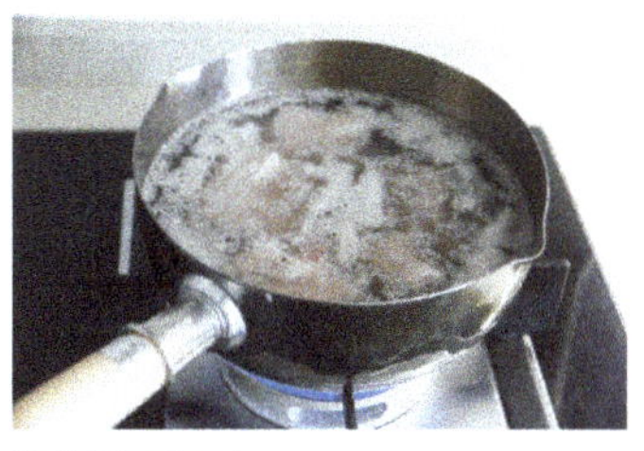

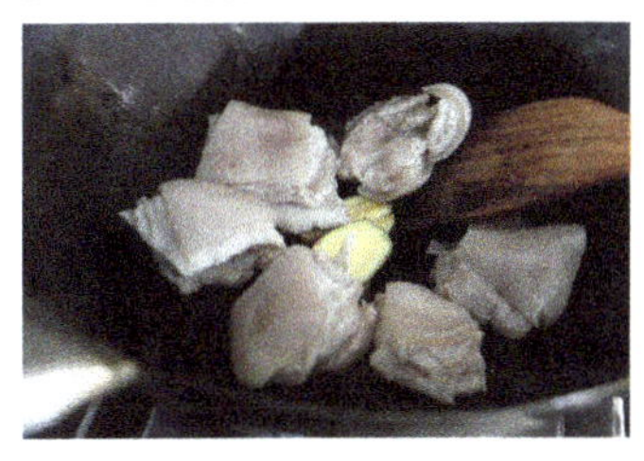

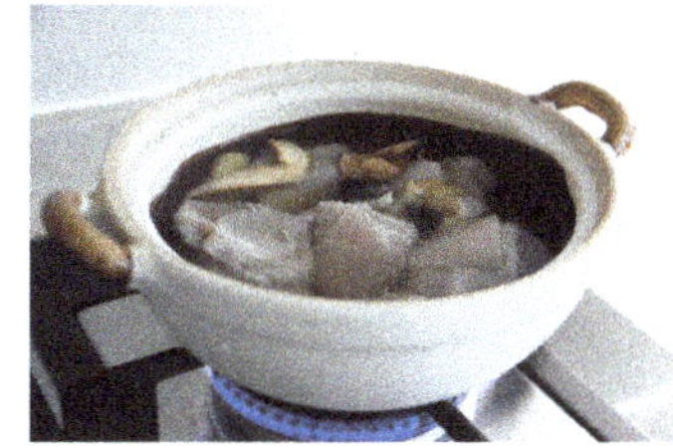

八宝肉

【原料】（4 人份）

猪五花肉 200g、荸荠 20g、花生仁（水发）20g、松子 10g、冬笋 20g、蘑菇 10g、香菇 10g、银杏 10g、茶叶（毛峰）1g、小葱 2g、生姜 3g、老抽 5ml、生抽 10ml、蜂蜜 10g、料酒 5ml。

【做法】

❶ 五花肉冷水入锅焯透，捞出洗净血沫，切 3cm 见方的块；香菇、花生隔夜泡软，上笼蒸 30 分钟，汁水留用；小葱打结；生姜拍松。

❷ 荸荠去皮、冬笋去壳、蘑菇去根，入沸水锅焯烫，冲凉沥水，切 1cm 见方的丁；银杏、松仁焯水冲凉沥干待用。

❸ 将肉块放入煲中，干炒出油，放葱、姜煸香，烹料酒，加老抽、生抽、蜂蜜上色调味，加入香菇、花生及其汁水没过原料（汁水不够的话，加清水补足），撒入毛峰，大火煮沸后加盖转小火焖 30 分钟。

❹ 将②中各料倒入③的煲中，大火煮沸后加盖转小火继续焖 20 分钟；挑去葱、姜，转中小火收汁，期间用锅铲不断翻拌使汤汁均匀裹料。

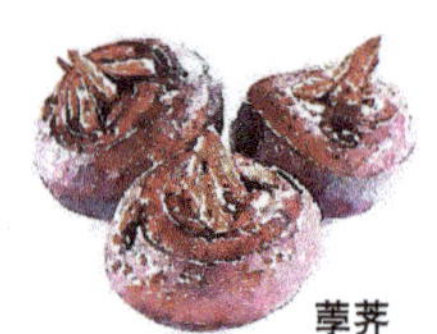
荸荠

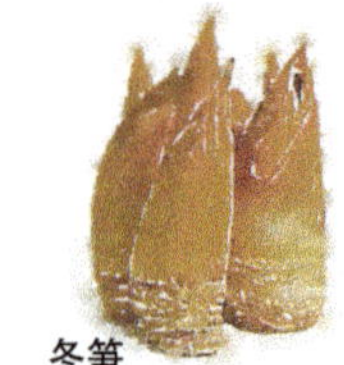
冬笋

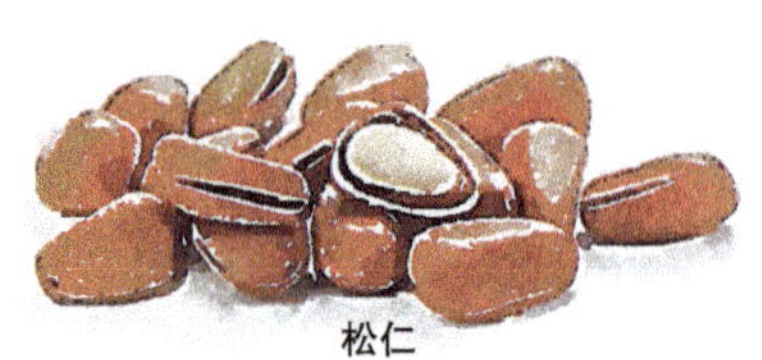
松仁

海鲜杂粮泡饭

【原料】（2 人份）

白对虾（或其他虾类）160g、蛤蜊肉 20g、干贝（水发）10g、肉骨汤 500ml、芦笋片 30g、杂粮米饭 50g、脆米 20g、盐 3g、小葱 2g、生姜 4g。

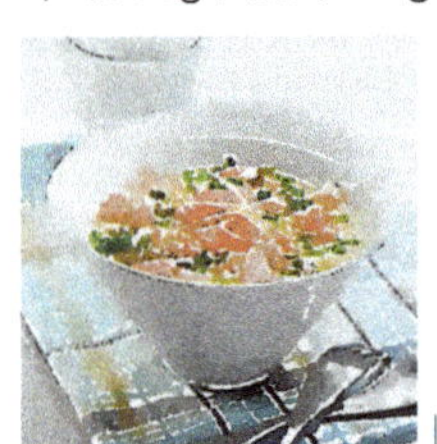
海鲜泡饭

PS

杂粮米饭：由粳米、糙米、小米、薏苡仁按 7:1:1:1 的比例构成。
脆米：隔夜米饭用冷水漂开，沥干，均匀撒入烤盘，入烤箱烘至金黄干香，晾凉密封保存。

【做法】

❶ 虾洗净，卸头去壳剥出虾仁，挑去沙筋待用；蛤蜊洗净，焯水至壳微张，捞出晾温剥出蛤蜊肉，汤汁澄清留用；干贝泡软，干蒸至酥，取出趁热碾碎待用。

❷ 芦笋洗净去老皮，直刀切 0.2cm 厚的小片；小葱打结；生姜切片。

❸ 将虾头和虾壳放入锅中，加葱、生姜（2g）中火干炒至虾头全红，烹料酒，加水（2 倍于原料），中小火熬煮至水量减半，关火，滤渣取汁。

❹ 将③中的虾汁倒入锅中，加入干贝碎、姜片（2g）、杂粮米饭，大火煮沸后转小火煮 5 分钟；加入虾仁、蛤蜊肉、蛤蜊汤、芦笋，继续煮 3 分钟，挑去姜片，加盐调味，盛入碗中，撒上脆米即可。

虫草猪肚乌鸡汤

【**原料**（8 人份）】

乌骨鸡（带骨）250g、猪肚（1 只）600g、冬虫夏草（约 4 根）8g、黑木耳（水发）20g、虫草菇（干）20g、小葱 3g、生姜 3g、胡椒 10 粒、猪龙骨 500g、盐 6g、料酒 10ml。

【**做法**】

❶ 乌骨鸡斩 3cm 见方块，洗净沥水，加盐（2g）、料酒（3ml）腌渍 20 分钟；猪龙骨斩 4cm 见方的大块，冷水入锅焯透，洗净血沫沥水；冬虫夏草和虫草菇洗净沥水；黑木耳泡发；生姜切片；小葱打结。

❷ 猪肚 1 只，将内侧翻出用面粉和香醋分次反复揉搓清洗干净，入沸水锅烫至内膜发白，捞出投入冷水，刮去白膜，洗净翻回外侧面。

❸ 将胡椒粒、姜片（1g）、葱结和鸡块混匀，塞入猪肚，用牙签插好封口。

❹ 取中号汤煲，铺入猪龙骨、姜片（2g），再放入塞好的猪肚包，撒上虫草菇，烹料酒（7ml），加水没过原料，大火煮沸转小火加盖煲 1 小时，放入冬虫夏草、黑木耳，继续煲 30 分钟至猪肚酥软（筷子可轻松插入）。

❺ 将煲中的龙骨挑去，取出猪肚包，抽去牙签，倒出鸡块，挑去姜片、葱结、花椒粒，猪肚稍冷后切成 2cm 长、1cm 宽的肚条；将鸡块和猪肚条放回煲中，加盐（3g）调味，煮开即可。

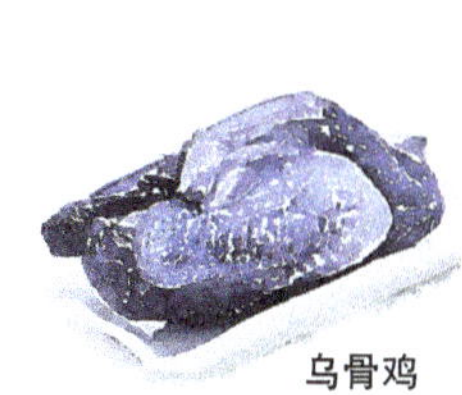

乌骨鸡

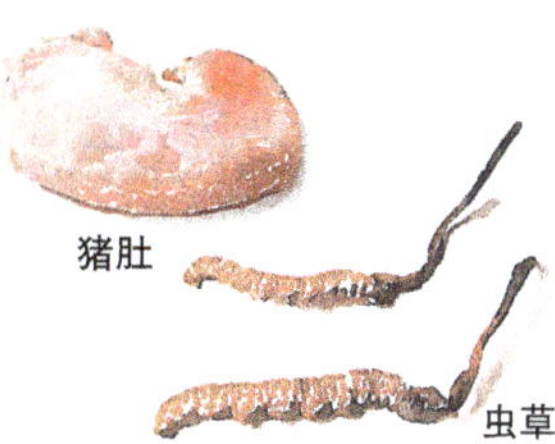

猪肚

虫草

羊羹猫耳朵

【**原料**（2 人份）】

羊腿肉 150g、鲜香菇 30g、冬笋 20g、山药 20g、猫耳朵面 100g、青蒜 5g、生姜 3g、盐 3g、胡椒粉 2g、花生油 2ml。

【**做法**】

❶ 羊肉洗净，冷水入锅焯透，捞出洗净血沫；生姜拍松；胡萝卜去皮切滚刀块；冬笋去壳切 2cm 见方、0.1cm 厚的小片；山药洗净去皮切 0.3cm 厚的片；香菇去蒂切 0.5cm 宽的条；青蒜去根去老皮，切蒜花待用。

❷ 花生油滴入不粘锅中，放入生姜煸香，再放入羊肉和胡萝卜煸炒，烹料酒，加 2.5 倍于原料的水，大火煮沸，加盖转小火焖煮至羊肉酥软，冷却后撇去羊油，取出羊肉撕成小条。

❸ 高筋面粉加水和成面团，搓成拇指粗细的条，水锅煮沸，左手持面，右手拇指不断掐下小面窝下到水中，待面片变成半透明时捞出，泡在冷水中待用。

❹ 羊汤过滤后回锅，放入羊肉条、冬笋、山药、香菇、猫耳朵面大火煮沸，加盐调味，撒胡椒粉和青蒜花即可。

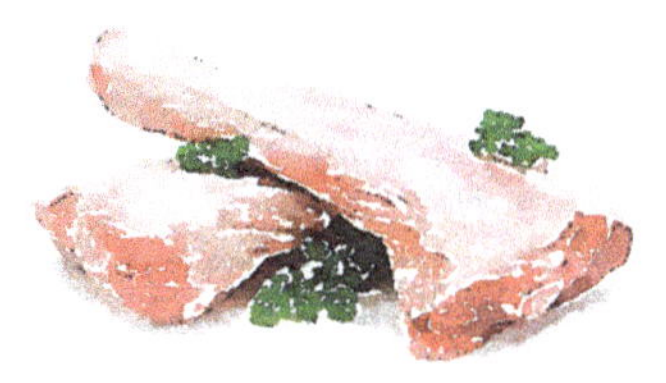

羊腿肉

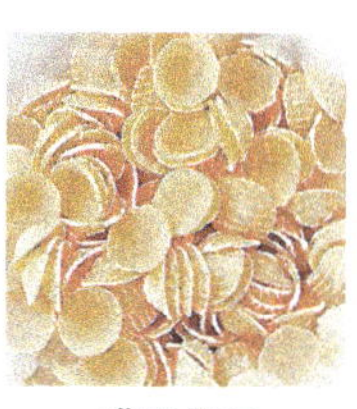

猫耳朵面

小寒

Lesser Cold

时间

1月5日～1月7日。

三候

雁北乡；鹊始巢；稚始雊。

＊ 饮食习俗 ＊

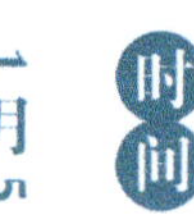

- 小寒，标志着即将进入一年中最寒冷的日子。
- 中医认为寒为阴邪，易伤人体阳气。
- 宜多食用温热的食物，补益身体，提高机体的抗寒能力。

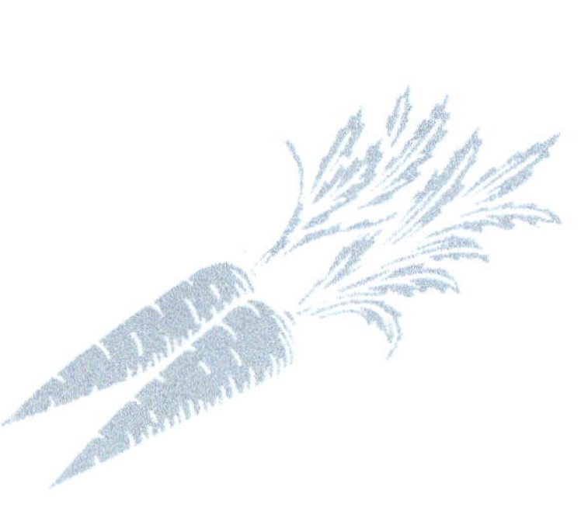

✳ 节气食材 ✳

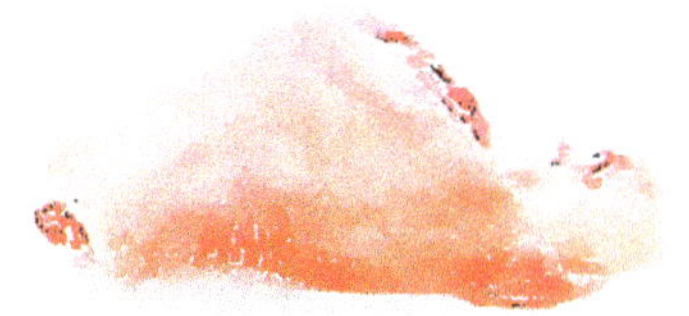

蹄髈　□ Pork Shank

俗称猪肘子，分为前肘、后肘。其中前肘皮厚、筋多、胶质重、瘦肉多，常带皮烹制，肥而不腻，宜烧、扒、酱、焖、卤、制汤等。
中医认为，蹄髈有"和血脉、润肌肤、填肾精、健腰脚"的功效。

热量（kcal）	248.0	蛋白质（g）	16.50
脂肪（g）	16.0	碳水化合物（g）	9.40

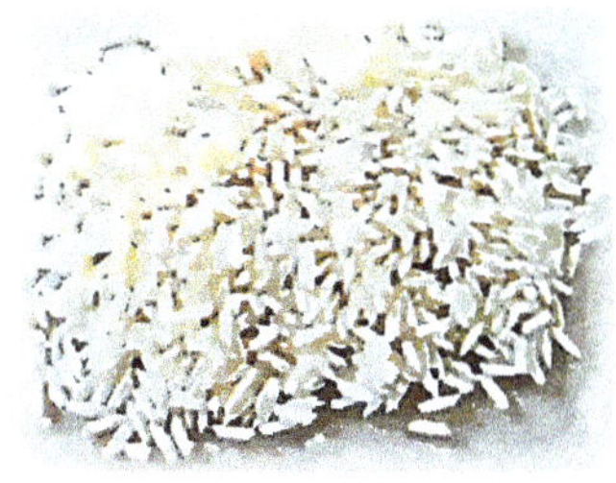

糯米　□ Glutinous Rice

又名江米。糯米是制造粘性小吃，如年糕、元宵、粽子、八宝粥、醪糟及各式传统甜品的主要原料。糯米含有淀粉、蛋白质、脂肪、钙、磷、铁、维生素 B 等营养成分。
中医认为糯米具有"补中益气，健脾养胃，止虚汗"的功效。

热量（kcal）	350.0	蛋白质（g）	7.30
脂肪（g）	1.00	碳水化合物（g）	78.30
膳食纤维（g）	0.80		

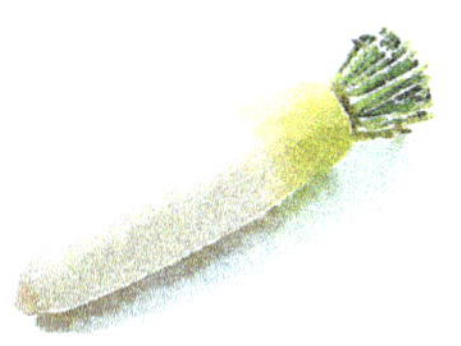

白萝卜　□ Turnip

又名莱菔，是一种常见的蔬菜，在我国栽培历史悠久。萝卜营养丰富、耐贮藏，是我国北方冬季的主要蔬菜之一，生熟均可食用。萝卜在民间有"小人参"之美称，冬季萝卜最受欢迎。萝卜营养丰富，含有丰富的碳水化合物和多种维生素，其中维生素 C 的含量尤为突出。
中医认为，白萝卜有"下气消食，除痰润肺，解毒生津，和中止咳，利大小便"的功效。

热量（kcal）	23.00	蛋白质（g）	0.90
脂肪（g）	0.10	碳水化合物（g）	5.00
膳食纤维（g）	1.00		

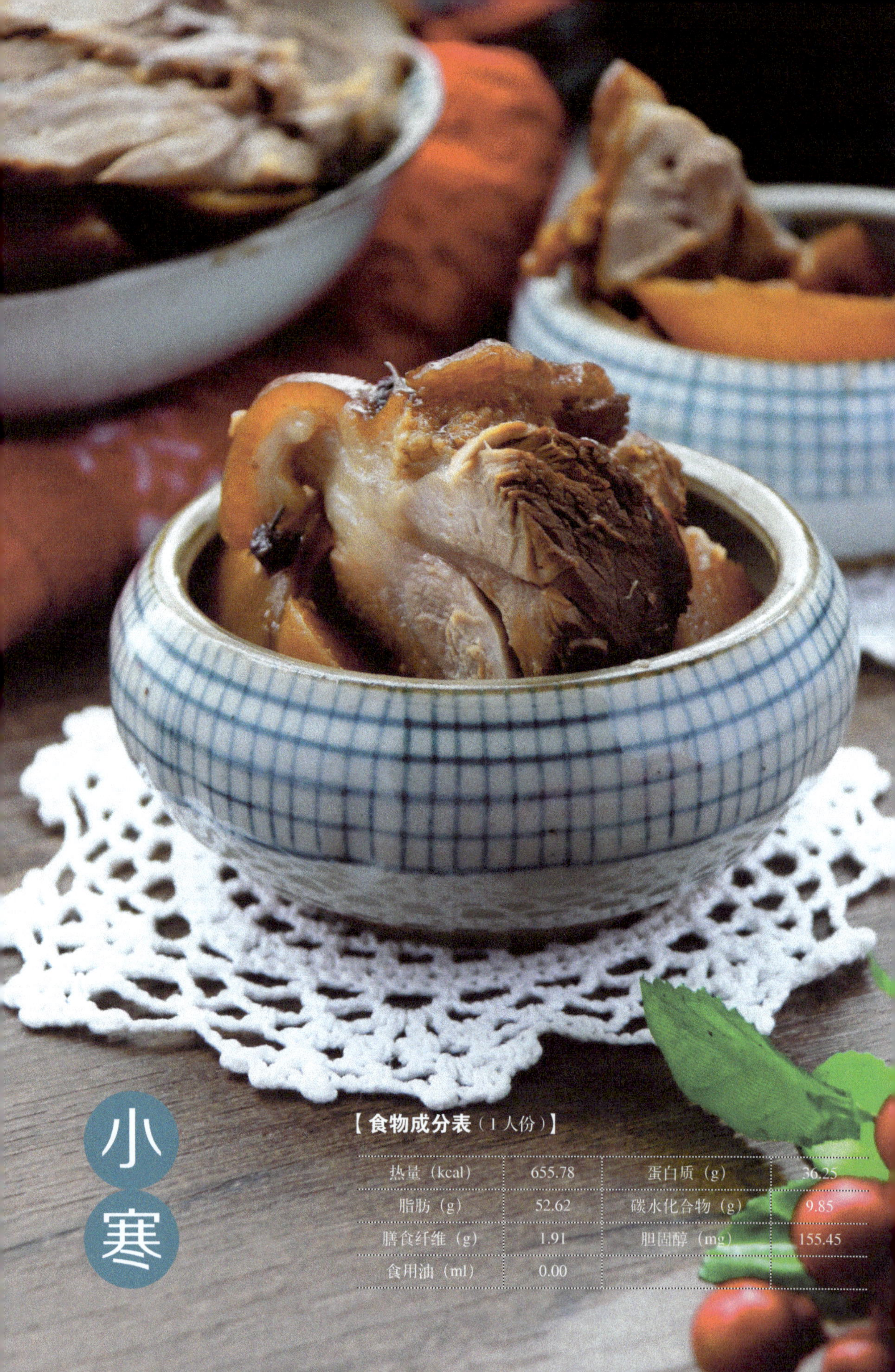

小寒

【食物成分表（1人份）】

热量（kcal）	655.78	蛋白质（g）	36.25
脂肪（g）	52.62	碳水化合物（g）	9.85
膳食纤维（g）	1.91	胆固醇（mg）	155.45
食用油（ml）	0.00		

杞味萝卜圆蹄

【原料】（6 人份）

猪圆蹄 1100g、白萝卜 750g、涨发黑枸杞 10g、红卤水 1000ml、生姜 10g、葱结 10g。

【做法】

❶ 黑枸杞洗净，温水泡软，汁水留用；白萝卜去皮切 3cm 的滚刀块，入沸水锅焯水捞出。

❷ 圆蹄整只冷水入锅，大火煮沸后，改小火保持微滚 7~8 分钟，取出冲凉洗净血沫。

❸ 取砂煲或炖锅 1 只（口径 20~25cm、高 12~15cm），加红卤水大火煮沸，放入圆蹄（汤汁没过蹄髈 3/4，中途需要反面），煮沸后加盖转小火焖煮 50 分钟至酥软（筷子可以插入）。

❹ 将白萝卜、黑枸杞、少量浸泡黑枸杞的汁水倒入③中，继续焖煮 30 分钟，挑出葱、姜即可。

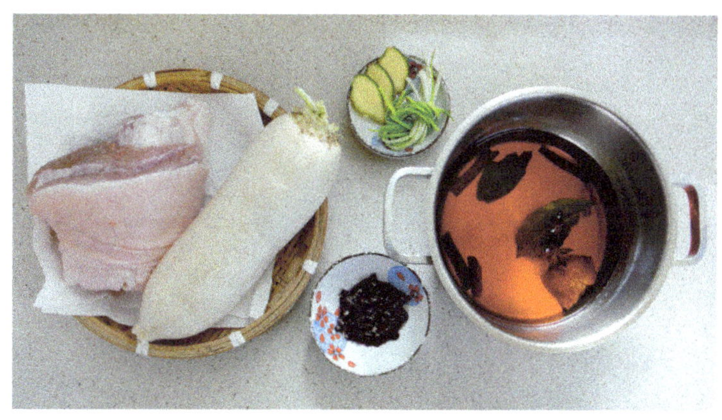

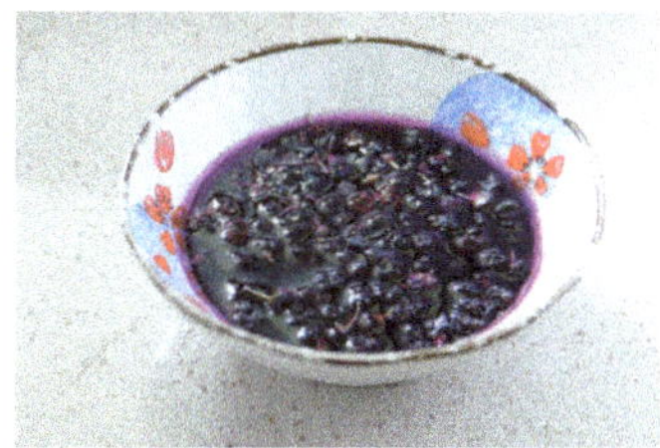

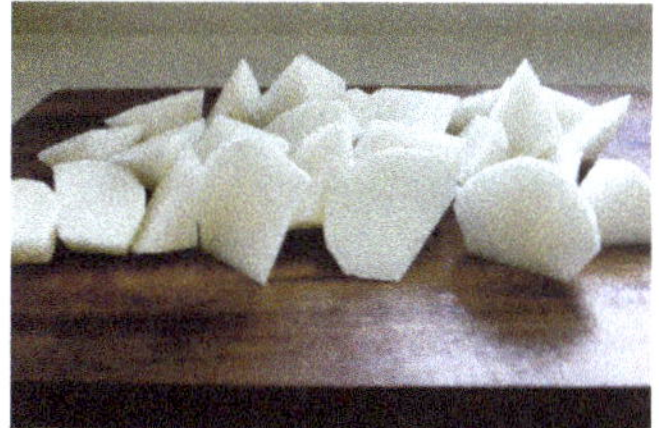

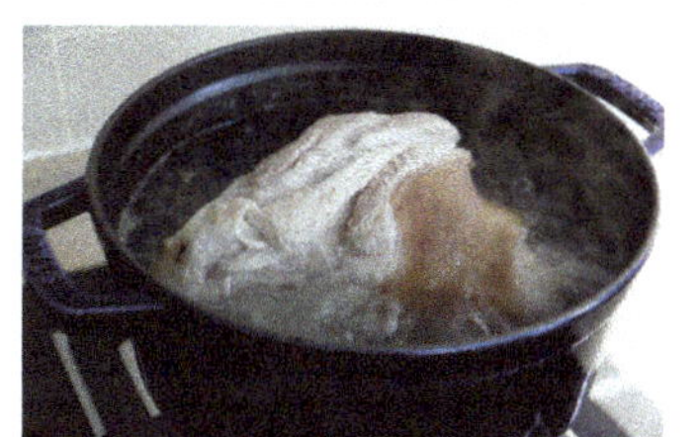

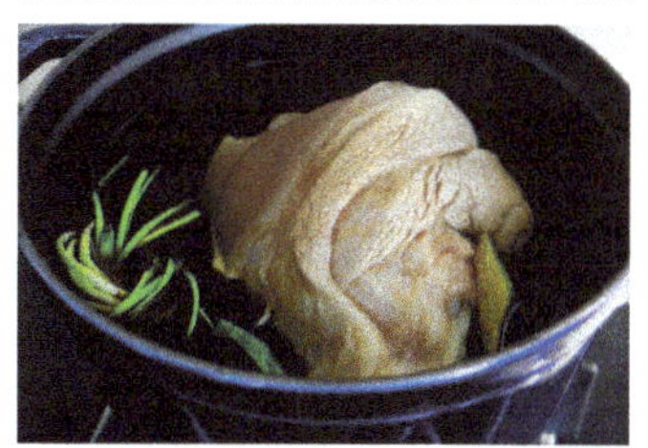

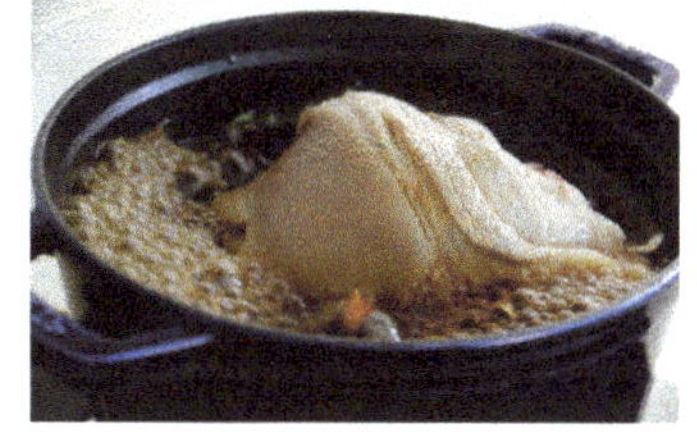

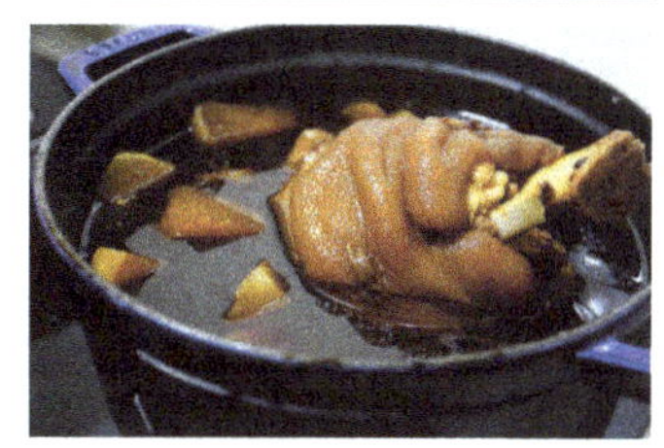

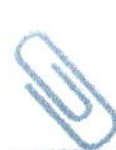 **TIPS：圆蹄的选购及预处理**

圆蹄宜选 1 只 750~1000g 的猪前蹄，烹饪前须去尽猪毛，冷水焯透去尽血污。

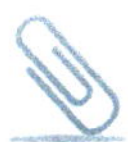 **TIPS：白萝卜的预处理**

萝卜入菜前需焯水，可去掉萝卜中的苦涩味。

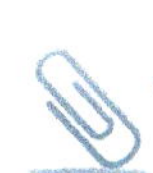 **TIPS： 食用建议**

进食人数较少时，建议在完成步骤③时取出圆蹄，按进食人数分切，取单次食用量加萝卜、枸杞子煮酥食用，剩余部分待汤汁分包冷冻，食用时取出入锅加热（猪皮组织厚密，快速加热易爆，故不可用微波炉加热）。

TIPS：红卤水（500ml 浓香型）的预制

原料：猪龙骨 500g、盐 10g、蜂蜜 20g、花雕酒 50ml、八角 10g、香叶 10g、桂皮 5g、山柰 5g、陈皮 20g、水 750ml、老抽 20ml。
做法：猪龙骨焯水后，和各料一起入锅煮沸，小火煮 40 分钟出香味后，调入老抽，离火晾凉即可。
此菜成品颜色不宜过深，金黄偏红即可，颜色过深易使萝卜发黑，涩苦味重。

苔条肉松龙须饼

【原料（2 人份）**】**

龙须面 100g、干苔条 20g、肉松（自制）30g、小葱 3g、盐 1g、花生油 1ml。

【做法】

❶ 干苔条放入烤箱烤香，取出晾凉，碾成苔条碎；小葱切葱花。

❷ 龙须面入沸水锅下熟，捞出冲凉，沥干水分，放入小碗，加葱花和盐拌匀，均分成 4 份。

❸ 取不粘锅，抹上花生油，用筷子把面条团起，竖放在锅中，并用手轻压成饼，开中火煎烤，待面饼一面煎黄后，反面再煎，直至两面金黄。

❹ 出锅装盘后，将肉松和苔条碎均匀撒在饼面上即可。

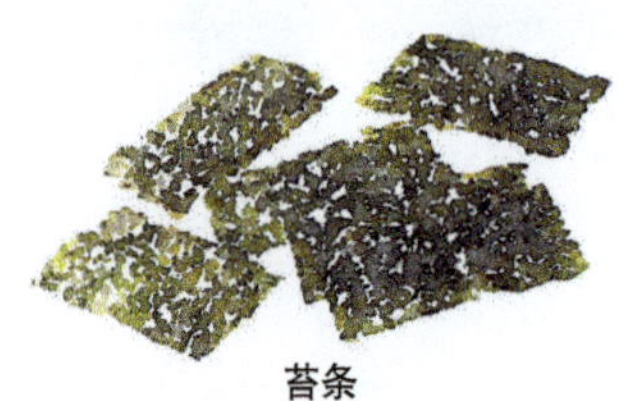

苔条

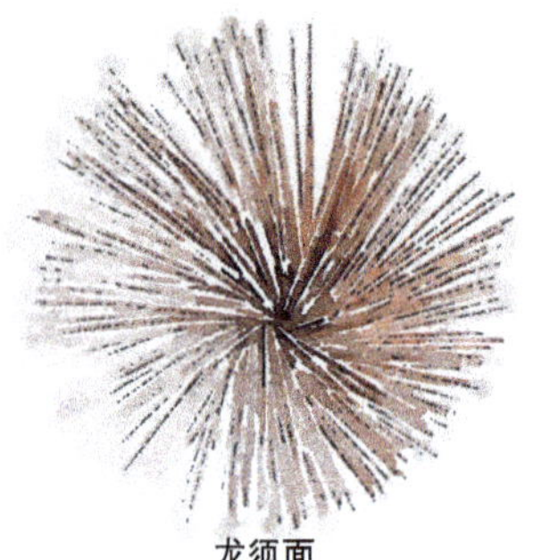

龙须面

海参羊肉腊八粥

【原料（2 人份）**】**

海参（水发散参）50g、糯米 50g、胡萝卜 10g、羊肉（腿部瘦肉）30g、油豆腐（小）10g、花生 5g、红豆 5g、莲子 5g、红腰豆 5g、红枣 5g、桂圆肉 3g、枸杞子 3g、小米 5g、盐 3g。

【做法】

❶ 将糯米、花生、红豆、莲子、红腰豆、小米淘洗干净隔夜泡软；羊肉切成 0.5cm 见方的丁，冷水入锅焯透沥水待用；生姜切末。

❷ 胡萝卜去皮切 1cm 见方的指甲片；水发海参洗净，切 1cm 宽的段焯水待用；红枣、枸杞子洗净泡开；油豆腐切开，焯水待用。

❸ 将①中各料放入锅中，加 6 倍于原料的水，大火煮沸后加盖转小火煲 30 分钟；开盖加入胡萝卜、红枣、桂圆肉、枸杞子，继续煲 20 分钟；加入海参、油豆腐丁，续煮 3 分钟，加盐调味，关火即可。

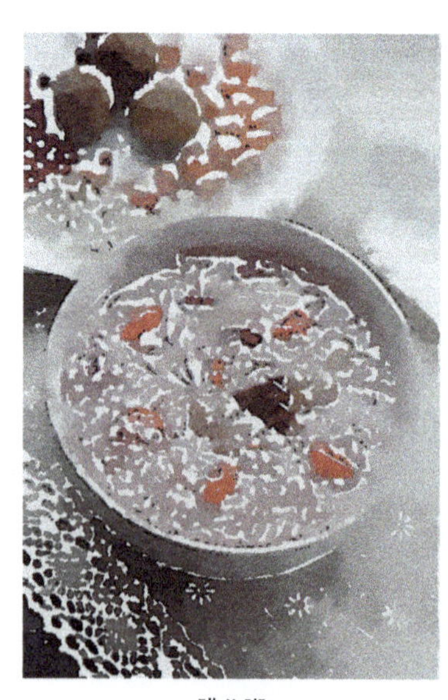

腊八粥

珍珠杜仲牛肉丸

【原料】（2 人份）

牛腩肉 200g、小西米 50g、杜仲粉 3g、生姜 3g、生粉 10g、盐 2g、料酒 3ml。

【做法】

❶ 小西米入开水锅中煮沸，关火加盖焖 15 分钟，捞出冲凉沥水。

❷ 牛肉洗净，粉碎成茸；生姜切末。

❸ 将牛肉茸放入碗中，加姜末、料酒、盐、小西米搅拌均匀，再加入杜仲粉和生粉成馅。

❹ 左手团拳，从虎口挤出直径 2cm 的球形肉丸。

❺ 将滚好的牛肉球放在盘中，中火蒸 8 分钟成熟即可。

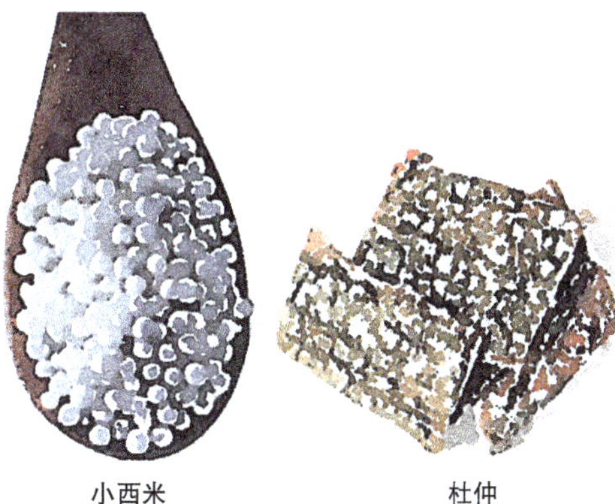

小西米　　　　　杜仲

太子参炖鹌鹑

【原料】（2 人份）

鹌鹑（带骨）200g、猪腿肉 50g、太子参 5g、火腿 5g、生姜 3g、小葱 3g、盐 2g、料酒 4ml。

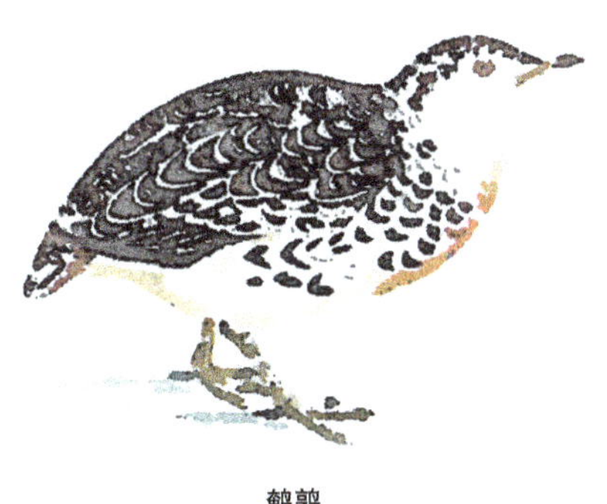

鹌鹑

【做法】

❶ 鹌鹑洗净，斩成 3~4cm 见方大块，冷水入锅，焯透沥水待用；猪肉洗净切 2cm 见方的块，焯水待用。

❷ 太子参洗净，温水泡软；小葱打葱结；生姜切片。

❸ 将①、②中的各料一起放入煲中，加料酒大火煮沸，加盖文火煲 1 小时，挑去葱姜，加盐调味即可。

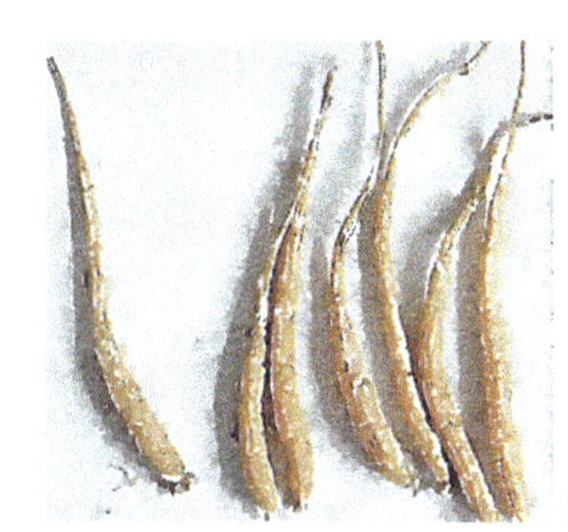

太子参

大寒

Greater Cold

时间

1月19日~1月21日。

三候

鸡始乳；
征鸟厉疾；
水泽腹坚。

✳ 饮食习俗 ✳

▢ 大寒是二十四节气中的最后一个节气，「过完大寒，正好一年」。

▢ 大寒这天，北方吃「消寒糕」，南方喝鸡汤的食俗由来已久。

▢ 由于大寒与立春相交接，所以在饮食养生上，进补食物应逐渐减少，适当增添具有升散作用的食物。

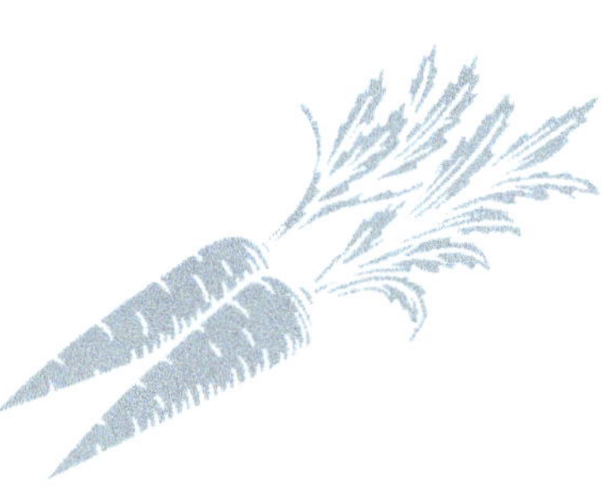

✳ 节气食材 ✳

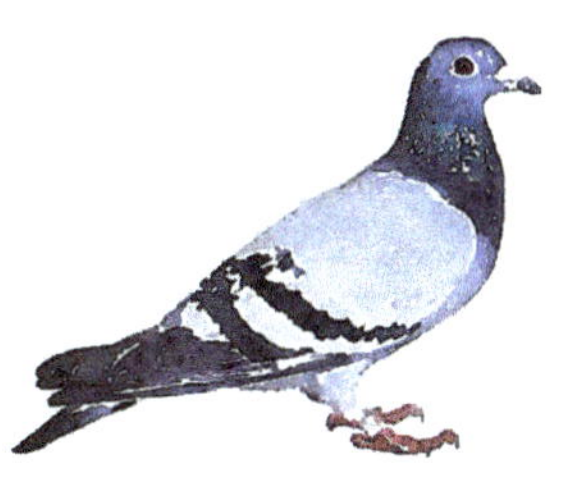

乳鸽 ¤ Squab

指 1 月龄内的雏鸽，鸽肉味道鲜美，蛋白质含量高，氨基酸组成平衡，易被人体消化吸收，矿物元素含量丰富。我国民间有"一鸽胜九鸡"的说法，乳鸽最适宜清蒸和炖汤，另外烧、焗、焖、卤等都可。
中医认为，鸽肉有"滋阴壮阳、补肝肾、益气血、祛风解毒"的功效。

热量（kcal）	352.00	蛋白质（g）	11.30
脂肪（g）	34.10	碳水化合物（g）	0.00

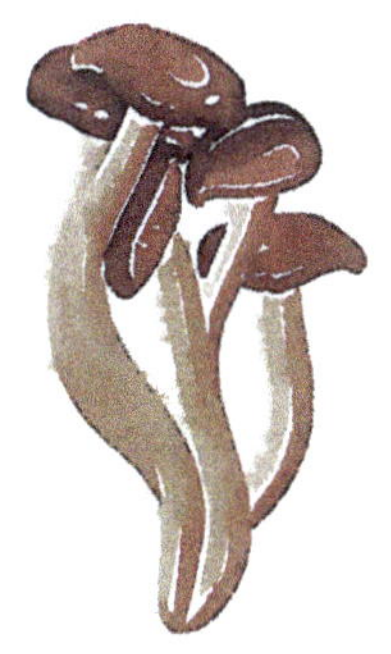

茶树菇 ¤ Cylindracea

因长在油茶树的枯干上而得名，和大多数菌菇一样，新鲜的茶树菇也适合脱水做成干制品，鲜味浓缩后，风味更为浓郁，多用于中式汤品。茶树菇中含有较多的蛋白质和多糖等营养物质。

热量（kcal）	279.00	蛋白质（g）	23.10
脂肪（g）	2.60	碳水化合物（g）	56.10
膳食纤维（g）	15.40		

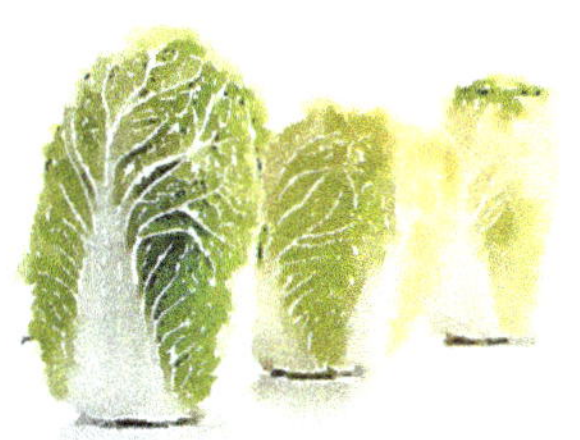

大白菜 ¤ Chinese Cabbage

原产于中国北方，引种南方，南北各地均有栽培。为冬季时蔬，做炖菜、馅料或者腌菜食用。白菜中含有 B 族维生素、维生素 C、锌、钙、铁、磷等微量元素和丰富的粗纤维。
中医认为，白菜具有养胃生津、除烦解渴、利尿通便、清热解毒之功效。

热量（kcal）	18.00	蛋白质（g）	1.50
脂肪（g）	0.10	碳水化合物（g）	3.20
膳食纤维（g）	0.80		

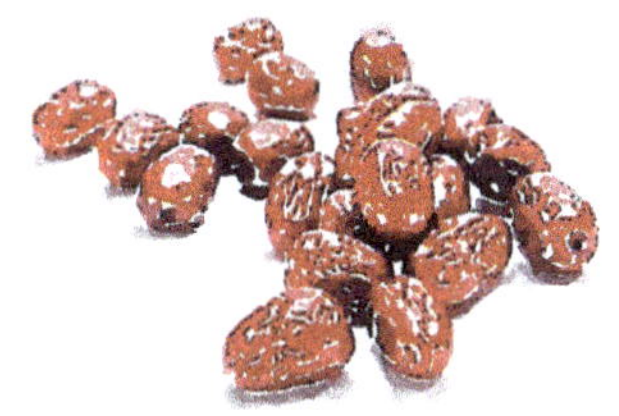

红枣 ¤ Chinese Date

原产中国，品种很多，广为栽培。红枣是我国传统的药食滋补佳品，鲜品可做水果食用，干品可入膳，蒸、炖、煨、煮均可，枣肉还可制成馅料、蜜饯和果脯等食品。鲜枣中维生素 C 的含量在水果中居首，有"天然维生素丸"的美誉。而黑枣则是选用鲜枣经烫煮、熏制而成的干品。
《本草纲目》记载红枣"能补中益气、养血生津"。

热量（kcal）	125.00	蛋白质（g）	1.10
脂肪（g）	0.30	碳水化合物（g）	30.50
膳食纤维（g）	1.90		

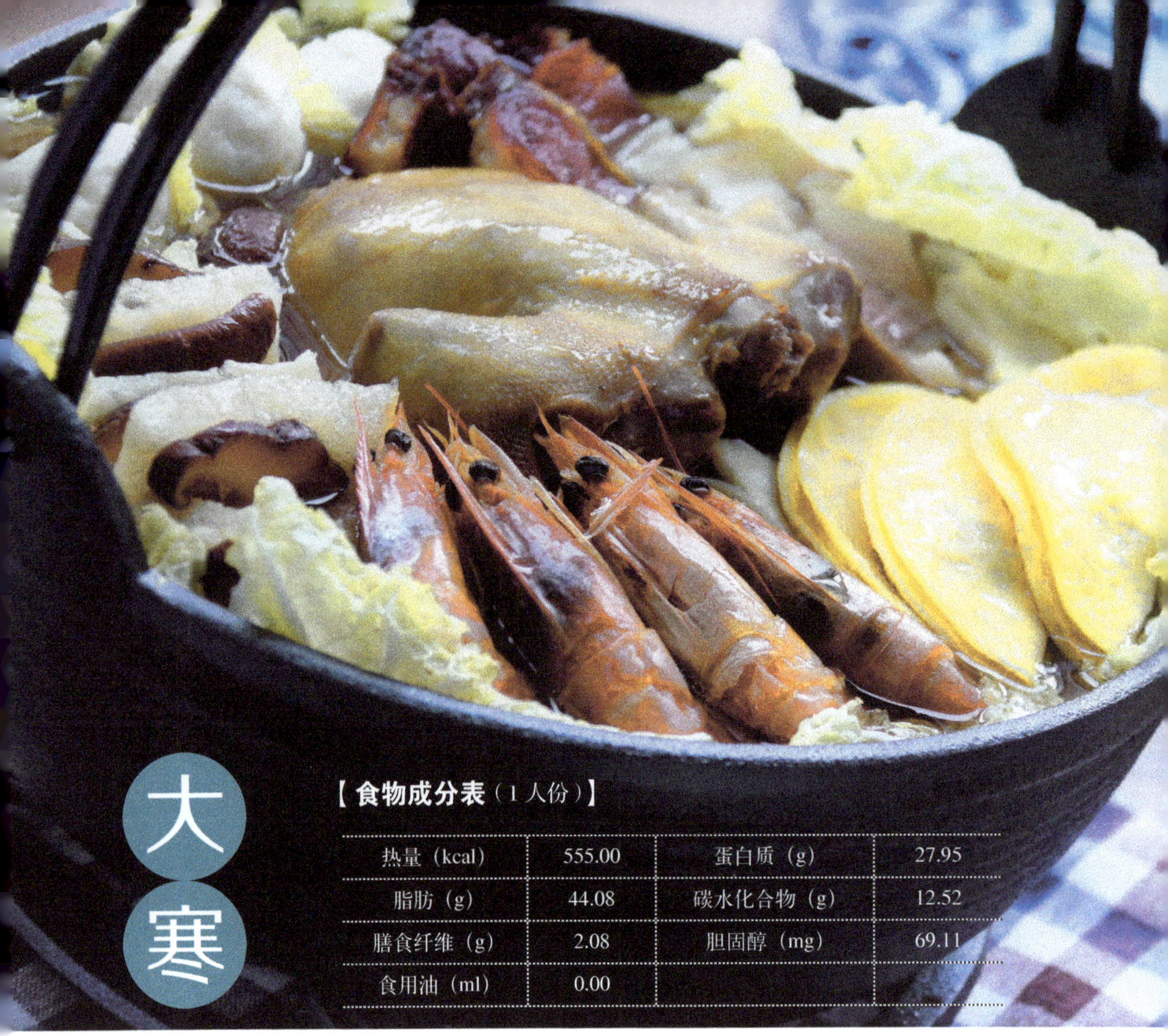

【食物成分表（1 人份）】

热量（kcal）	555.00	蛋白质（g）	27.95
脂肪（g）	44.08	碳水化合物（g）	12.52
膳食纤维（g）	2.08	胆固醇（mg）	69.11
食用油（ml）	0.00		

✳ 推荐菜肴 ✳

暖身全家福

【原料（3 人份）】

乳鸽 300g、蛋饺 60g、鱼丸 50g、熏鱼 50g、咸肉 30g、大虾干 28g、肉皮（干）8g、冬笋 90g、大白菜 200g、冬菇（干）8g、何首乌 10g、生姜 3g、小葱 3g、盐 3g、花雕酒 3ml。

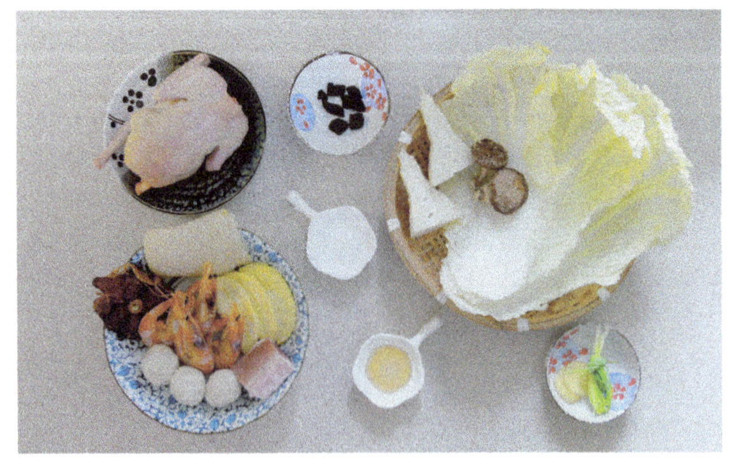

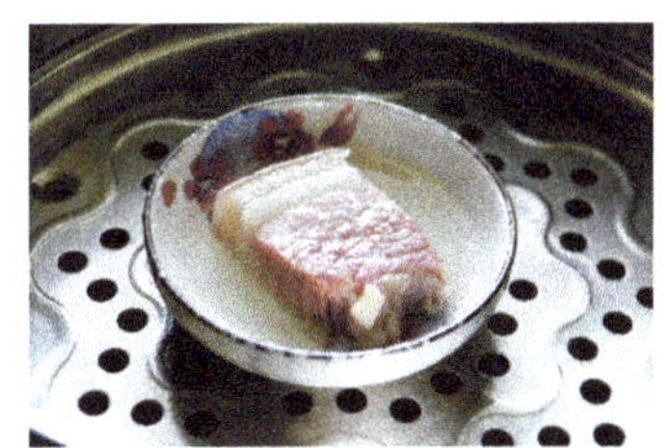

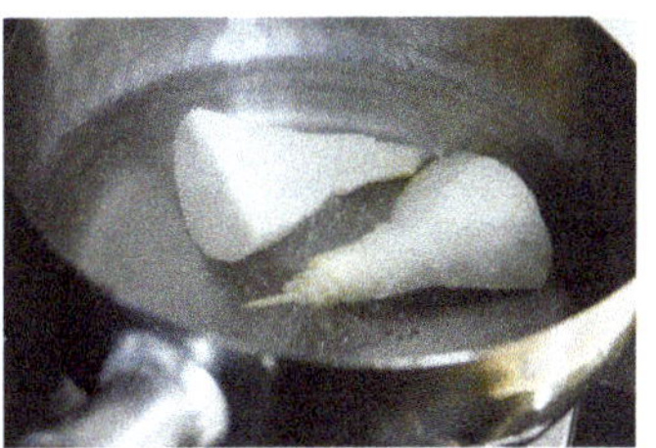

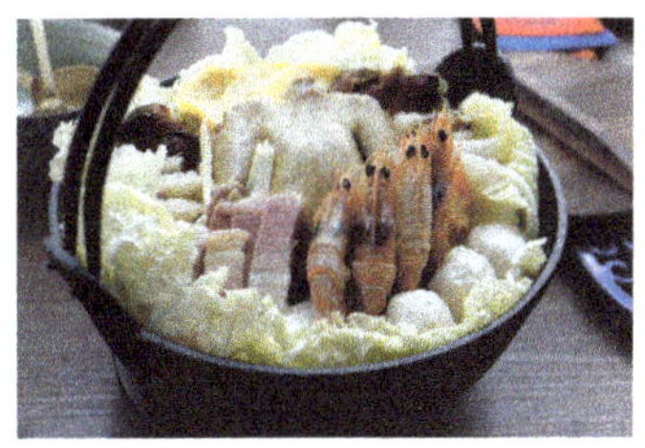

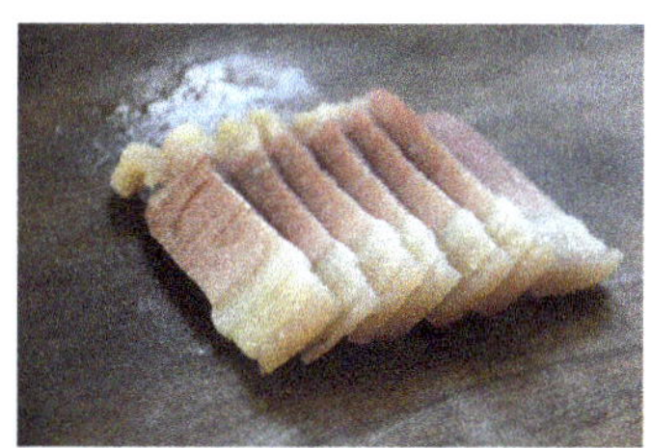

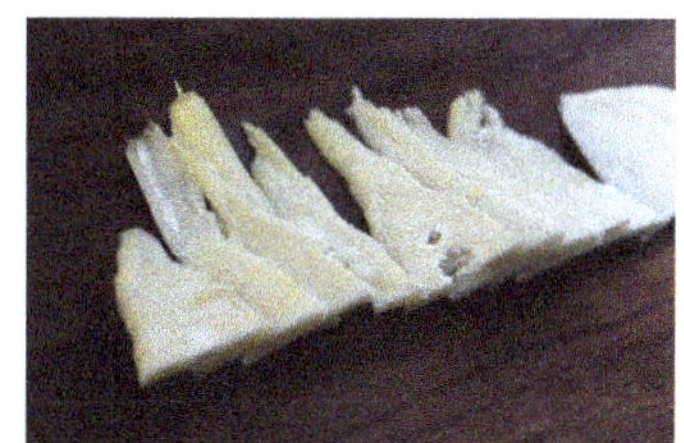

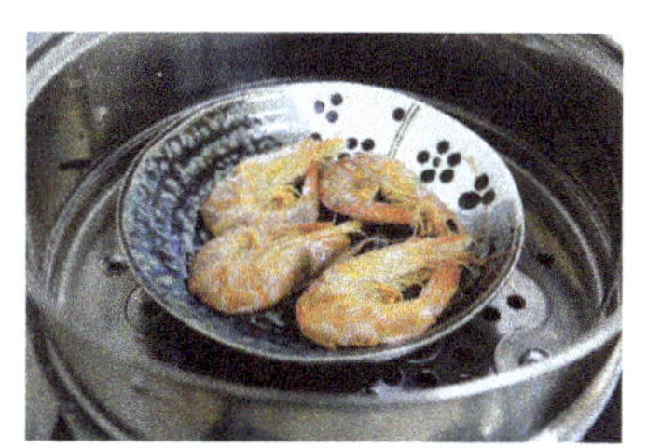

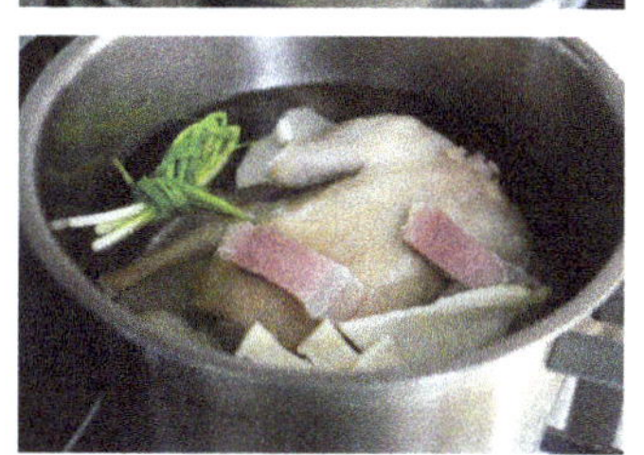

【做法】

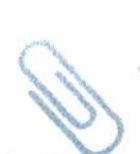 乳鸽洗净，冷水入锅焯透，洗净血沫沥水待用；咸肉温水泡去多余咸味（口感微咸即可），上笼蒸熟，晾凉切0.3cm厚、3cm见方的片；虾干中烹入花雕酒和少量的水，上笼蒸15分钟至软；肉皮放入冷水中浸泡至软，捞出斜刀切块。

❷ 冬笋去壳，冷水入锅焯水20分钟至软，捞出冲凉切3cm见方、0.1cm厚的片；大白菜洗净切2cm的段；冬菇水发泡软切片；和肉皮何首乌洗净泡软待用；小葱打结，生姜切片。

❸ 将乳鸽、咸肉、冬笋、何首乌、葱结、姜片放入锅中，烹入花雕酒，加水没过原料，大火煮沸后转小火煮30分钟，

关火晾凉倒出汤水，撇去浮油留作底汤待用。

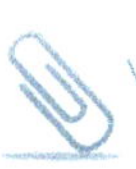 取砂锅或铁锅1个，锅底铺入大白菜，依次将冬笋、咸肉、蛋饺、鱼丸、熏鱼、冬菇、肉皮、虾干沿锅边排铺在白菜上，中间留出空间放入乳鸽，倒入③中的底汤，中火逐步烧开，转小火煮15分钟使各料味道融合，加盐调味略煮即可。

TIPS：自制蛋饺

鸡蛋（或鸭蛋）打成蛋液，撇去表面泡沫（可加入少量水淀粉，以使蛋皮光洁）；另备猪肥膘一小块待用。用8~10cm口径的不锈钢圆勺，放在煤气上小火加热，用油膘擦拭圆勺内壁上薄油，舀入蛋液迅速转动使蛋液均匀挂壁，凝结成蛋皮，快速放入拌好的肉馅，用筷子夹起一边的蛋皮对折成半圆形，用筷子轻轻压边，取出排入盘中上笼蒸熟晾凉即可。

TIPS：底汤、配料、调味的活用

底汤，除了乳鸽汤，还可以选用猪骨等肉汤。

配料，还可以选择猪蹄、木耳、鹌鹑蛋、火腿等食材，注意荤素搭配即可。

调味，宜在最后待复合味出来后进行，以免味道偏差。

TIPS：自制鱼丸

青鱼取肉，去掉鱼红，切小片后用葱姜水泡白，捞出用粉碎机搅打成茸（有条件可以过筛），搅打过程中适当加入"蔬菜汁水"，使鱼茸成厚粥状；用50~60目筛，过滤颗粒，依次加墨鱼胶、盐、蛋清顺时针搅打上劲，加生粉拌匀成鱼胶，覆保鲜膜冷藏静渍1小时。

TIPS：自制熏鱼

取青鱼肚档改刀成6~7cm长、3cm宽的厚片，用少量的盐、葱、姜腌渍20分钟，油入煎锅，加热至七成（约210℃油温，可观察油面开始起波纹，放入蒜片迅速变金黄色），放入鱼片炸至金黄干香，捞出放入事先用八角10g、桂皮10g、葱、姜各20g、老抽8ml、糖30g、水500ml熬制的汁水中浸泡入味，捞出即可。

首乌茶菇炖鹅

【原料】（2 人份）

鹅腿肉（带骨）250g、茶树菇（水发）50g、
何首乌 5g、生姜 3g、盐 3g、料酒 4ml。

【做法】

❶ 鹅腿肉洗净斩 3cm 见方的块，冷水入锅焯
透，捞出洗净血沫；火腿切 3cm 见方、0.2cm
厚的片；茶树菇泡软，去老根，剪成 2cm 长的
段；何首乌洗净沥水；生姜拍松。

❷ 将①中各料放入汤煲中，加 3 倍于原料的
水，烹料酒大火煮沸，加盖转烧小火煲 1 小时，
加盐调味即可。

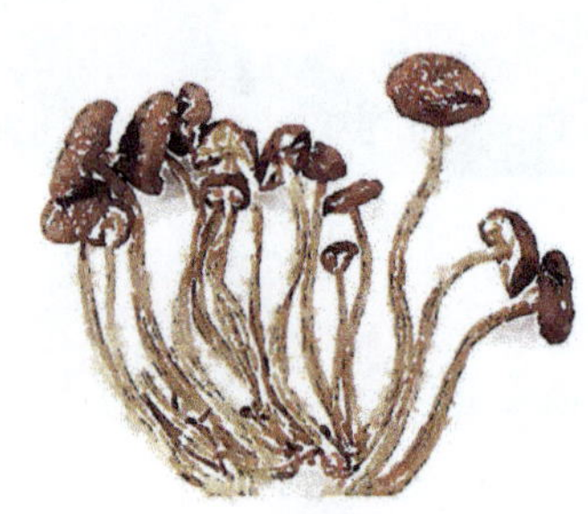

茶树菇

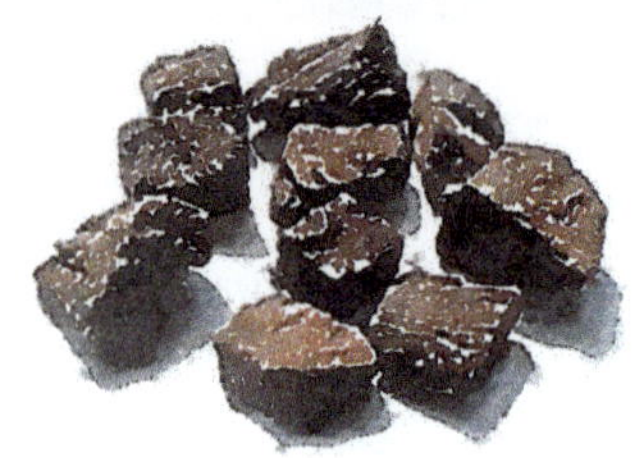

首乌

水梨萝卜片

【原料】（2 人份）

白萝卜 150g、水梨 30g、红椒 50g、花椒粒
5g、八角 5g、蒜瓣 10g、盐 1.5g、高粱酒
1ml、麻油 2ml。

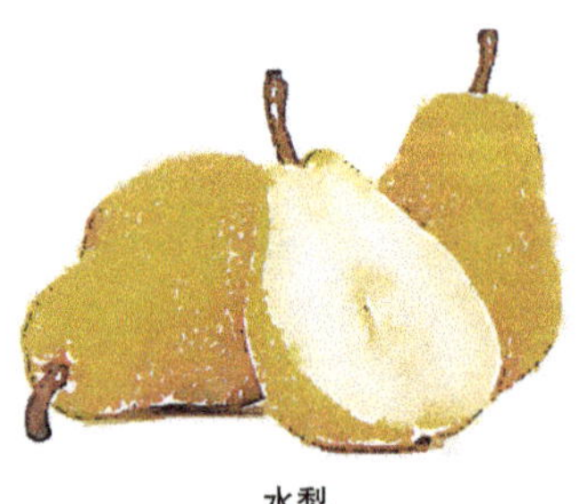

水梨

【做法】

❶ 白萝卜洗净，切 3~4cm 长、2cm 宽、0.2cm
厚的片；水梨洗净切 0.2cm 厚的片；红椒洗净，
切 1cm 见方的丁；蒜瓣切片。

❷ 取不锈钢小锅，加 100ml 水，放入八角、
花椒煮香晾凉。

❸ 将①中各料放入②中，加盐、白酒拌匀，放
入密封盒，入冰箱冷藏 24 小时。

❹ 食用时捞出萝卜片、水梨片和红椒片，放锅
中稍炒，淋麻油即可（或微波炉加热）。

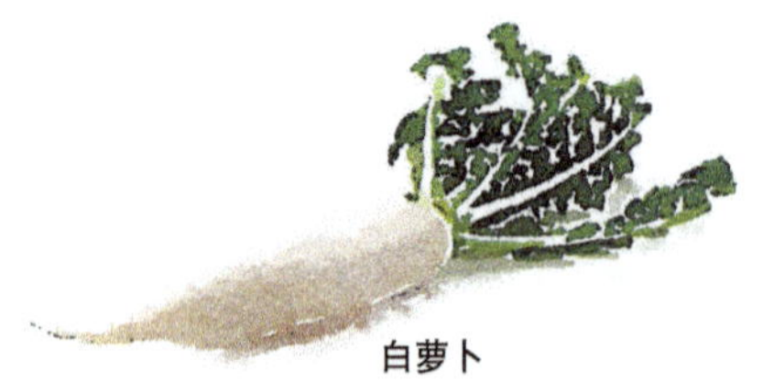

白萝卜

鱼羊烧

【原料（4 人份）】

鲢鱼头（半个）500g、羊腿肉 200g、白萝卜 30g、京葱 20g、黑枣 10g、生姜 10g、八角 2g、香叶 2g、香菜 5g、加饭酒 20ml、甜面酱 10g、老抽 8ml、蜂蜜 10g、糟卤 30ml、花生油（实际用量）10ml。

【做法】

❶ 鱼头洗净沥水；羊肉洗净，斩成 3cm 见方的块，冷水入锅焯透，捞出洗净血沫；白萝卜去皮切 3cm 滚刀块；生姜切片；黑枣洗净；京葱切 0.5cm 厚斜刀片；香菜洗净切段。

❷ 取中号砂煲（能放进鱼头和羊肉的容量），放入羊肉、姜片（3/4）、八角、香叶干炒起香，加甜面酱炒匀，放入萝卜块、黑枣，加水没过原料大火煮沸，迅速调入加饭酒、老抽、蜂蜜，转小火加盖煲 45 分钟至羊肉酥软。

❸ 另取炒锅滑油，放入京葱片（10g）炒香，捞出沥油待用；转中小火放入姜片（1/4）煸香，下鱼头两面煎香。

❹ 将砂煲中羊肉划至四周，中间放入鱼头，大火煮沸，加糟卤调味（视汤汁情况可少量加入开水保证炖鱼水量），加盖调小火煲 20 分钟至鱼头酥软；挑去姜片、八角、香叶，加入京葱（10g）略烧 3 分钟，撒香菜段即可。

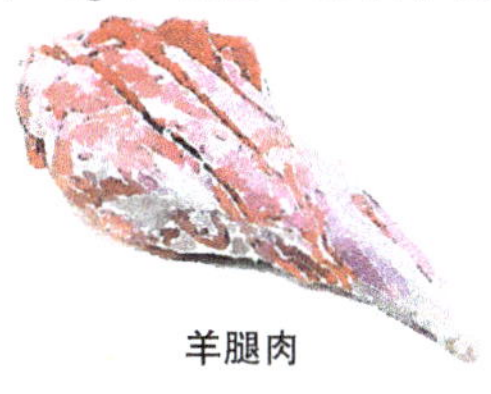

羊腿肉

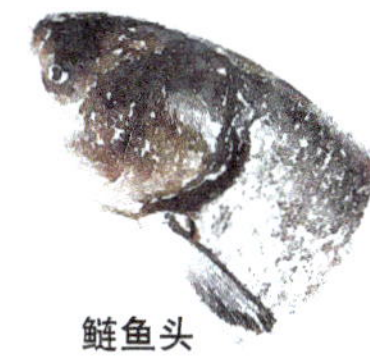

鲢鱼头

双冬烩花胶

【原料（2 人份）】

花胶（水发鱼肚）130g、冬笋 30g、枸杞子 5g、冬菇（水发）20g、田七苗 20g、生姜 2g、预制高汤 50ml、生粉 5g、盐 2g、料酒 3ml、花生油 5ml。

【做法】

❶ 花胶洗净，加冷水（高出鱼肚 1~2cm），加盖浸泡过夜。

❷ 生姜切片放入锅中，加 3 倍于花胶的水，大火煮沸后放入花胶煮 5 分钟，加盖关火焖 12 小时。

PS

鱼肚品种不限，此菜仅以花胶为例。

❸ 取出花胶，修去边肉后洗净，放入冷水中浸泡至软糯，捞出沥水，切成 4cm 长、1cm 宽的条，入沸水锅速焯一下立即捞出。

❹ 冬菇泡发洗净后切 2cm 宽的条；冬笋去壳焯透后冲凉，切 2cm 宽的片；枸杞子泡软；生姜切末；生粉加水调成水淀粉；田七苗摘去老根，洗净切 2cm 长的段，入沸水锅中焯烫变色，捞出沥水铺入大汤碗中待用。

❺ 将花生油倒入锅中，下姜末煸香，加入预制高汤，放入冬菇、冬笋煮 2 分钟，加盐调味后放入花胶、枸杞子，烹料酒煮 3 分钟，加水淀粉勾薄芡，关火出锅，连汤带料一起浇入盛有田七苗的汤碗中即可。

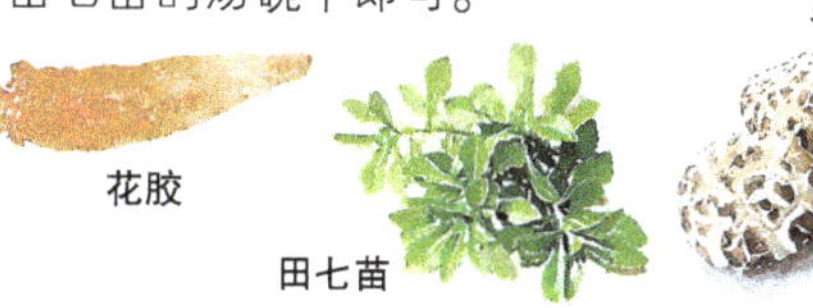

花胶

田七苗

冬菇

冬季常见食材

大白菜

乌骨鸡

猴头菇

青菜

黑木耳

冬笋

海参

黑豆

黄豆

红薯

牛肉

羊肉

生姜

胡萝卜

白萝卜

糯米

茶树菇

红枣

柚子

菠菜

龙眼

橘柑

苹果

芝麻

核桃

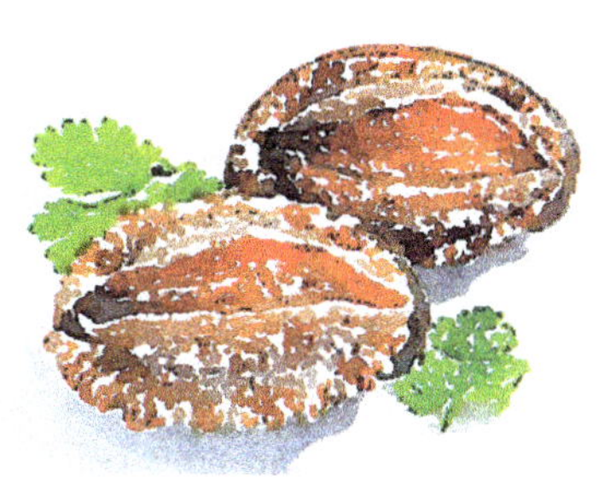

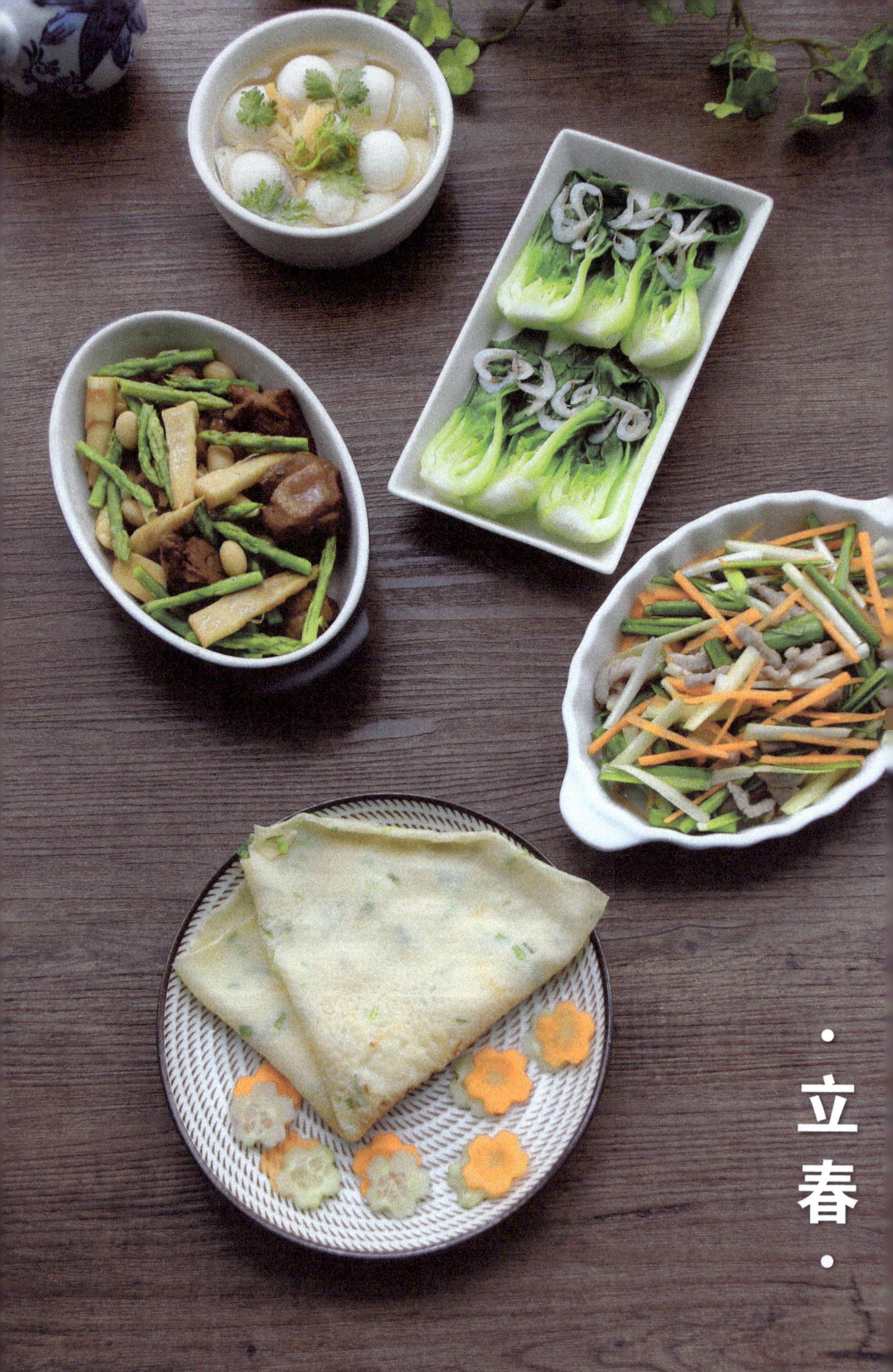
立春

【菜单】

春笋黄豆鸭
双韭胡萝卜肉丝
虾皮菜心
干贝明珠汤
小葱烙春饼

【套餐食物成分表】（1 人份）

热量（kcal）	755.72	蛋白质（g）	44.53
脂肪（g）	34.24	碳水化合物（g）	73.04
膳食纤维（g）	2.88	胆固醇（mg）	282.52
食用油（ml）	6.00		

春笋黄豆鸭

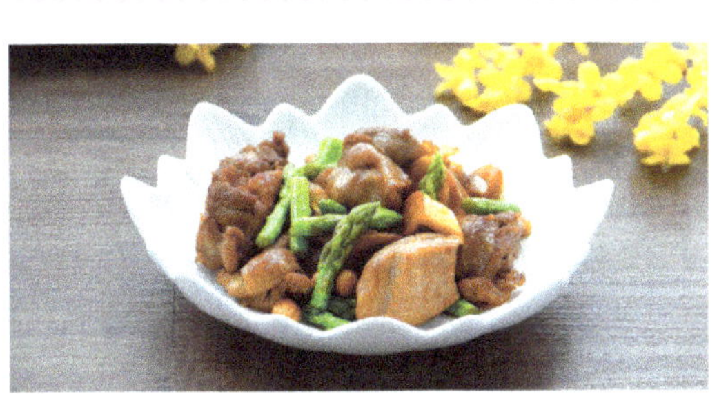

【原料】（2 人份）

鸭腿（1 只带骨）220g、春笋（去壳）60g、黄豆（熟）30g、芦笋 50g、生姜 3g、小葱 3g、生抽 10ml、老抽 10ml、料酒 5ml、花生油 5ml、盐 1g、糖 3g。

【做法】

❶ 鸭腿去骨切块，入沸水锅中焯，捞出沥干待用。

❷ 春笋去壳切成滚刀块，冷水入锅，水沸后转小火略煮，捞出沥干待用。

❸ 芦笋切成小段，入沸水锅中焯烫，转色即捞出泡凉待用。

❹ 花生油倒入炒锅，下姜片、葱结煸香，下鸭腿块、春笋翻炒，烹料酒淋生抽炒匀。

❺ 将④移入沙煲，倒入黄豆和水（以没过原料为宜），加糖、盐调味，加老抽上色，加盖大火煮沸后改小火焖至肉块酥烂，中火收稠汤汁，拌入芦笋关火。

双韭胡萝卜肉丝

【原料】（2 人份）

猪里脊肉 30g、韭菜 30g、韭黄 30g、胡萝卜 30g、生抽 5ml、盐 1g、生粉 1g、花生油（实际用油量）5ml。

【做法】

❶ 猪里脊肉切 3cm 长细丝，放入小碗加盐搅打起粘，加入生粉拌匀，静渍 30 分钟（冷藏）。

❷ 韭菜、韭黄洗净沥水，切 3cm 长段；胡萝卜去皮，切 3cm 长细丝待用。

❸ 炒锅滑油，加热至四成（120℃），放入肉丝滑散，肉丝发白断生后迅速倒出沥尽油，炒锅不洗，放入胡萝卜丝炒 2 分钟，再放入韭黄炒 1 分钟，最后放入韭菜炒至变色，加生抽调味，关火拌入肉丝即可。

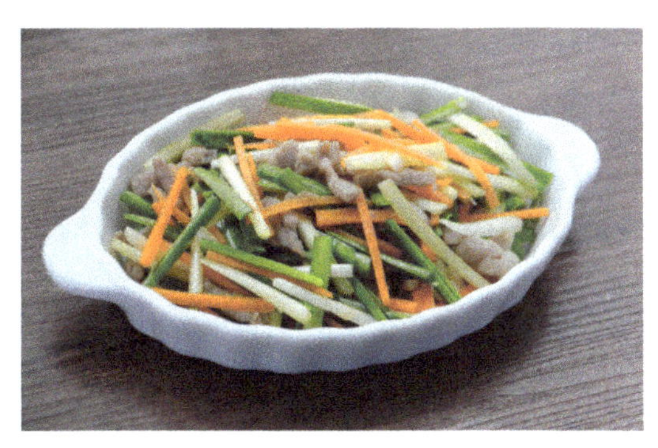

虾皮菜心

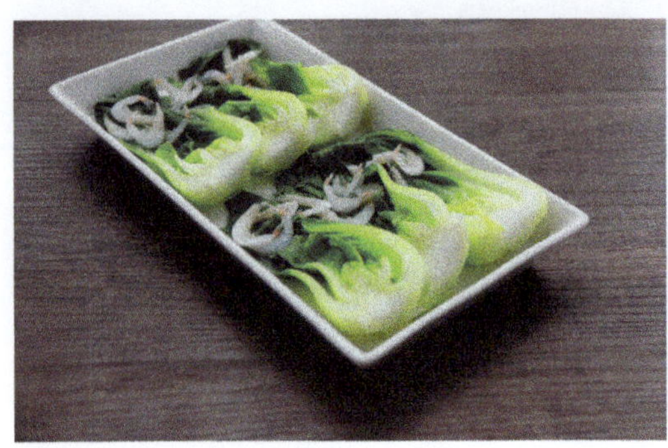

【原料（2 人份）】

青菜心 150g、虾皮 5g、盐 1g、橄榄油 1ml、料酒 1ml。

【做法】

❶ 青菜心洗净，入沸水锅中焯烫变色，捞出冲凉沥水。

❷ 取小锅加少量的水，加热后放入虾皮，滴入料酒，煮 5 分钟后捞出沥水。

❸ 不粘锅加热，滴入橄榄油，加虾皮略炒，关火，放入菜心，加盐调味拌匀即可。

干贝明珠汤

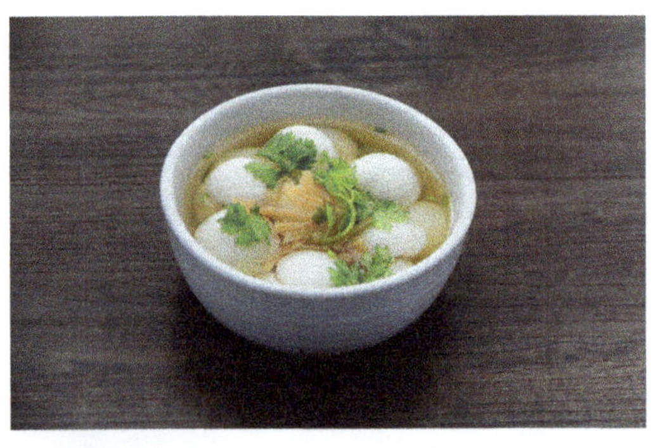

【原料（2 人份）】

山药 100g、干贝 8g、香菜 2g、盐 1.5g、麻油 1ml、料酒 1ml。

【做法】

❶ 山药去皮，用挖球器挖出山药球，入沸水锅中焯烫，捞出沥水待用。

❷ 干贝洗净，加料酒、温水泡软，带水上笼蒸 30 分钟至酥；香菜洗净切末。

❸ 将山药球和干贝放入锅中，加适量的水大火煮沸，转中小火煮 15 分钟，加盐调味，关火，淋麻油撒上香菜末即可。

小葱烙春饼

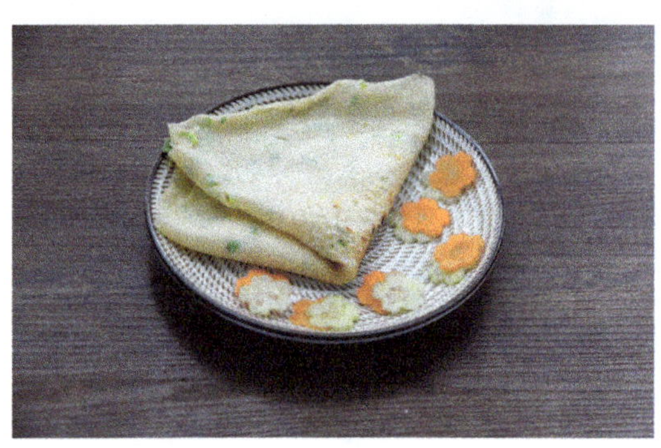

【原料（2 人份）】

中筋粉 150g、小葱 10g、鸡蛋液 50g。

【做法】

❶ 中筋面粉放入碗中，中间开空，缓慢加入温水，用筷子拌成雪花状，再缓慢逐步加水调成粉浆（半液体状）。

❷ 小葱洗净，切葱花放入粉浆中，加蛋液拌匀后醒 15 分钟。

❸ 取直径 20cm 左右的不粘锅，舀入约 30~40g 的粉浆，转锅摊薄，小火加热至面饼呈半透明色，用筷子挑起一边用锅铲铲起翻面，两面烘熟后出锅。

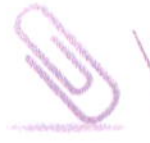 TIPS

调粉浆加水时不能快，否则容易起颗粒；面粉和水的比例为 1:1.5。

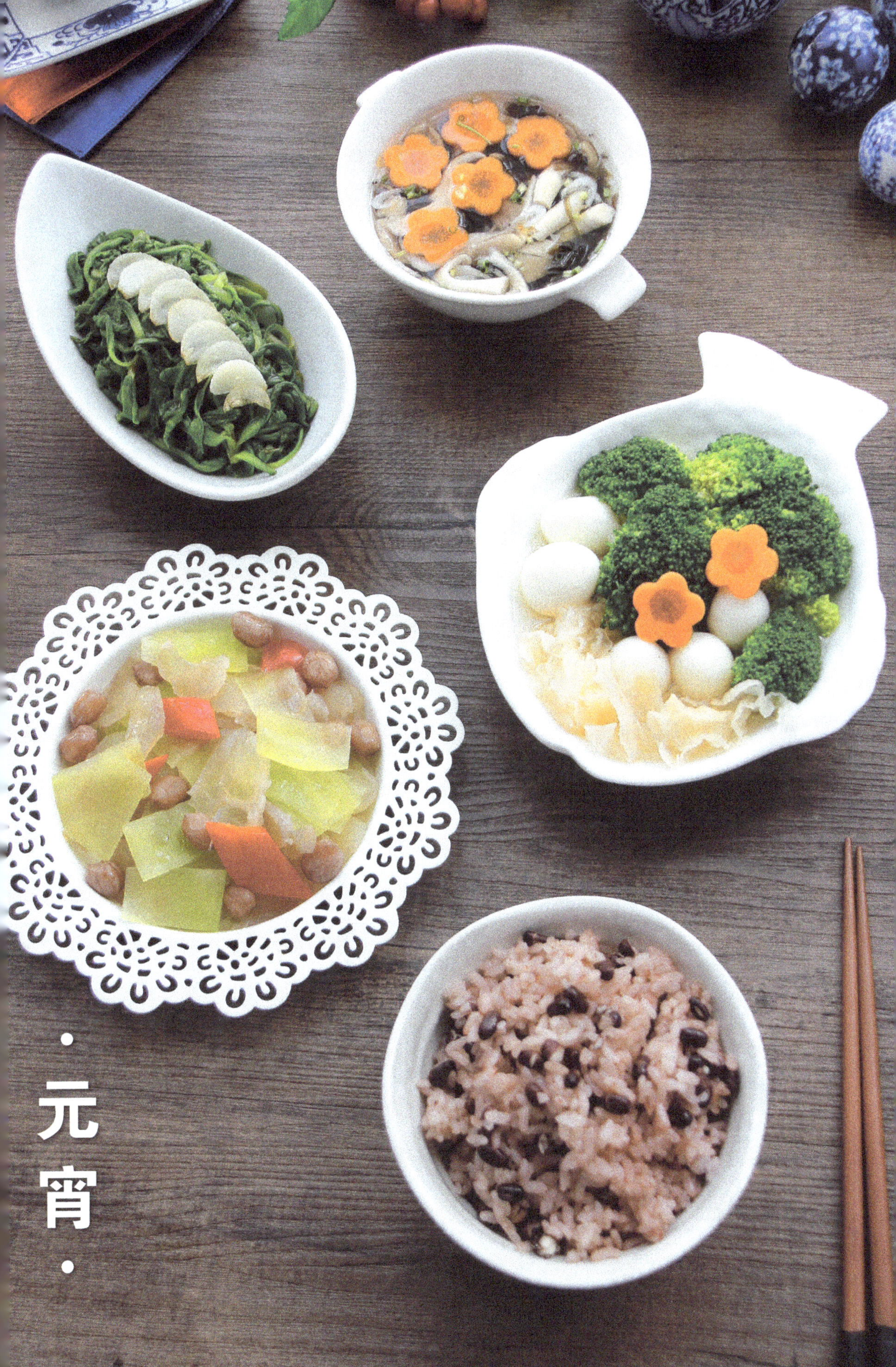
元宵

【菜单】	【套餐食物成分表】（1 人份）			
莴笋花生牛筋	热量（kcal）	621.66	蛋白质（g）	35.07
银耳兰花鹌鹑蛋	脂肪（g）	13.78	碳水化合物（g）	92.90
蒜片蓬蒿菜	膳食纤维（g）	6.87	胆固醇（mg）	128.75
胡萝卜紫菜菌菇汤	食用油（ml）	5.00		
红豆焖饭				

莴笋花生牛筋

【原料】（2 人份）

牛筋 70g、莴笋 100g、花生仁 20g、红彩椒 20g、大蒜 3g、生姜小葱共 3g、八角桂皮共 3g、花生油 5ml、生抽 10ml、盐 0.5g、麻油 2ml。

【做法】

❶ 牛筋洗净，冷水入锅焯开，捞出冲凉，修剪去除多余碎料。

❷ 将牛筋和葱、姜、蒜、八角、桂皮一起放入汤锅，注入 2 倍于牛筋的水，大火煮沸后改小火焖至牛筋酥软（牙签可轻松插入），捞出晾凉，直刀切成薄片。

❸ 花生洗净，带少量水上笼蒸至酥软（约 40 分钟，以酥而不碎为佳）。

❹ 莴笋去皮切成薄片，入沸水锅中焯烫，色变立即取出，投入冷水中泡凉沥干；红椒切成菱形片待用。

❺ 花生油入锅加热至五成（约 150℃），转小火，下蒜片慢火煸至金黄色，快速放入红椒煸炒，依次放入莴笋、牛筋、花生，加生抽、盐调味，关火轻翻拌匀，淋麻油装盘。

银耳兰花鹌鹑蛋

【原料】（2 人份）

鹌鹑蛋 50g、西兰花 50g、银耳（涨发）20g、骨汤 20ml、盐 1.5g。

【做法】

❶ 银耳温水泡开，洗净撕成小片，入沸水锅中焯开，捞出冲凉沥水待用。

❷ 西兰花洗净，摘成小朵，入沸水锅中焯烫，捞出冲凉沥水待用。

❸ 鹌鹑蛋冷水入锅，煮 10 分钟至熟，冲凉剥壳，用刀在蛋上轻划几刀（便于赋味）待用。

❹ 取小碗放入鹌鹑蛋、银耳，倒入骨汤，加盐调味后上笼蒸 10 分钟，开盖，放入西兰花再蒸 1 分钟即可。

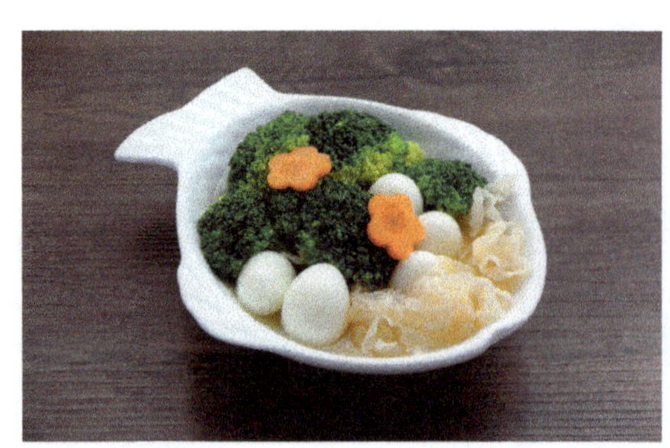

蒜片蓬蒿菜

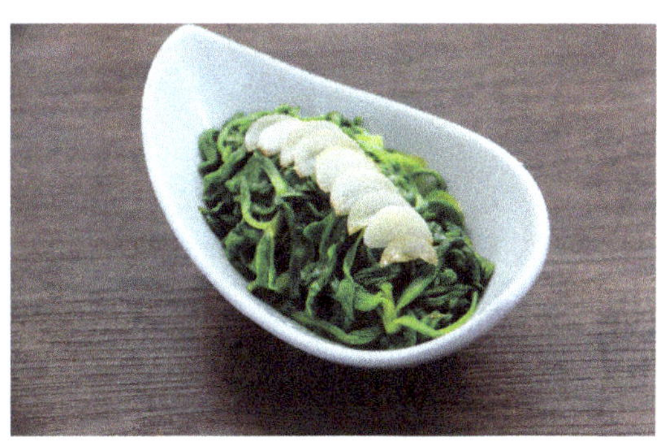

【原料（2 人份）】

蓬蒿菜 300g、大蒜瓣 5g、生抽 10ml、橄榄油 2g。

【做法】

❶ 蓬蒿菜（长杆为佳）洗净沥水；大蒜瓣切薄片待用。

❷ 水锅煮沸，放入蓬蒿菜焯烫，转色迅速捞出沥水。

❸ 将橄榄油倒入不粘锅中，放入蒜片，小火煸香关火，放入蓬蒿菜，淋入生抽拌匀即可。

胡萝卜紫菜菌菇汤

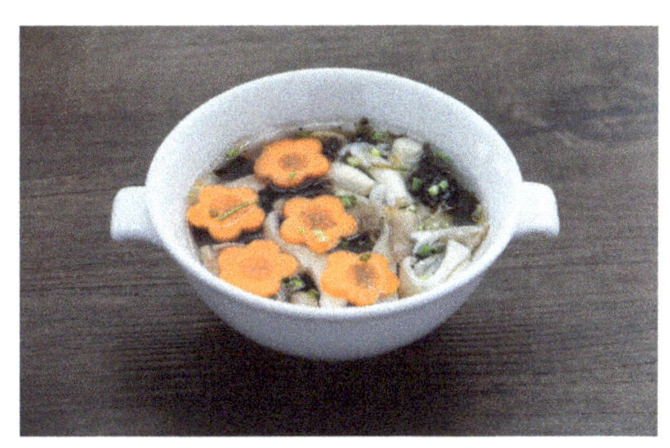

【原料（2 人份）】

胡萝卜 20g、袖珍菇 20g、紫菜 5g、小葱 2g、盐 2g、麻油 1ml。

【做法】

❶ 胡萝卜去皮切成薄片；虾皮温水泡软；袖珍菇去根洗净，撕成小条；紫菜撕成小片；小葱切葱花。

❷ 将胡萝卜、袖珍菇、虾皮放入锅中，加水（约 200ml）煮 6~7 分钟，放入紫菜，加盐调味，关火撒上葱花，淋入麻油即可。

红豆焖饭

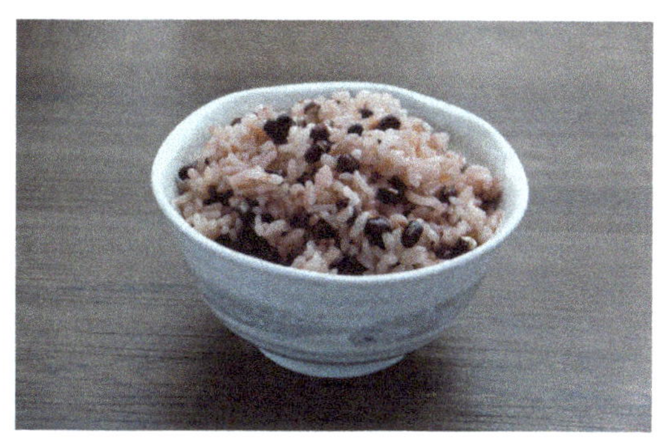

【原料（2 人份）】

粳米 150g、红豆 50g。

【做法】

❶ 红豆冷水浸泡 3 小时，粳米淘洗干净。

❷ 将红豆和粳米放入电饭煲中，加水（米、豆和水的比例为 1:1.5）煮熟即可。

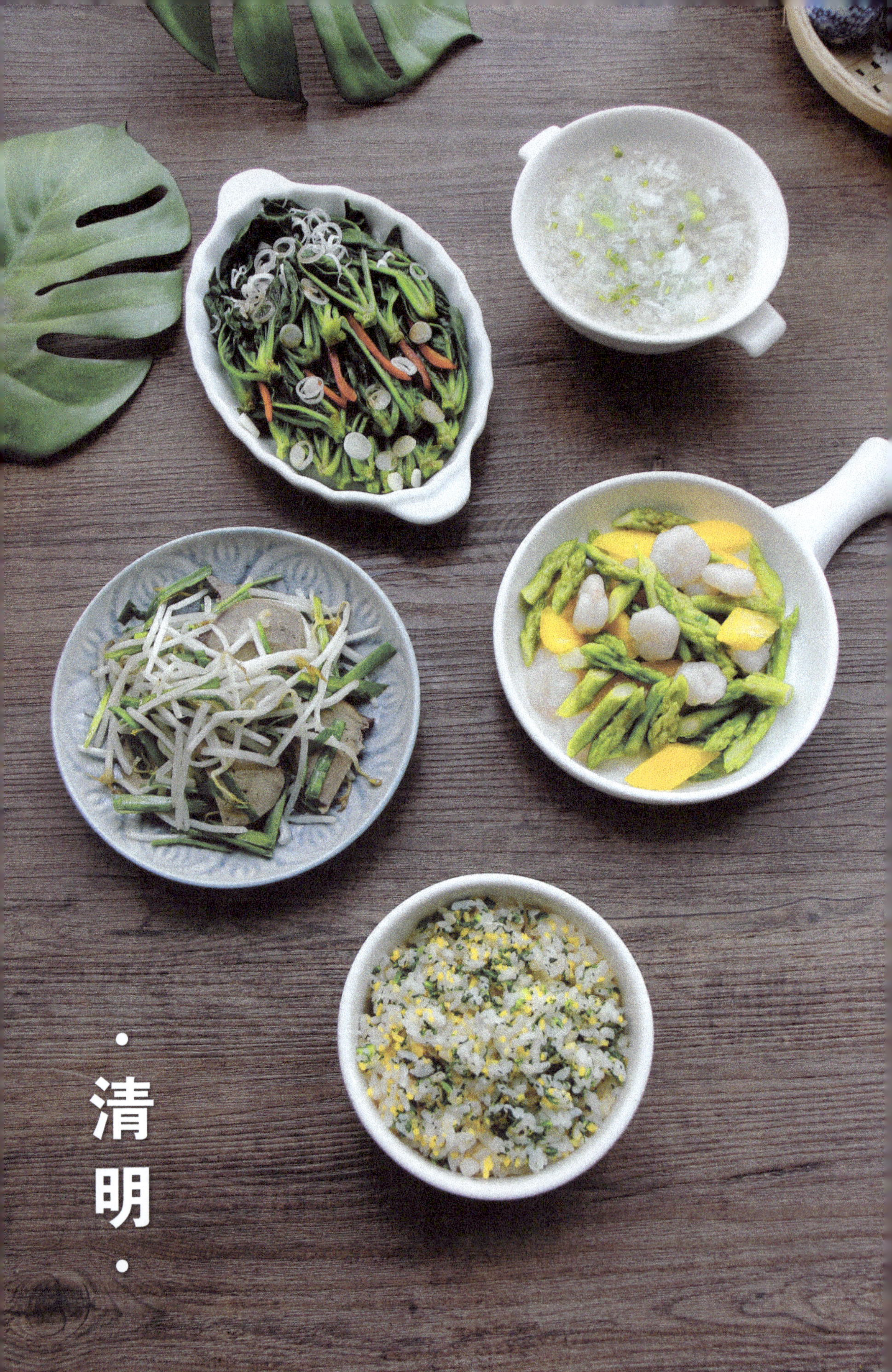
· 清 明 ·

【菜单】

春韭银芽猪肝
芦笋炒虾仁
豉油拌菠菜
蚕豆金菇肉糜羹
杂粮菜饭

【套餐食物成分表】（1 人份）

热量（kcal）	550.34	蛋白质（g）	31.61
脂肪（g）	11.65	碳水化合物（g）	80.21
膳食纤维（g）	4.57	胆固醇（mg）	239.30
食用油（ml）	5.00		

春韭银芽猪肝

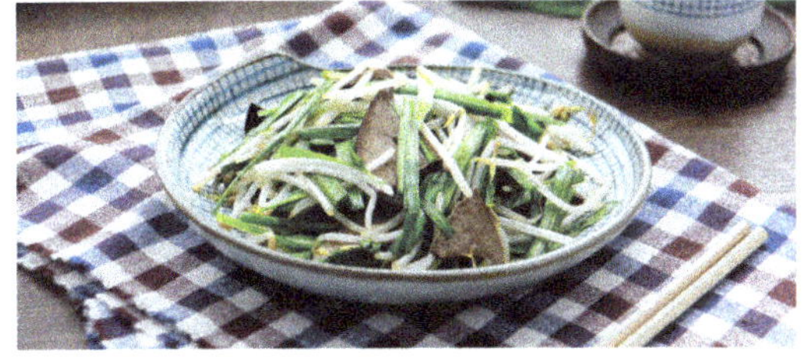

【原料】（2 人份）

猪肝 50g、韭菜 50g、豆芽 50g、生抽 5ml、橄榄油 2ml、白卤水 500ml。

【做法】

❶ 猪肝洗净，保持整块，在常温水中浸泡 2 小时漂去血水。

❷ 取不锈钢小桶，放入猪肝，加入白卤水（卤水量需要没过猪肝）大火烧开，转小火（保持卤水面边缘有小泡翻出，不能翻滚）养熟猪肝（约 30 分钟，用牙签插至厚处，无血水溢出即可）；关火，加盖焖 10~20 分钟；待猪肝浸泡在卤汁中自然冷却后捞出，直刀切成薄片（猪肝熟制切开无大空为佳）。

❸ 韭菜洗净，切 2cm 长的段；豆芽摘去芽尾，入沸水焯至透明时迅速捞出，放入净水泡凉待用。

❹ 炒锅中倒入橄榄油，冷锅放入豆芽，开大火拌炒 2 分钟至半熟，迅速加入韭菜翻炒，关火加入猪肝翻拌，淋生抽调味，用筷子挑入碟中，浇上少量卤水汁即可。

芦笋炒虾仁

【原料】（2 人份）

虾仁 60g、芦笋 40g、黄椒 5g、大蒜瓣 2g、生粉 4g、盐 1.5g、料酒 1ml、花生油 2m。

【做法】

❶ 虾仁挑去沙筋，加盐（1g）、料酒拌匀静渍 30 分钟；芦笋去老根，斜刀切 0.5cm 厚片；黄椒切 1cm 见方小片；大蒜瓣切薄片。

❷ 水锅煮沸，改小火保持微滚，放入虾仁，用筷子轻轻滑散，待虾仁转色迅速捞出沥水。

❸ 将花生油倒入不粘锅，下蒜片小火煸香，放入黄椒、芦笋炒熟，加盐（0.5g）调味，关火放入虾仁拌均匀即可。

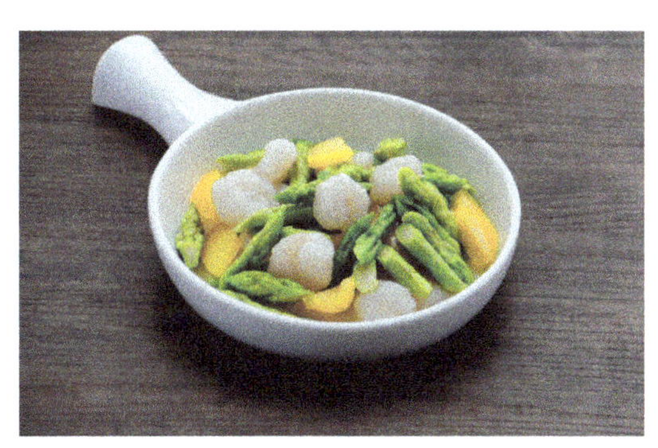

豉油拌菠菜

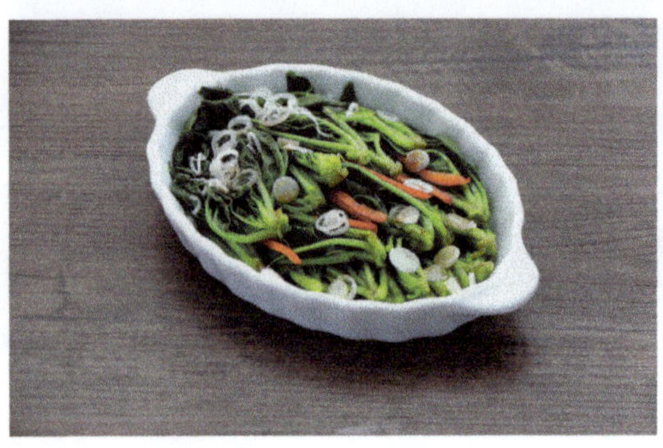

【原料】（2 人份）

菠菜 100g、京葱 2g、红椒 2g、蒸鱼豉油 5ml、橄榄油 2ml。

【做法】

❶ 菠菜洗净切寸段；京葱、红椒分别切丝备用。

❷ 水锅煮沸，保持大滚，放入菠菜焯烫，待菜叶转色菜杆变软，捞出沥水。

❸ 将京葱丝、红椒丝拌入菠菜，淋橄榄油和蒸鱼豉油拌匀即可。

蚕豆金菇肉糜羹

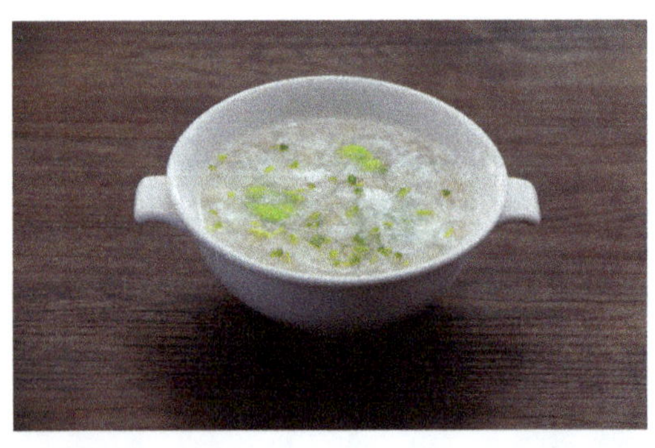

【原料】（2 人份）

猪肉糜 20g、金针菇 30g、蚕豆仁 20g、生粉 4g、蛋清 3g、生姜 2g、葱花 1g、盐 1.5g、花雕酒 3ml、麻油 2ml。

【做法】

❶ 金针菇去根洗净，入沸水锅中焯烫，捞出沥水，切 0.5cm 长段；生姜切末；蛋清打散；生粉加水调成水淀粉待用。

❷ 取不粘锅，冷锅放入姜末和肉糜小火炒散，加入蚕豆仁炒香，加金针菇段、水（约 200ml）、花雕酒，大火煮沸后转小火焖煮 5 分钟，倒入水淀粉勾米汤芡，缓慢浇入蛋清（左手淋蛋液，右手持勺在汤中搅散）划散，关火，淋入麻油撒上葱花即可。

杂粮菜饭

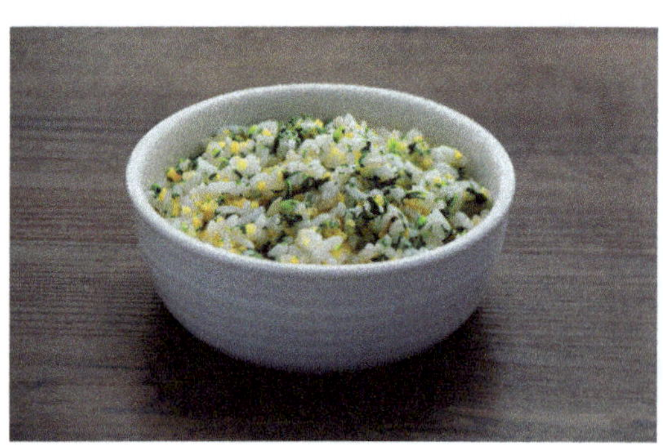

【原料】（2 人份）

青菜 20g、粳 米 120g、玉 米 碎 10g、糙米 10g、薏苡仁 10g、小葱白 2g、花生油 2g。

【做法】

❶ 薏苡仁、糙米温水泡 1 小时，和玉米碎、粳米一起加水（米、水比为 1:1.5）煮成米饭。

❷ 青菜洗净，切 0.5cm 的小片；葱白切碎待用。

❸ 将花生油倒入不粘锅中，放入葱白小火煎香，倒入青菜中火炒熟，转小火放入杂粮饭炒散拌匀即可。

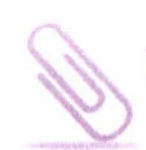 TIPS

杂粮米饭口感比较粗糙，烹煮时适量添加些牛奶，不仅可以改善口感，还能增加香味，丰富营养。每 500g 杂粮米建议加 50~100ml 的牛奶，水量相应顺减。还可以在煮饭时滴入 2~3ml 的花生油或麻油润滑口感。

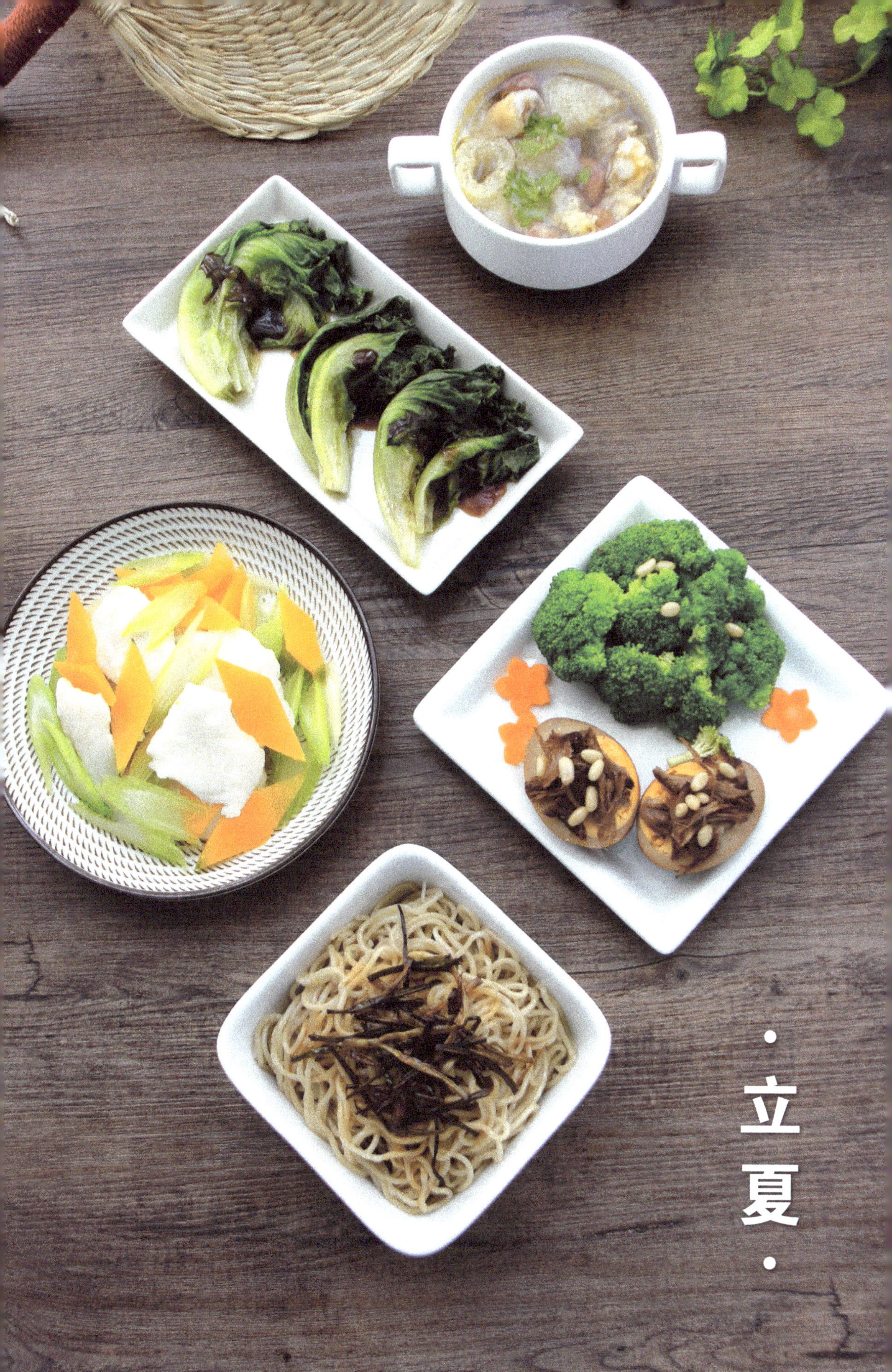
立夏

<table>
<tr><td>【菜单】</td><td colspan="4">【套餐食物成分表】（1 人份）</td></tr>
<tr><td rowspan="5">松仁蛋卤牛肉
西芹鱼片
蚝油生菜
竹荪花生鸡汤
小葱拌面</td></tr>
<tr><td>热量（kcal）</td><td>648.88</td><td>蛋白质（g）</td><td>30.74</td></tr>
<tr><td>脂肪（g）</td><td>30.20</td><td>碳水化合物（g）</td><td>66.74</td></tr>
<tr><td>膳食纤维（g）</td><td>4.39</td><td>胆固醇（mg）</td><td>282.65</td></tr>
<tr><td>食用油（ml）</td><td>6.00</td><td></td><td></td></tr>
</table>

松仁蛋卤牛肉

【原料】（2 人份）

鸭蛋（1 个）70g、牛腩 30g、西兰花 60g、松仁（熟）5g、八角、桂皮、香叶共 5g、胡萝卜 25g、洋葱 25g、生姜 3g、小葱 2g、老抽 5ml、盐 1.5g、糖 3g、料酒 2ml、蚝油 5ml、花生油 2ml。

【做法】

❶ 牛腩肉切 3~4cm 见方大块，冷水入锅焯透（水逐步加温至烧开，不断撇去浮沫，保持微滚 5 分钟），捞出冲净肉块表面血沫，沥水；胡萝卜去皮切滚刀块；洋葱切细丝；西兰花分成小朵，焯水捞出冲凉沥干；小葱切葱花。

❷ 鸭蛋洗净，放入温水中逐步加温煮沸，转小火煮 12~15 分钟至蛋熟，将蛋迅速放入冷水冲凉（也可直接放入冰水，使蛋壳分离），剥去蛋壳待用。

❸ 取煲锅，倒入花生油，小火依次煸香生姜、洋葱、八角、桂皮、香叶、胡萝卜，再放入牛肉煸炒起香，烹料酒，加老抽上色，倒入 3 倍于原料的水，加盐、糖、蚝油调味后放入去壳鸭蛋，大火煮开后改小火焖至牛肉酥烂可轻易碾碎（期间将煮酥的胡萝卜提前捞出）；捞出各料，挑去香料、姜片、洋葱。

❹ 将卤蛋一切二（或四），圆底朝下码放在碟中，用筷子将牛肉碾碎成丝茸状，夹放在蛋黄切面上，撒上松仁，浇上少许卤肉汤汁，撒葱花，摆上胡萝卜和西兰花即可。

西芹鱼片

【原料】（2 人份）

西芹 15g、青鱼片 70g、南瓜 15g、生姜 1g、生粉 3g、盐 3g、姜汁 1ml、料酒 2ml、白胡椒粉 1g、花生油 3ml。

【做法】

❶ 将鱼片放入碗中，加盐（1g）、姜汁、料酒、白胡椒粉抓黏，加生粉拌匀静渍 30 分钟。

❷ 西芹撕去老筋，洗净切 2cm 见方、0.2cm 厚的片；南瓜去皮去籽，切 2.5cm 见方、0.2cm 厚的片；生姜切末；生粉加水调成水淀粉待用。

❸ 水锅煮沸，放入南瓜和西芹焯水，转色捞出沥水；转小火，保持水锅微滚，放入鱼片滑散，待鱼片色白肉熟时捞出沥水。

❹ 将花生油倒入不粘锅，放姜末煸香，加少量的水煮沸，加水淀粉勾薄芡，放入南瓜、西芹和鱼片，加盐调味，用锅铲清翻拌匀即可。

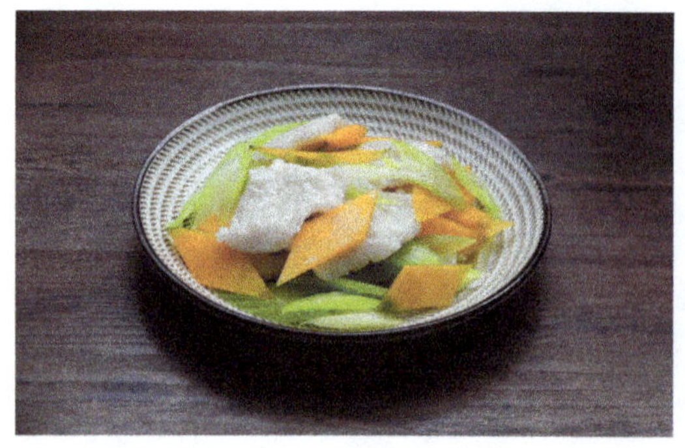

蚝油生菜

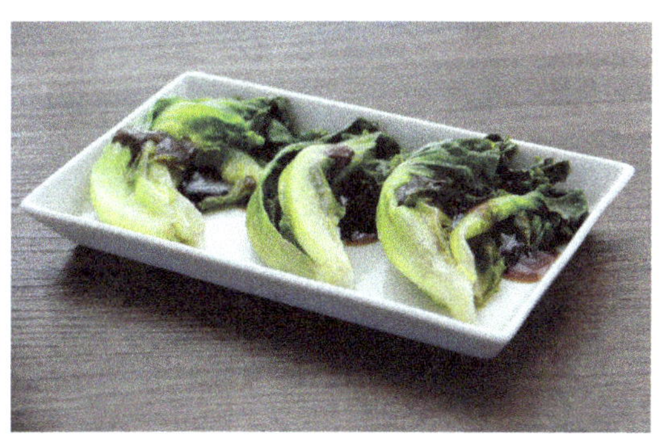

【原料（2 人份）】

生菜 100g、大蒜瓣 3g、蚝油 5ml、糖 2g、花生油 2ml。

【做法】

❶ 生菜洗净沥水，切 4~5cm 的段；大蒜瓣剁泥。

❷ 水锅煮沸，放入生菜焯烫，转色捞出，沥水后入盘。

❸ 将花生油倒入不粘锅中，放蒜泥小火煸香，倒入蚝油炒香，加水（少量）、糖调味，收浓酱汁，出锅浇在生菜上即可。

竹荪花生鸡汤

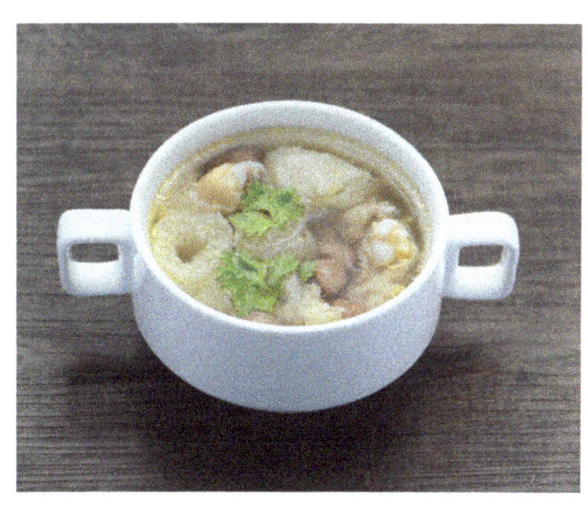

【原料（2 人份）】

鸡腿肉 50g、竹荪 5g、花生 10g、葱姜共 2g、盐 1.5g、料酒 2ml。

【做法】

❶ 鸡腿斩 3cm 小块，冲净血水，放入锅内干炒至鸡皮收紧，取出放入小碗，加水（约 100ml），葱、姜、料酒待用。

❷ 花生温水浸泡 2 小时；竹荪冷水泡软，剪成小段。

❸ 将②中各料放入①的碗中，加盖上笼蒸（或炖）60 分钟取出，加盐调味即可。

小葱拌面

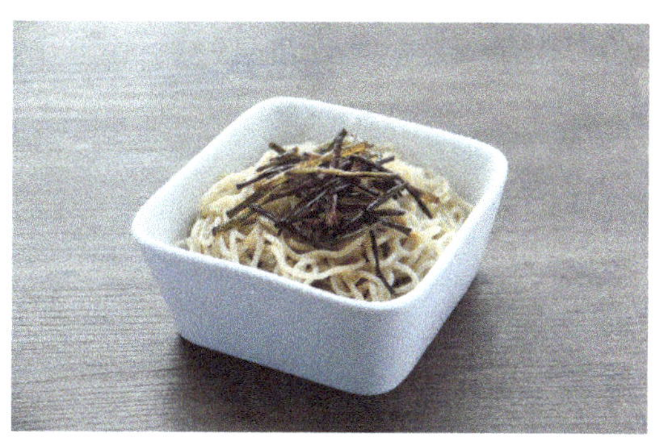

【原料（2 人份）】

细水面 150g、小葱 20g、花生酱 20g、生抽 20ml、花生油 5ml。

【做法】

❶ 小葱洗净，切葱段；花生酱用温水（40ml）调开待用。

❷ 水面上笼干蒸 15 分钟，取出入水锅下熟，捞出沥水装碗，调入花生酱和生抽。

❸ 将花生油倒入锅中，加热后放入葱段，小火煸香，取出拌入面条即可。

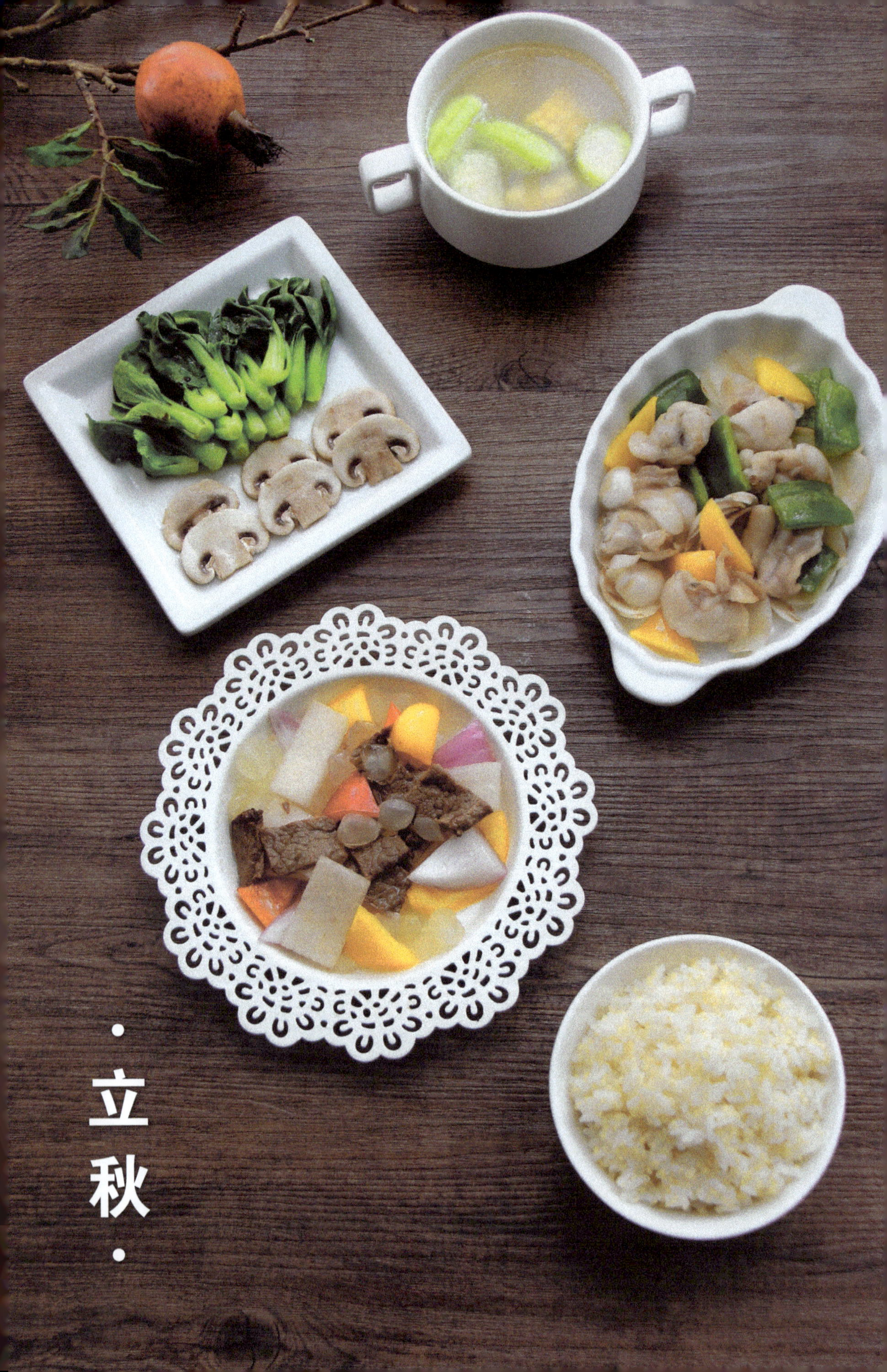
立秋

【 菜单 】

双雪牛里脊
彩椒百合蛙肉
蘑菇鸡毛菜
玉米丝瓜肉骨汤
黄小米饭

【 套餐食物成分表 】（ 1 人份 ）

热量（kcal）	509.22	蛋白质（g）	27.66
脂肪（g）	9.29	碳水化合物（g）	81.94
膳食纤维（g）	2.54	胆固醇（mg）	44.75
食用油（ml）	7.00		

双雪牛里脊

【 原料 】（ 2 人份 ）

牛里脊肉 60g、雪梨 50g、雪莲子（ 干 ）20g、红黄彩椒共 50g、洋葱 25g、蚝油 5ml、生抽 3ml、老抽 3ml、花雕 2ml、生粉 3g、蛋液 2g、雪碧 3ml、食用油（ 实际用量 ）8ml、盐 0.5g。

【 做法 】

❶ 牛里脊顶丝切 2.5cm 见方、0.2cm 厚的片，用小苏打（ 10g/500g 牛肉 ）拌入渍 30 分钟，放冷水冲尽碱味，沥水后平铺于干净的毛巾上，卷起吸干水分，入盆依次加生抽、蚝油、老抽、花雕顺时针搅拌上劲，再加入生粉、蛋液、雪碧拌均匀，覆保鲜膜入冰箱冷藏静渍 2~3 小时。

❷ 雪莲子隔夜泡软，挑去杂质，带水上笼蒸 30~40 分钟，取出晾凉；雪梨去皮去核，切 2cm 见方的片，入沸水锅中焯烫 1 分钟捞出，入冷盐水泡凉；青黄彩椒和洋葱分别切 2cm 见方的三角片。

❸ 将 2 倍于牛肉的花生油倒入炒锅，烧制四成（ 120~150℃ ）热，中火保持油温，均匀放入牛肉片，用筷子轻轻搅动（ 以防粘连 ），约 5~6 分钟待牛肉转色成熟，倒入铁丝漏网沥油。

❹ 依次将洋葱、彩椒倒入③的锅中（ 不洗锅 ）煸炒，加盐调味，关火放入雪莲子、牛肉片、雪梨拌均匀即可。

彩椒百合蛙肉

【 原料 】（ 2 人份 ）

牛蛙（ 带骨 ）100g、百合 10g、青黄彩椒 10g、大蒜瓣 3g、生姜 2g、姜汁 2ml、盐 1.5g、胡椒粉 2g、生抽 6ml、花生油 3ml。

【 做法 】

❶ 牛蛙斩成 2cm 块，冲净血水沥干，加盐、姜汁、胡椒粉腌渍待用。

❷ 百合分瓣成片，洗净沥水；大蒜瓣和生姜切指甲状小片；青黄椒切 2.5cm 长片。

❸ 将腌好的牛蛙块放入沸水锅中，大火煮沸后加盖关火，焖 5 分钟，待贴骨肉色变白捞出沥水。

❹ 将花生油倒入不粘锅中，下姜蒜片小火煸香，加百合翻炒，再加彩椒炒香，加生抽调味，放入牛蛙翻拌即可。

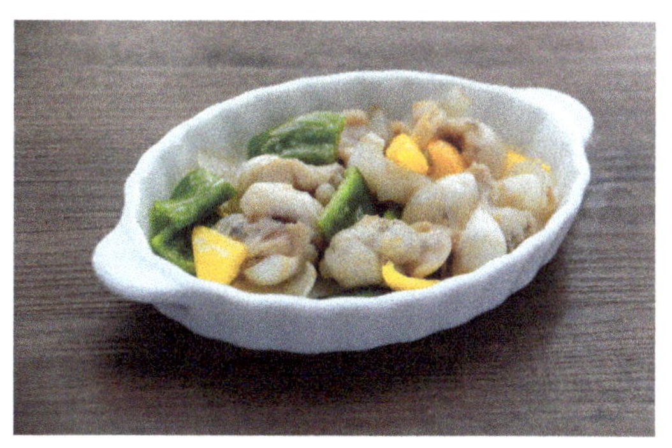

蘑菇鸡毛菜

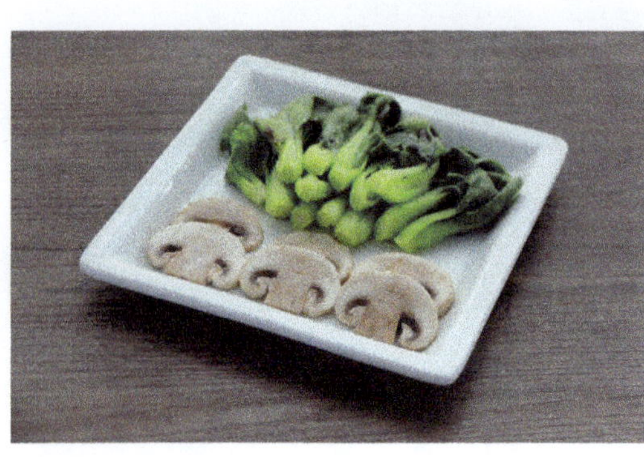

【原料（2 人份）】

鸡毛菜 80g、蘑菇 20g、生抽 8ml、橄榄油 3ml。

【做法】

❶ 蘑菇洗净，切 1.5cm 见方、0.2cm 厚的片，放入沸水锅中焯透，捞出沥水。

❷ 鸡毛菜洗净，切 3cm 的段，放入沸水锅中焯烫，转色捞出沥水。

❸ 将焯熟的蘑菇和鸡毛菜放入碗中，加生抽、橄榄油拌匀即可。

玉米丝瓜肉骨汤

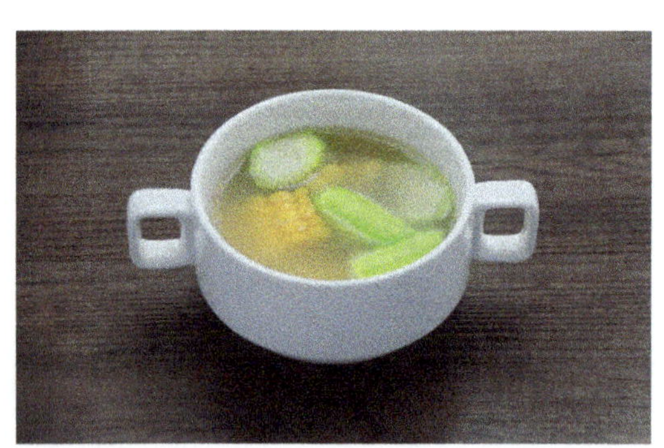

【原料（2 人份）】

丝瓜 50g、玉米 40g、肉骨汤 100ml、盐 2g。

【做法】

❶ 玉米洗净，切 2cm 的段，平置案板一切四成扇形块；丝瓜去皮，切 3cm 滚刀块。

❷ 将玉米放入锅中，加 2 倍于原料的水，大火煮沸后转小火煮 20 分钟，加入丝瓜块和肉骨汤，煮沸后转中火煮 5~6 分钟直至丝瓜软熟，加盐调味后关火即可。

黄小米饭

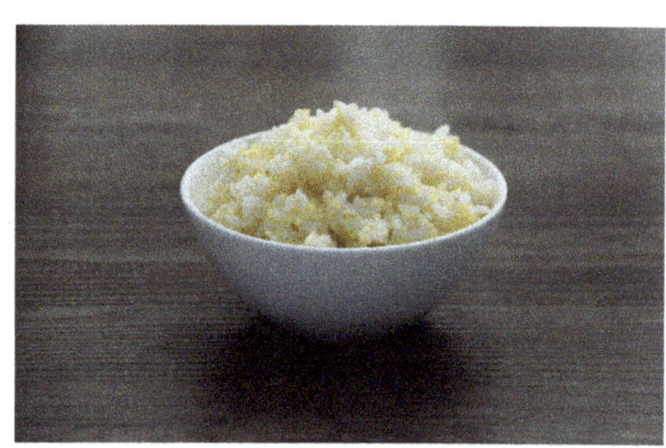

【原料（2 人份）】

粳米 130g、黄小米 20g。

【做法】

❶ 将小米和粳米一起淘洗干净，放入电饭煲中。

❷ 加水（米、水比为 1:（1.2~1.5），1.2 偏硬、1.5 偏软）制熟。

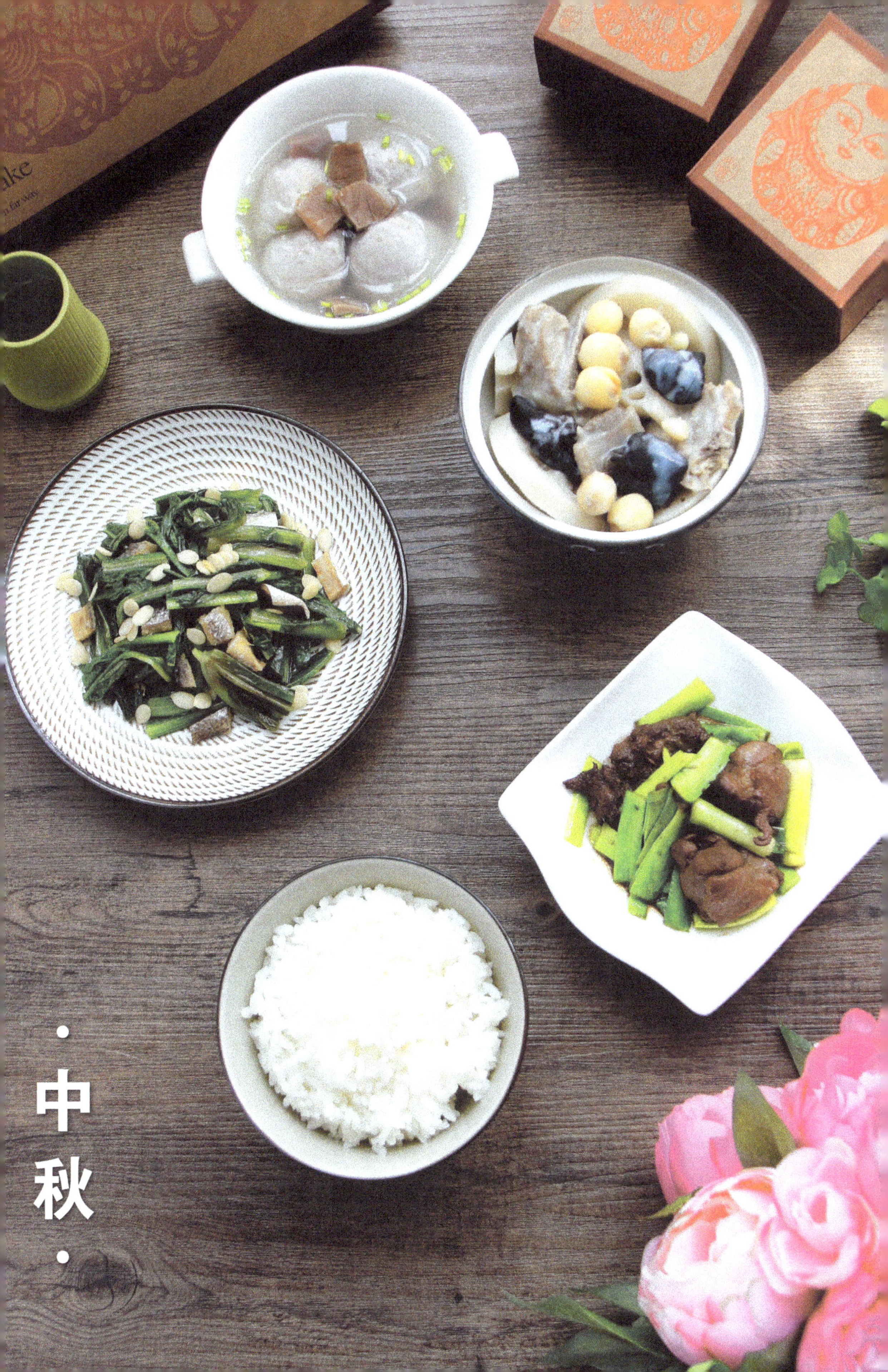
·中秋·

<table>
<tr><th>【菜单】</th><th colspan="4">【套餐食物成分表】（1人份）</th></tr>
<tr><td rowspan="5">椰汁莲藕排骨
蒜苗鸭块
瓜子鱼干油麦菜
火腿芋艿汤
白米饭</td><td>热量（kcal）</td><td>851.09</td><td>蛋白质（g）</td><td>41.4</td></tr>
<tr><td>脂肪（g）</td><td>38.41</td><td>碳水化合物（g）</td><td>90.92</td></tr>
<tr><td>膳食纤维（g）</td><td>2.90</td><td>胆固醇（mg）</td><td>250.02</td></tr>
<tr><td>食用油（ml）</td><td>2.50</td><td></td><td></td></tr>
</table>

椰汁莲藕排骨

【原料（2人份）**】**

猪肋排 180g、莲藕 110g、莲子（去心）10g、椰汁 20ml、淡奶 20ml、生姜 3g、小葱 3g、盐 2g、花雕 5ml。

【做法】

❶ 猪肋排斩成 2cm 见方的块，冷水冲白，沥水，入沸水锅焯透，捞出，洗净表面血沫，沥水。

❷ 木耳泡开，撕成小片；莲藕刨皮，切 1.5cm 见方大丁；生姜切片。

❸ 莲子放入水中煮酥，撇出汤汁，加椰汁、淡奶、料酒、盐调成椰奶汁。

❹ 取圆碗（口径 15cm、深 15cm），底部铺入藕丁，上面铺上排骨和黑木耳，浇入③中调好的椰奶汁，放上姜片、葱结，上笼中火蒸 1.5 小时取出，撇去表面多余的油脂，放入莲子，再蒸 5 分钟即可。

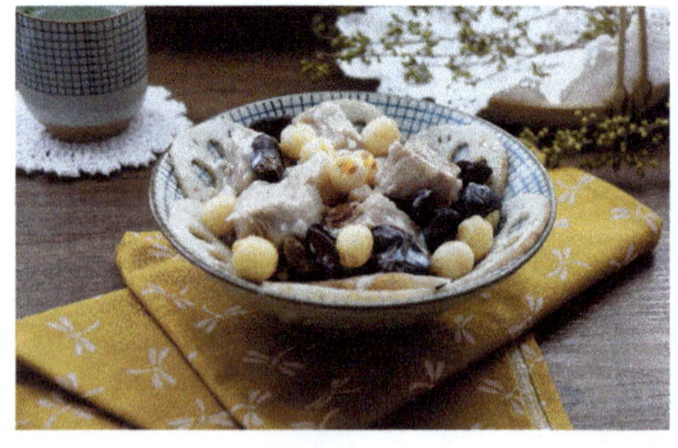

蒜苗鸭块

【原料（2人份）**】**

鸭腿（带骨）100g、蒜苗 50g、生姜 3g、老抽 5ml、生抽 10ml、糖 5g、料酒 3ml、花生油 2ml。

【做法】

❶ 鸭腿斩成 3cm 见方的块，冷水入锅焯透，捞出洗净血沫，沥水；蒜苗去老根，切 2cm 长段；生姜切指甲小片。

❷ 将花生油倒入不粘锅中，下姜片小火煸香，放入鸭块煸炒干香，加老抽上色，加生抽、糖调味，烹料酒，加 2 倍于鸭块的水，大火煮沸后转小火焖煮 25 分钟，加入蒜苗小火续焖 15 分钟，大火收浓汤汁即可。

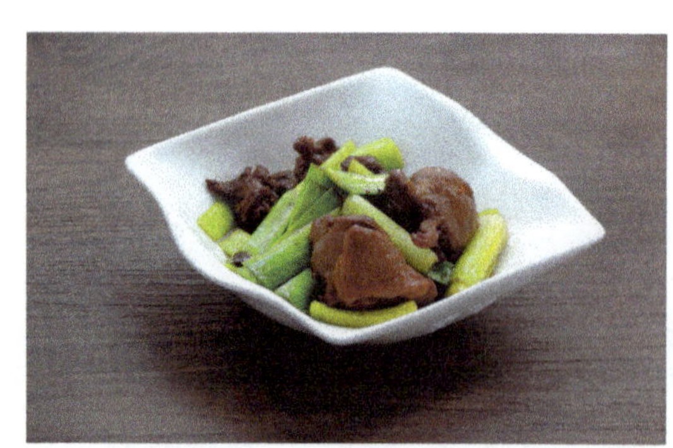

瓜子鱼干油麦菜

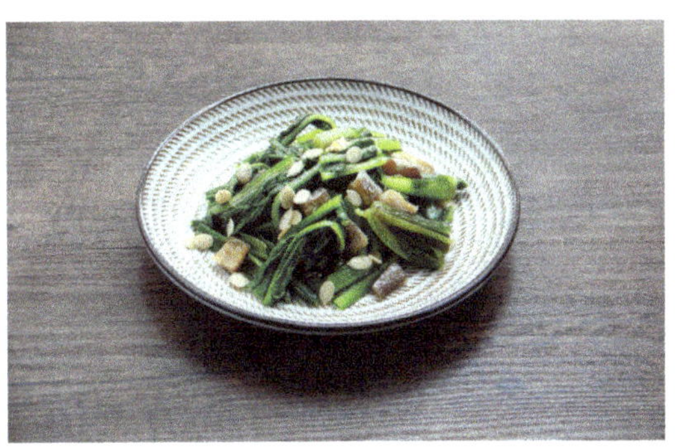

【原料（2 人份）】

油麦菜 200g、鱼干 25g、西瓜子仁 5g、大蒜瓣 3g、盐 1g、花生油 3ml。

【做法】

❶ 瓜子仁蒸熟（或烤熟）；鱼干切 0.3cm 见方小粒；油麦菜洗净切 2cm 长段；大蒜瓣切蒜片待用。

❷ 将油麦菜放入沸水锅中焯烫，转色捞出沥水。

❸ 将花生油倒入不粘锅中，放入蒜片、鱼粒，小火煸香后关火，放入油麦菜、瓜子仁拌匀，加盐调味即可。

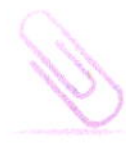
TIPS

鱼干简易自制法：青鱼（或其他肉质较厚的鱼类）中段去鳞洗净后，擦干水分，平放在菜板上，贴鱼龙骨（脊椎骨）片成 2 瓣，用少量高度白酒两面擦拭，再用花椒盐（花椒和细盐按 1:5 的比例放入锅中，用中小火翻炒加热，待盐色变成淡黄，花椒香气浓郁时，关火晾凉即可）均匀擦揉鱼瓣的两面（花椒盐和鱼的比例为 1:30），两面平均铺上姜片（500g 的鱼肉用 30g 姜片），用保鲜膜包紧放入冰箱冷藏腌渍 3 天，烤箱预热 50~70℃，将腌鱼取出沥水擦干，放在烤网上送入烤箱烘干（1.5~2 小时），彻底烘干后放凉，装密封袋（真空保存），常温可放置 1~2 个月。

火腿芋艿汤

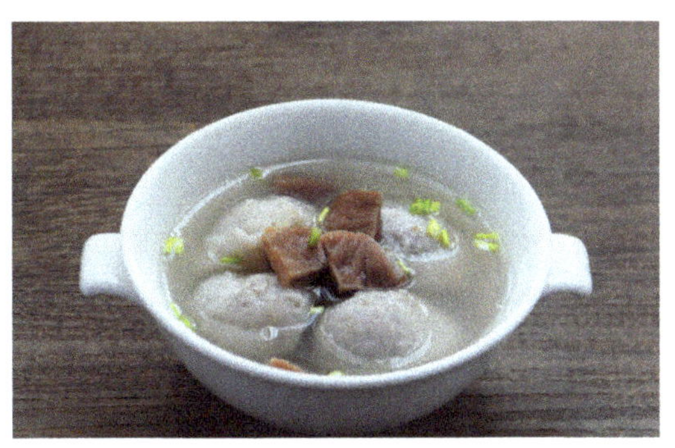

【原料（2 人份）】

芋艿（去皮）80g、火腿 10g、小葱 3g、盐 1.5g。

【做法】

❶ 火腿切 2cm 见方、0.2cm 厚小片；芋艿去皮切 2cm 左右滚刀块；小葱切葱花。

❷ 将火腿和芋艿放入锅中，加 2 倍于原料的水，中大火煮沸后转小火煮 30 分钟直至芋艿酥软，加盐调味，撒上葱花即可。

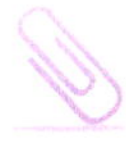
TIPS

此菜亦可蒸制，将芋艿和火腿放入碗中，加水（与原料相等）蒸酥即可。

白米饭

【原料（2 人份）】

粳米 150g。

【做法】

粳米淘洗干净，加 1.5 倍的水，电饭锅煮熟即可。

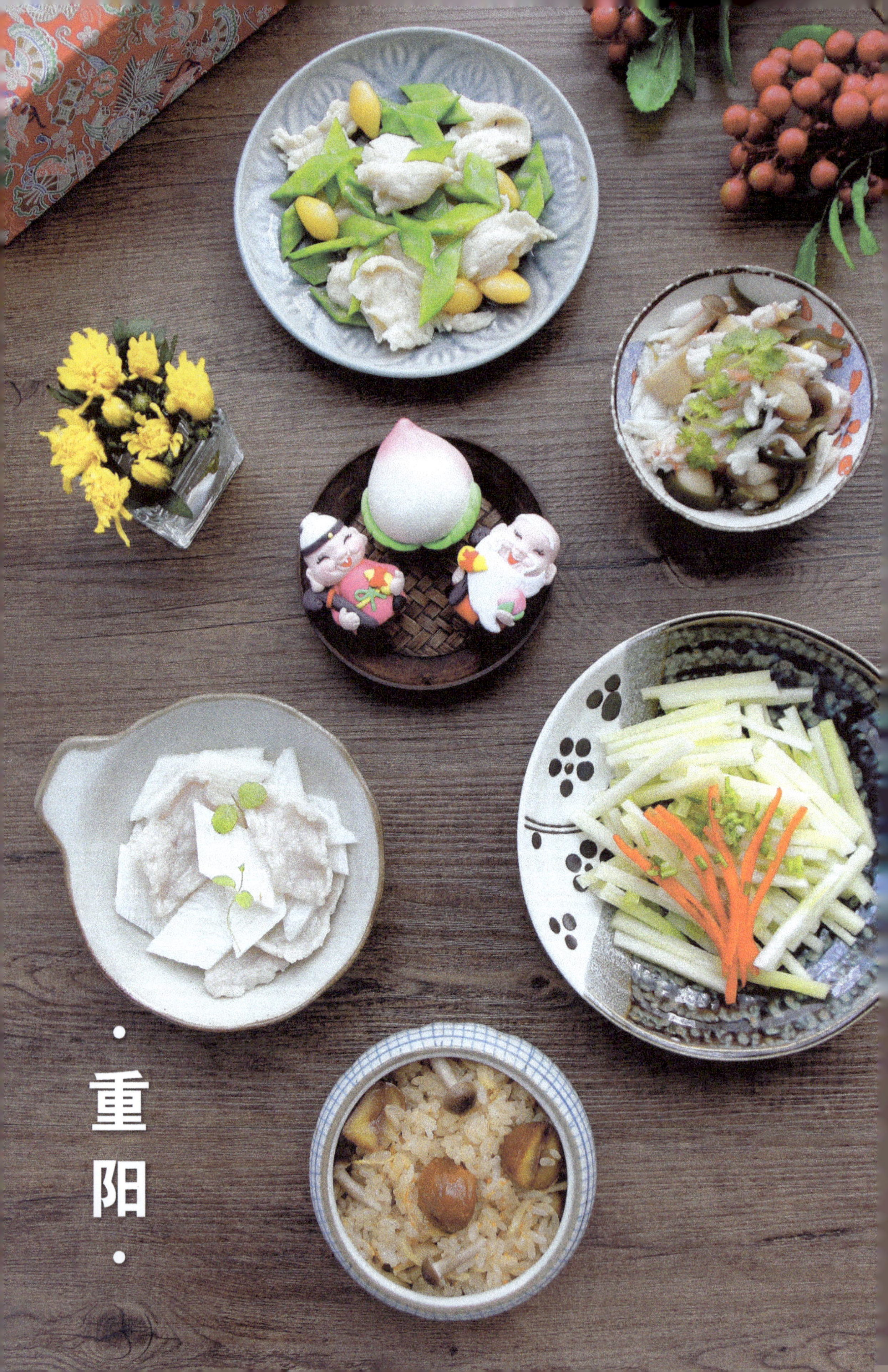

·重阳·

【菜单】

山珍芸豆蟹肉
荷兰豆银杏鸡片
葱油大芥蓝
山药瘦肉汤
甘栗焖饭

【套餐食物成分表】（1 人份）

热量（kcal）	729.17	蛋白质（g）	31.32
脂肪（g）	12.66	碳水化合物（g）	155.46
膳食纤维（g）	5.92	胆固醇（mg）	72.55
食用油（ml）	7.50		

山珍芸豆蟹肉

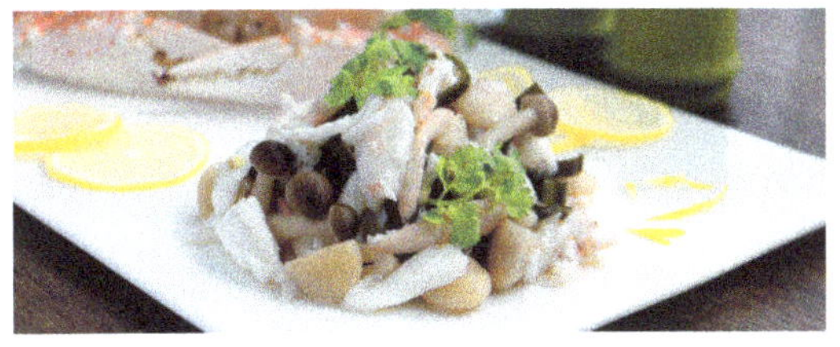

【原料】（2 人份）

蟹肉 100g、海带 5g、涨发芸豆 25g、蟹味菇 20g、生姜 4g、香菜 2g、柠檬 5g、盐 1.5g、花生油 2ml、橄榄油 2ml。

【做法】

❶ 蟹肉剥出，蟹壳用刀拍碎，取炒锅加少量花生油和生姜将蟹壳煸炒出红油，烹料酒，加 2 倍于原料的水，中小火熬煮 30 分钟，滤渣取蟹汁待用。

❷ 芸豆隔夜泡软，带淡盐水上笼蒸 2.5 小时至酥软，取出晾凉，斜刀切成 2 块，放回芸豆汁浸泡待用。

❸ 干海带，隔夜泡开，切 2.5cm 长的细丝，带水上笼蒸 1 小时至软糯，取出晾凉。

❹ 蟹味菇去根入沸水锅焯透，冲凉沥水待用；生姜部分切片，部分切姜末。

❺ 将海带、蟹味菇放入不粘锅，中小火略炒，加适量蟹汁、带水芸豆略煮，收汁关火；拌入蟹肉、姜末，加盐调味，淋橄榄油轻轻拌匀，撒香菜段装盘，配 1 片柠檬即可。

荷兰豆银杏鸡片

【原料】（2 人份）

鸡脯肉 50g、荷兰豆 50g、银杏（去壳）5g、生粉 3g、生姜 2g、盐 1.5g、花生油 3ml。

【做法】

❶ 鸡脯肉切 3cm 见方、0.2cm 厚片，加入盐（1g）抓黏，边抓边缓慢加入约 10ml 的水，再加入生粉拌匀，静渍 30 分钟；荷兰豆撕去边上老筋，切成 2 个长段。

❷ 水锅煮沸，放入银杏焯透（约 5 分钟），捞出沥水；保持水锅微滚，放入鸡片滑散，微滚养熟鸡片，捞出沥水。

❸ 将花生油倒入不粘锅中，放入荷兰豆中火煸炒 5 分钟至熟，加盐（0.5g）调味，关火，放入鸡片和银杏拌匀即可。

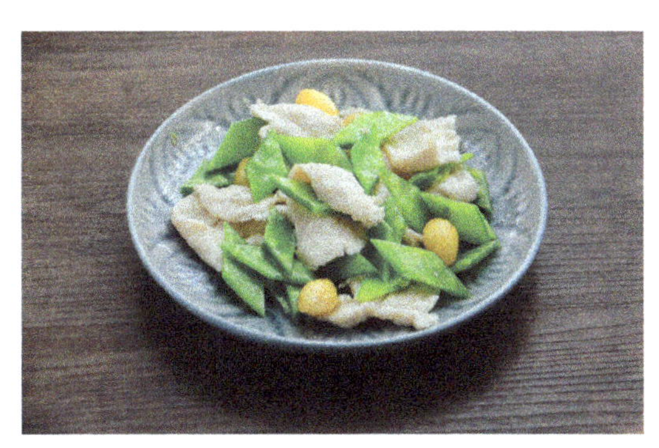

葱油大芥蓝

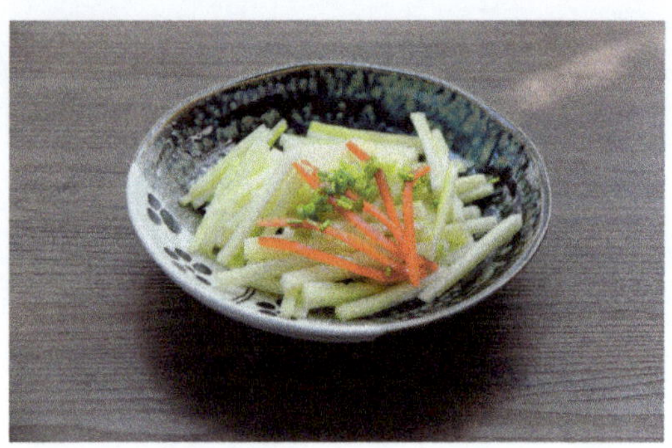

【原料（2 人份）】

大芥蓝 100g、红椒 10g、生抽 10ml、葱油
（花生油制）3ml。

【做法】

❶ 大芥蓝刨去外皮，切 3cm 长细条；红椒切丝。

❷ 水锅煮沸，放入芥蓝条，中火焯烫 7~8 分
钟，再放入红椒丝焯 1 分钟，捞出沥水。

❸ 将焯好的芥蓝条和红椒丝放入碗中，淋生
抽、葱油拌匀即可。

山药瘦肉汤

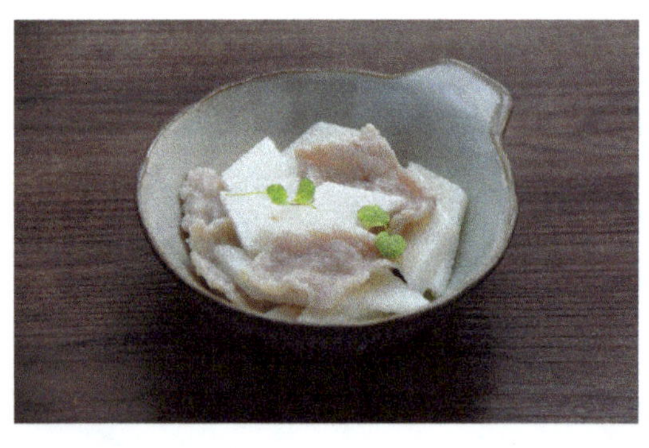

【原料（2 人份）】

猪腿肉 30g、山药 60g、盐 1.5g、料酒 3ml。

【做法】

❶ 猪腿肉切 3cm 小块，冲净血水；山药去皮
洗净，切 1cm 厚片。

❷ 将肉片放入不粘锅中干炒去腥，烹料酒，
加 2 倍于原料的水，大火煮沸后改小火煮 45
分钟；放入山药片续煮 20 分钟，加盐调味
即可。

甘栗焖饭

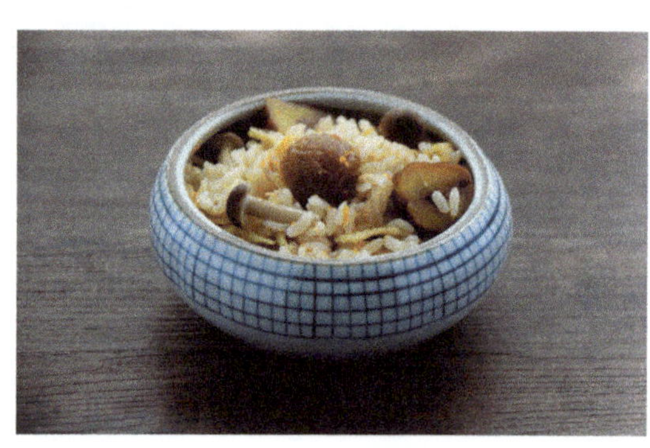

【原料（2 人份）】

粳米 200g、栗仁 120g、蟹味菇 80g、茭白
50g、胡萝卜 50g、盐 2g、生抽 25ml、黄油
5g。

【做法】

❶ 栗仁放入水锅略煮，趁热（不烫手）剥去衣
膜；蟹味菇去根分成小朵；茭白去皮切丝；胡
萝卜洗净擦成细茸。

❷ 将黄油放入锅中，加热化开后放入蟹味菇、
茭白丝、胡萝卜茸略炒，加盐调味。

❸ 粳米淘洗干净倒入电饭煲中，加生抽、水
（米、水比为 1:1.3），铺上②中各料，均匀铺上
栗仁，按煮饭键煮饭即可。

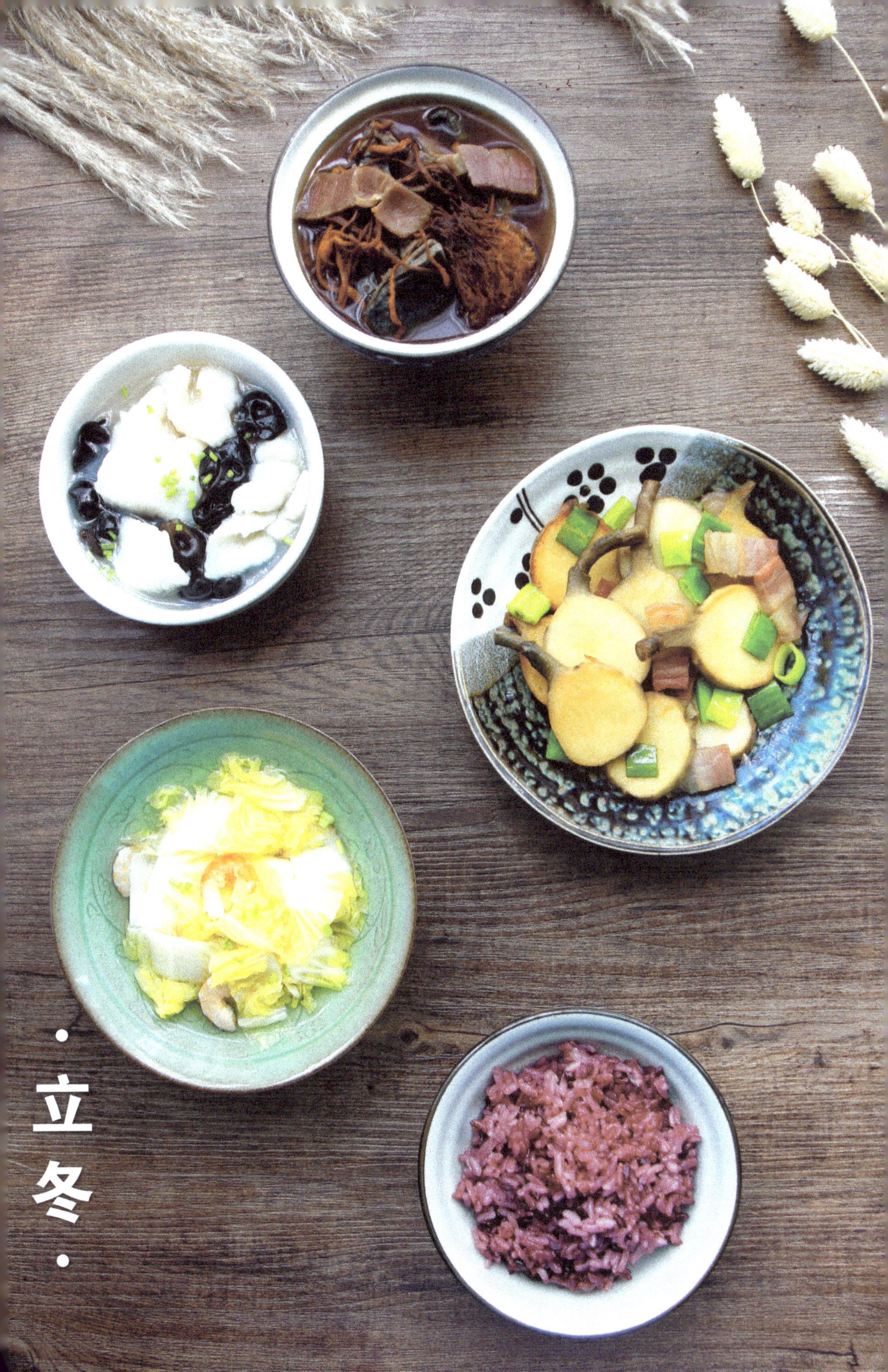
立冬

【菜单】	【套餐食物成分表（1人份）】			
猴头菇虫草乌骨鸡	热量（kcal）	609.17	蛋白质（g）	35.69
咸肉茨菰	脂肪（g）	15.21	碳水化合物（g）	85.25
木耳溜鱼脯	膳食纤维（g）	4.26	胆固醇（mg）	115.55
开洋娃娃菜	食用油（ml）	2.50		
紫米饭				

猴头菇虫草乌骨鸡

【原料（2人份）】

乌骨鸡 100g、猴头菇（干）30g、虫草花（干）10g、核桃仁 10g、生姜 2g、葱结 3g、火腿 10g、盐 2g、花雕酒 2ml。

【做法】

❶ 乌骨鸡斩 3cm 见方的斜刀块，冲净血水，冷水入锅焯透，捞出洗净血沫；火腿切 2cm 长、1cm 宽的薄片。

❷ 猴头菇隔天泡软，撕成约 2cm 见方的块；虫草花泡软去根，入沸水锅焯烫，快速捞出冲凉；核桃仁隔夜浸泡；生姜切姜片；小葱部分打葱结，部分切 1cm 段待用。

❸ 将乌骨鸡块放入煲中，依次撒上核桃仁、猴头菇、虫草花、火腿片，放上姜片、葱结，加花雕酒和没过原料的水，大火煮沸后转小火煲 1 小时至鸡肉酥软。

❹ 挑去姜片葱结，大火收汁，加盐调味，撒上葱段即可。

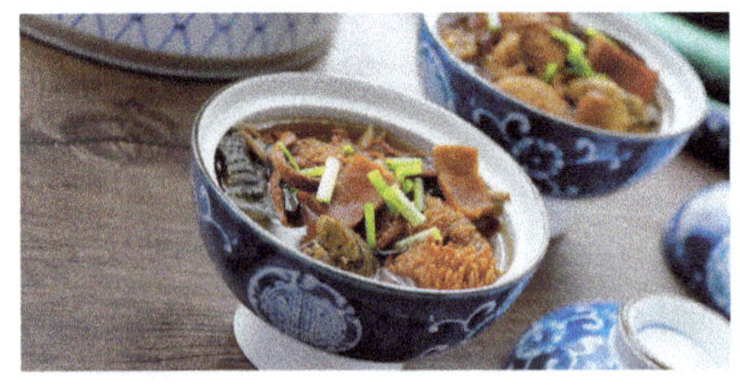

咸肉茨菰

【原料（2人份）】

茨菰 150g、咸肉 30g、青蒜 50g、小葱 2g、生姜 2g、生抽 2ml、料酒 2ml、花生油 3ml。

【做法】

❶ 咸肉切 2cm 长、1cm 宽、0.1cm 厚的片；慈姑洗净，去皮留尖芽，切 0.2cm 厚片；青蒜洗净，蒜白拍松，蒜叶切 1cm 长段；小葱切葱段，生姜切薄片。

❷ 水锅煮沸，放入咸肉片焯熟，捞出沥干，放入小碗，加葱段、姜片、料酒蒸酥。

❸ 将茨菰片放入碗中，倒入咸肉蒸出的汁水拌匀，旺火蒸 7~8 分钟取出。

❹ 将花生油倒入不粘锅中，放入咸肉片和青蒜煸香，放入慈姑片，烹生抽增香调味，拌匀出锅。

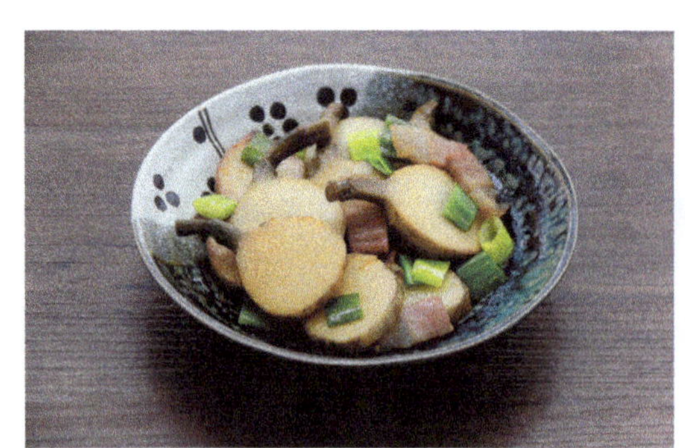

木耳溜鱼脯

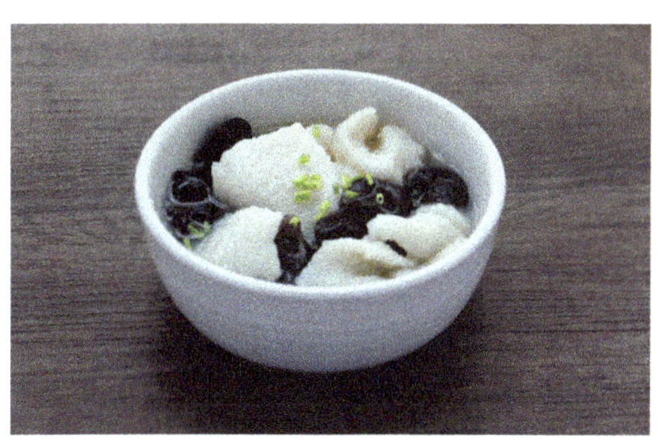

【原料（2 人份）】

龙利鱼肉 50g、黑木耳（涨发）30g、生粉 4g、葱姜共 5g、盐 2g、料酒 2ml、花生油 2ml。

【做法】

❶ 龙利鱼肉切 4cm 长、3cm 宽、0.5cm 厚的鱼片，加盐（1.5g）抓黏腌渍，加生粉上浆，静渍 30 分钟；木耳泡开，撕成 2cm 左右小片；小葱切段，生姜切指甲片。

❷ 水锅煮沸，转小火保持微滚，放入鱼片，断生后迅速放入黑木耳，煮沸捞出沥水。

❸ 将花生油倒入不粘锅中，下葱姜小火煸香，加水（约 100ml），放入鱼片和木耳煮沸，加盐（0.5g）调味即可。

开洋娃娃菜

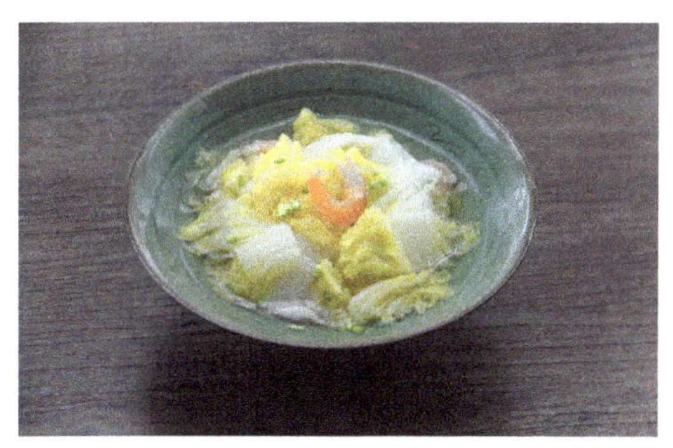

【原料（2 人份）】

娃娃菜 150g、开洋 10g、盐 1g。

【做法】

❶ 娃娃菜洗净，切成 4cm 长段，放入水中浸泡 30 分钟捞出沥水；开洋用温水泡软。

❷ 将开洋放入锅中，加水（约 100ml），小火煮 10 分钟，放入娃娃菜煮沸后转小火煮 10~15 分钟，加盐调味即可。

紫米饭

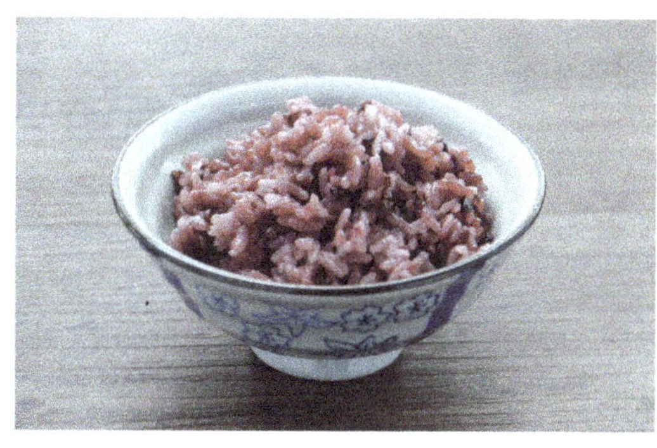

【原料（2 人份）】

粳米 100g、紫米 50g。

【做法】

粳米和紫米一起淘洗干净后倒入碗中，加水与米持平，上笼蒸 45 分钟即可。

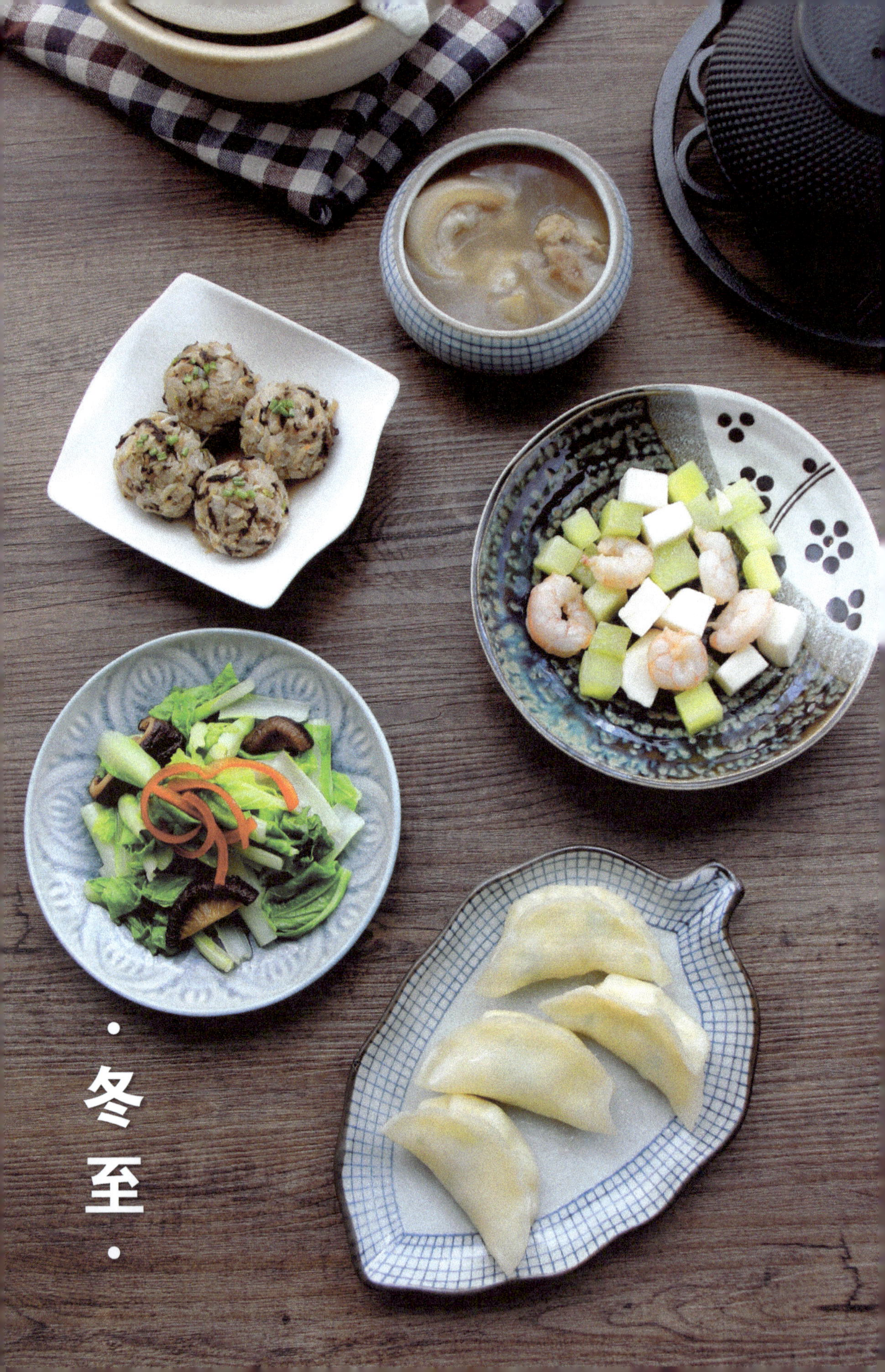冬至

【菜单】　　【套餐食物成分表（1人份）】

当归生姜炖羊肉
冬菜萝卜丸子
翠玉双笋虾仁
冬菇杭白菜
白菜水饺

热量（kcal）	635.05	蛋白质（g）	47.65
脂肪（g）	25.91	碳水化合物（g）	57.64
膳食纤维（g）	9.42	胆固醇（mg）	203.65
食用油（ml）	4.00		

当归生姜炖羊肉

【原料（2人份）】

羊腿肉（带骨）300g、当归 3g、生姜 15g、橘皮 3g、桂圆肉 3g、盐 3g、花雕 5ml。

【做法】

❶ 羊腿肉斩成 4cm 见方的块，冷水入锅，水沸后改小火微滚煮 5 分钟，捞出洗净血沫，沥水待用。

❷ 生姜洗净切块，用菜刀拍扁。

❸ 将羊肉块倒入炒锅，加入姜块，中火翻炒出香味，移至砂煲，注入 2 倍于羊肉的热水，放入当归、橘皮、桂圆肉，大火煮沸后，加盖转小火续煮 1.5~2 小时，直至皮肉皆酥，撇去汤面油脂，加盐调味即可。

冬菜萝卜丸子

【原料（2人份）】

长白萝卜 200g、猪五花肉糜 80g、虾皮 5g、京冬菜 20g、小葱 3g、生姜 4g、生粉 10g、盐 2g、料酒 5ml。

【做法】

❶ 京冬菜泡去多余咸味，沥水切碎；虾皮加温水、料酒（2ml）泡软，沥干；白萝卜去皮切丝；小葱切葱花；生姜切末。

❷ 将白萝卜丝放入沸水锅中焯烫，捞出冲凉挤去部分水（以观察"干"为准）；冬菜末和虾皮一起放入炒锅干炒去腥，晾凉待用。

❸ 取大碗，放入肉糜、冬菜、虾皮、萝卜丝、姜末、葱花，加盐、料酒（3ml）、生粉拌匀，取适量馅料，用手团成直径 3cm（乒乓球大小）的丸子，码放在平盘中，上笼旺火蒸 6~7 分钟至熟即可。

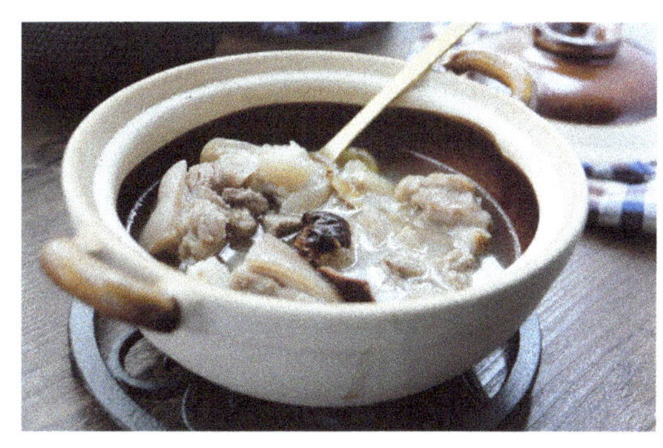

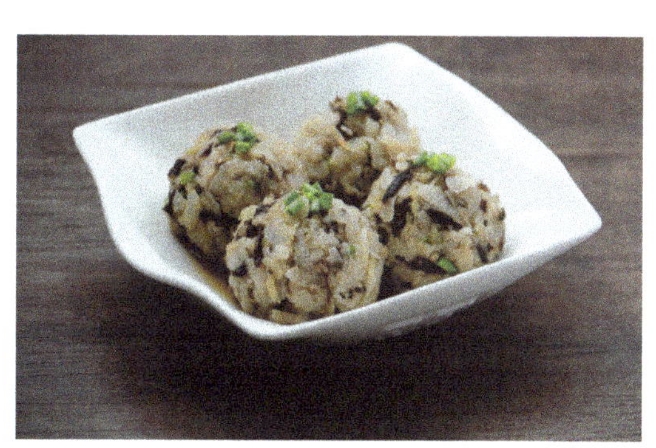

翠玉双笋虾仁

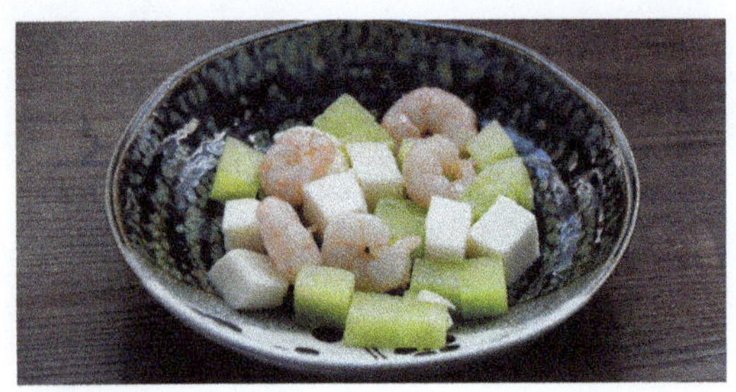

【原料（2人份）】

虾仁 50g、冬笋 15g、芦笋 10g、生姜 2g、盐 1.5g、花雕酒 2ml、生粉 4g、花生油 2ml。

【做法】

❶ 虾仁挑去沙筋，洗净沥水，加盐（1g）、花雕酒抓黏，拌入生粉拌匀，静渍 30 分钟。

❷ 冬笋去壳，冷水入锅焯透，捞出冲凉沥水，切 1cm 见方的丁；莴笋去皮取肉，切 1cm 见方的丁；生姜切末。

❸ 水锅煮沸，放入双笋丁焯烫至莴笋转色，捞出沥水；水锅保持微滚，放入虾仁养熟，捞出沥水。

❹ 将花生油倒入不粘锅中，下姜末煸香，加少量水煮沸，加盐（0.5g）调味，放入各料拌匀即可。

冬菇杭白菜

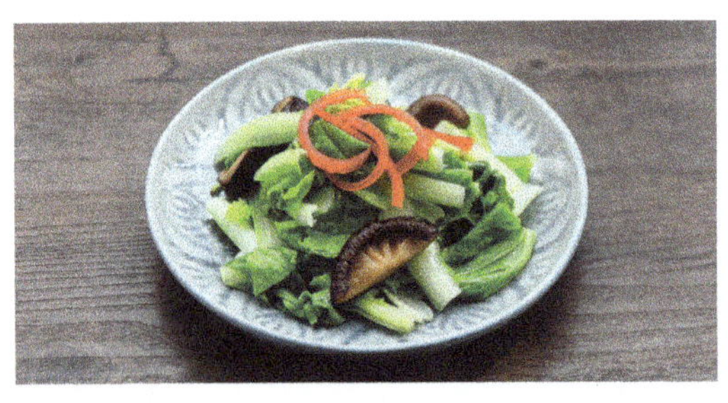

【原料（2人份）】

杭白菜 200g、冬菇 25g、红椒 5g、盐 1g、橄榄油 3ml。

【做法】

❶ 冬菇温水泡软，切 0.5cm 宽条；杭白菜洗净切 3cm 长段；红椒切细丝。

❷ 水锅煮沸，放入杭白菜焯烫，转色捞出沥水。

❸ 将橄榄油倒入不粘锅中，放入冬菇小火炒香，关火，放入杭白菜，加盐调味拌匀即可。

白菜水饺

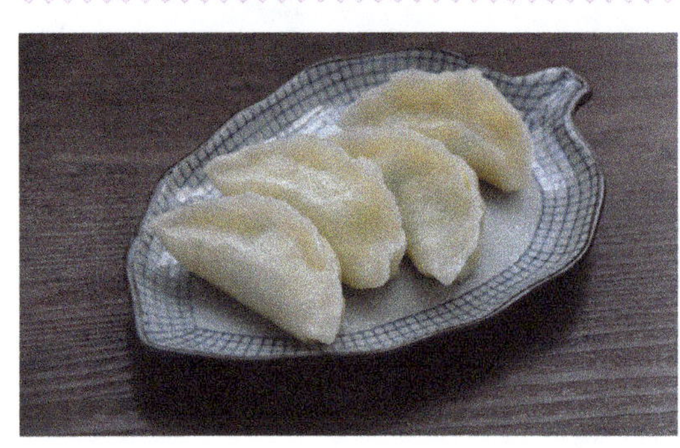

【原料（2人份）】

饺子皮（10 张）170g、大白菜 65g、绿豆粉丝（干）10g、鸡蛋液 10g、京葱 5g、生姜 3g、盐 2g、麻油 3ml。

【做法】

❶ 白菜洗净，切米粒大小的粒，撒盐（1.5g）腌 15 分钟，用纱布挤去水分；粉丝温水泡软，切 1cm 长段；京葱、生姜切末；鸡蛋液加盐（0.5g）打匀后倒入油锅炒散待用。

❷ 将①中各料混匀，加盐（1g）调味拌成馅心，按饺子皮数量均分包成饺子。

❸ 水锅煮沸，放入饺子煮开，点水 1 次，至水饺浮起，鼓胀捞出即可。

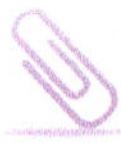**TIPS：饺子皮的做法**

取 50g 中筋粉倒入碗中，中间开塘，注入冷水（约 20ml），慢慢拌匀成冷水面团，盖上湿毛巾醒 20 分钟；取出面团，搓成长条，下 1cm 的剂子，用擀面杖擀成 0.1cm 厚的圆皮即可。

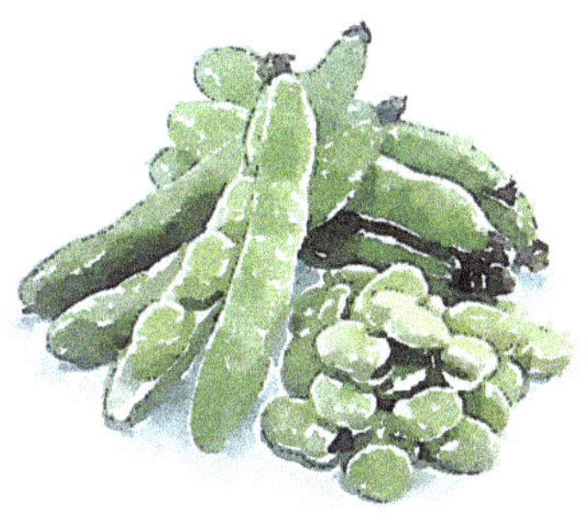

菜谱索引

（按汉语拼音排序）